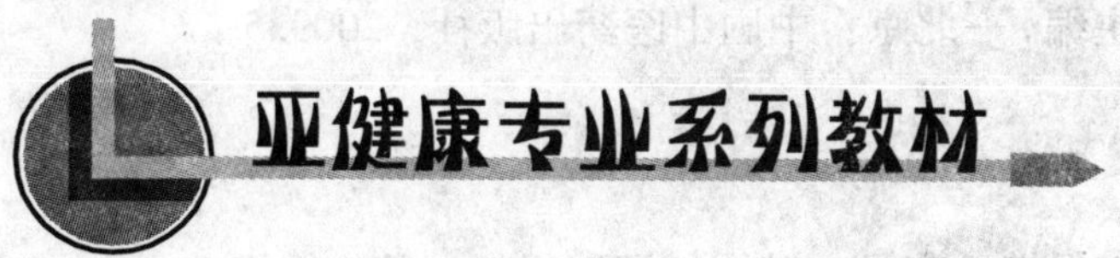

保健品与亚健康

主　编　郭建生　鲁耀邦

副主编　刘平安　李劲平

中国中医药出版社

·北京·

图书在版编目（CIP）数据

保健品与亚健康/郭建生，鲁耀邦主编.—北京：中国中医药出版社，2009.5
（亚健康专业系列教材）
ISBN 978-7-80231-642-3

Ⅰ.保…　Ⅱ.①郭…②鲁…　Ⅲ.①保健-产品-基本知识②保健-基本知识
Ⅳ.R161

中国版本图书馆CIP数据核字（2009）第070481号

中国中医药出版社出版
北京市朝阳区北三环东路28号易亨大厦16层
邮政编码　100013
传真　010 64405750
北京燕鑫印刷厂印刷
各地新华书店经销
*
开本 787×1092　1/16　印张 18.75　字数 452 千字
2009年5月第1版　2009年5月第1次印刷
书　号　ISBN 978-7-80231-642-3
*
定价　56.00元
网址　www.cptcm.com

社长热线　010 64405720
读者服务部电话　010 64065415　010 84042153
书店网址　csln.net/qksd/

《亚健康专业系列教材》丛书编委会

序

医学朝向健康已是不争的事实了，健康是人全面发展的基础。在我国为实现“人人享有基本医疗卫生服务”的目标，提高国民健康水平，促进社会和谐发展，必须建立比较完善的覆盖城乡居民的基本医疗卫生制度和服务网络，推动卫生服务利用的均等化，逐步缩小因经济社会发展水平差异造成的健康服务不平等现象。有鉴于我们是发展中的人口大国，是穷国办大卫生，长期存在着有限的卫生资源与人民群众日益增长的医疗保健需求之间的矛盾，医疗卫生体系面临着沉重的压力。为了缓解这种矛盾和压力，国家提出了医疗卫生保健工作“重点前移”和“重心下移”的发展战略，以适应新时期大卫生的根本要求。中医药是整体医学，重视天人相应、形神一体，以辨证论治为主体，以治未病为核心，在医疗卫生保健过程中发挥着重大的作用。毋庸置疑，亚健康是健康医学的主题之一，致力于亚健康专门学问的系统研究，厘定亚健康的概念，规范亚健康防治措施与评价体系，编写系列教材培育人才，对于弘扬中医药学原创思维与原创优势具有重要的现实意义，确是一项功在千秋的大事业，对卫生工作重点移向维护健康，重心移向广大民众，尤其是九亿农民，从而大幅提高全民健康水平也有积极的作用。

回顾上个世纪西学东渐，知识界的先驱高举科学民主的旗帜，破除三纲五常，推进社会改革，无疑对国家民族的繁荣具有积极意义。然而二元论与还原论的盛行也冲击着传统的优秀的中华文化，致使独具深厚文化底蕴的中医药学随之停滞不前，甚而有弃而废之的噪声。幸然，清华与西南联大王国维、陈寅恪、梁启超、赵元任与吴宓等著名学者大师虽留学西洋，然专心研究哲学文史，大兴国学之风，弘扬中华文化之精髓，其功德至高至尚，真可谓“与天壤同久，共三光而永光”，令吾辈永远铭记。中医中药切合国情之需，民众渴望传承发扬。当今进入新世纪已是东学西渐，渗透融合儒释道精神，以整体论为指导的中医药学，其深化研究虽不排斥还原分析，然而提倡系统论与还原论的整合，将综合与分析、宏观与微观、实体本体论与关系本体论链接，共同推动生物医药科学的发展，为建立统一的新医学、新药学奠定基础。晚近，医界学人与管理者共识：治中医之学，必当遵循中医自身的规律，然则中医自身规律是什么？宜广开言路，做深入思考与讨论。我认为中医学是自然哲学引领下的整体医学，其自身规律是自适应、自组织、自调节、自稳态的目标动力系统，其生长发育、维护健康与防治疾病均顺应自然。中国古代自然哲学可用太极图表达，其平面是阴阳鱼的示意图。其阐释生命科学原理是动态时空、混沌一气、高速运动着的球体，边界不清，色泽黑白不明。人身三宝精、气、神体现“大一”，蛋白质组学、基因组学对生命本质的研究体现“小一”，论大一而无外，小一而无内；大一寓有小一，小一蕴育大一；做大一拆分为小一分析，做小一容汇为大一综合。学习运用“大一”与“小一”的宇宙观，联系人体健康的维护和疾病的防治，尤其对多因素多变量的现代难治病进行辨证论治的复杂性干预的方案制定、疗效评价与机理发现具有指导作用。

哲学是自然科学与社会科学规律的总结，对文化艺术同样重要。当代著名画家范曾先生讲，“中国画是哲学，学哲学出智慧，用智慧作画体现‘大美’”。推而广之，西方科学来自实验，以逻辑思维为主体，体现二元论、还原论的方法学；东方科学观察自然，重视形象思维与逻辑思维相结合，体现一元论、系统论的方法学。当下中医药的科学研究是从整体出发的拆分，拆分后的微观分析，再做实验数据的整合，可称作系统论引导下的还原分析。诚然时代进步了，牛顿力学赋予科学的概念，到量子力学的时代不可测量也涵盖在“科学”之中了。同样中医临证诊断治疗的个体化，理法方药属性的不确定性，正是今天创新方法学研究的课题。中医学人必须树立信心，弘扬原创的思维。显而易见，既往笼罩在中医学人头上“不科学”的阴霾今天正在消散，中医药学的特色优势渐成为科技界的共识，政府积极扶持，百姓企盼爱戴，在全民医疗卫生保健事业中，中医药将发挥无可替代的作用。

《亚健康专业系列教材》编委会致力于亚健康领域学术体系的深化研究，从理念到技术，从基础到临床，从预防干预到治疗措施，从学术研究到产业管理等不同层面进行全方位的设计，突出人才培养，编写了本套系列教材。丛书即将付梓，邀我作序实为对我的信任。感佩编著者群体辛勤耕耘，开拓创新的精神，让中医学人互相勉励，共同创造美好的未来。谨志数语，爰为之序。

王永炎

2009年2月

（王永炎 中国工程院院士 中国中医科学院名誉院长）

前言

亚健康状态是一种人体生命活力和功能的异常状态，不仅表现在生理功能或代谢功能的异常，也包含了心理状态的不适应和社会适应能力的异常，其最大的特点就是尚无确切的病变客观指征，但却有明显的临床症状。这种处于健康和疾病之间的状态，自20世纪80年代被前苏联学者称为“第三状态”这个新概念以来，得到国内越来越多学者的认同与重视，并将其称之为“亚健康状态”。亚健康主要表现在三个方面，即身体亚健康、心理亚健康和社会适应能力亚健康。亚健康是一个新概念，“亚健康”不等于“未病”，是随着医学模式与健康概念的转变而产生的，而“未病”的概念是与“已病”的概念相对而言，即非已具有明显症状或体征的疾病，亦非无病，而是指机体的阴阳气血、脏腑功能失调所导致的疾病前态或征兆。因此未病学主要讨论的是疾病的潜伏期、前驱期及疾病的转变或转归期等的机体变化，其宗旨可概括为“未病先防，既病防变”，从这一点上看可以说中医“未病”的内涵应当是包括了亚健康状态在内的所有机体阴阳失调但尚未至病的状态。总体上讲，亚健康学是运用中医学及现代医学与其他学科的理论知识与技能研究亚健康领域的理论知识、人群状态表现、保健预防及干预技术的一门以自然科学属性为主，涉及心理学、社会学、哲学、人文科学等多个领域的综合学科。

随着社会的发展和科学技术的进步，人们完全突破了原来的思维模式。医学模式也发生了转变，从原来的“纯生物模式”转变为“社会-心理-生物医学模式”，使得西医学从传统的“治疗型模式”转变为“预防、保健、群体和主动参与模式”；另外，世界卫生组织对健康提出了全面而明确的定义：“健康不仅是没有疾病和虚弱，而且是身体上、心理上和社会适应能力上三方面的完美状态。”从而使对健康的评价不仅基于医学和生物学的范畴，而且扩大到心理和社会学的领域。由此可见，一个人只有在身体和心理上保持健康的状态，并具有良好的社会适应能力，才算得上是真正的健康。随着人们的观念进一步更新，“亚健康”这个名词已经越来越流行，你有时感觉心慌、气短、浑身乏力，但心电图却显示正常；不时头痛、头晕，可血压和脑电图没有什么问题，这时你很可能已经处于“亚健康”状态。

据中国国际亚健康学术成果研讨会公布的数据：我国人口15%属于健康，15%属于非健康，70%属于亚健康，亚健康人数超过9亿。中国保健科技学会国际传统医药保健研究会对全国16个省、直辖市辖区内各百万人口以上的城市调查发现，平均亚健康率是64%，其中北京是75.31%，上海是73.49%，广东是73.41%，经济发达地区的亚健康率明显高于其他地区。面对亚健康状态，一般西医的建议都是以改善生活或工作环境为主，如合理膳食、均衡营养以达到缓解症状的目的，但是需要的时间比较长，且依赖个人的自律。而中医的特色在于可以不依赖西方医学的检测，只根据症状来调整。它的理念是“整体观念，辨证论治”，随着被治疗者的年龄、性别、症状等的不同，调理和干预的方法也各不相同。中医更强调把人当作一个整体，而不是“头痛医头，脚痛医脚”。因为亚健康状态本身就是一种整体功能失调的表现，所以中医有其独到之处。中医理论认为，健康的状态就是“阴平阳秘，精神乃治”，早在《内经》中就有“不治已病治未病”的论述，因此调整阴阳平衡是让人摆脱亚健康状态的总体大法。

社会需求是任何学科和产业发展的第一推动力，因此，近几年来亚健康研究机构和相关服务机构应运而生，蓬勃发展。但由于亚健康学科总体发展水平还处于起步阶段，目前的客观现状还是亚健康服务水平整体低下，亚健康服务手段缺乏规范，亚健康服务管理总体混乱，亚健康专业人才严重匮乏，尤其是亚健康专业人才的数量匮乏和质量低下已成为制约亚健康事业发展的瓶颈。突出中医特色，科学构建亚健康学科体系，加强亚健康专业人才的培养，是促进亚健康事业发展的一项重要工作。由此，我们在得到国家中医药管理局的专题立项后，在中和亚健康服务中心和中国中医药出版社的支持下，以中华中医药学会亚健康分会、湖南中医药大学为主，组织百余名专家、学者致力于亚健康学学科体系构建的研究，并着手编纂亚健康专业系列教材，以便于亚健康人才的培养。该套教材围绕亚健康的中心主题，以中医学为主要理论基础，结合现代亚健康检测技术和干预手段设置课程，以构筑亚健康师所必备的基础知识与能力为主要目的，重在提升亚健康师的服务水平，侧重培训教材的基础性、实用性和全面性。读者对象主要为亚健康师学员和教师；从事公共健康的专业咨询管理人员；健康诊所经营管理人员；从事医疗、护理及保健工作人员；从事保健产品的生产及销售工作人员；从事公共健康教学、食品教学的研究与宣教人员；大专院校学生及相关人员；有志于亚健康事业的相关人员。

亚健康专业系列教材包括10门课程，具体为：

(1)《亚健康学基础》，为亚健康学科体系的主干内容之一。系统介绍健康与亚健康的概念、亚健康概念的形成和发展、亚健康的范畴、亚健康的流行病学调查、未病学与亚健康、亚健康的中医辨证、中医保健养生的基本知识、亚健康的检测与评估、健康管理与亚健康、亚健康的综合干预、亚健康的研究展望等亚健康相关基础理论。

(2)《亚健康临床指南》，为亚健康学科体系的主干内容之一。针对亚健康人群常见症状、各种证候群和某些疾病倾向，介绍相对完善的干预方案，包括中药调理、饮食调理、针灸调理、推拿按摩、运动调理、心理调理、音乐调理等。

(3)《亚健康诊疗技能》，为亚健康学科体系的主干内容之一。介绍临床实用的亚健康诊疗技能，如各种中医常见诊断方法、常用心理咨询的一般理论与方法技巧、各种检测仪器与干预设备、针灸、火罐、水疗、推拿按摩、刮痧、整脊疗法、气功等。

(4)《中医学基础》，为亚健康学科体系的辅修内容之一。系统介绍中医的阴阳学说、五行学说、气血津液学说、脏象学说、病因病机学说、体质学说、经络学说、治则与治法、预防和养生学说、诊法、辨证等中医基础理论。

(5)《中医方药学》，为亚健康学科体系的辅修内容之一。着重介绍与亚健康干预关系密切的常用中药和常用方剂的功效、主治、适应证及注意事项等。

(6)《中医药膳与食疗》，为亚健康学科体系的辅修内容之一。以中医药膳学为基础，重点介绍常见亚健康状态人群宜用的药膳或食疗方法及禁忌事项。

(7)《保健品与亚健康》，为亚健康学科体系的辅修内容之一。介绍亚健康保健品的研发思路及目前市场常用的与亚健康相关的保健品。

(8)《足疗与亚健康》，为亚健康学科体系的辅修内容之一。着重介绍亚健康足疗的基本概念、机理、穴位、操作手法及适应的亚健康状况。

(9)《亚健康产品营销》，为亚健康学科体系的辅修内容之一。介绍一般的营销学原理、方法与语言沟通技巧，在此基础上详细介绍亚健康产品营销技巧。

(10)《亚健康管理》，为亚健康学科体系的辅修内容之一。包括国家的政策法规，亚健康服务机构的行政管理，亚健康服务的健康档案管理等。

在亚健康学学科体系构建的研究和亚健康专业系列教材的编纂过程中，得到了王永炎院士的悉心指导，在此表示衷心感谢！由于亚健康学科体系的研究与教材的编写是一项全新而且涉及多学科知识的艰难工作，加上我们的水平与知识所限，时间匆促，其中定有不如人意之处，好在任何事情均有从无到有，从不成熟、不完善到逐渐成熟和完善的过程，真诚希望各位专家、读者多提宝贵意见，权当“射矢之的”，以便第二版修订时不断进步。

何清湖
2008 年 12 月于湖南中医药大学

《保健品与亚健康》编委会

主　　编　郭建生　鲁耀邦

副 主 编　刘平安　李劲平

编　　委　（按姓氏笔画排序）

王　刚　王　蔷　王小娟

刘文亮　陈　畅　欧阳亚斌

胡还甫　郭　璇　黄帅金

曾贵荣　潘鸿飞

编写说明

保持身心健康是人们正常生活和工作的前提条件，也是一切医学为之奋斗的终极目标。1948年，世界卫生组织宪章提出了健康的新概念，指出健康不仅仅是不生病，而且是身体上、心理上和社会适应上的完好状态。随着健康新概念的提出，生物－心理－社会医学模式逐渐取代了传统的生物医学模式。20世纪80年代，前苏联学者N－布赫曼教授通过研究提出：人体存在一种非健康非疾病的第三状态，即“亚健康状态”。尽管目前对亚健康的界定还有待进一步完善和深入研究，但它的提出无疑是健康的新概念及新的医学模式变革中的一个重要进展。

亚健康状态在经济发达、社会竞争激烈的国家和地区中普遍存在。由于人数呈逐年增加趋势，目前已成为国际上医学界研究的热点之一。在我国，“亚健康”尚属一个新的医学概念。多数专家认为，亚健康是介于健康与疾病之间的一种动态变化的中间状态。一般来说，亚健康状态多无明显的临床症状或体征，或者有病症感觉而无临床检查证据，但已有潜在发病倾向的信息。实践证明，亚健康状态既可向健康状态逆转，又可向疾病方向转化。

保健品在我国研究和使用的历史源远流长，早在周朝即有“食医”的记载。利用保健品来防治疾病体现了中医“治未病”的理念。正因为如此，采用保健品来防止亚健康也正是中医药国粹的长处所在。不过，真正意义上的保健品在我国起步较晚，大致始于20世纪80年代。随着我国社会和经济的迅速发展及生活节奏的加快，亚健康人群在社会生活中的比率越来越高。据研究，我国亚健康人群的发生率达45%～70%，发生年龄主要在35～60岁之间，特别是从事脑力劳动的人群尤其突出。因此，如何合理利用保健品来防止亚健康向疾病方向转化是摆在医药研究工作者面前的重要课题。

正是由于亚健康对于我们全社会来说都是一个新的课题，保健品又是一个新的产业，而我们身边的不少人对于保健品的作用、适应范围以及如何选用保健品来防治亚健康却知之甚少，以致于面对时下眼花缭乱的保健品广告常常显得无所适从。有鉴于此，我们组织了多年从事该行业的专家、教授编写了这本《保健品与亚健康》。

本书共分为上篇、下篇和附篇三部分。上篇主要介绍了亚健康与保健品的基本知识，包括保健品与亚健康的概念及其沿革，保健品的研究现状和发展趋势，保健品的市场需求，保健品的主要成分及其作用，保健品的适应范围，保健品的研发思路及方法，保健品的评价。下篇精选了部分卫生部或国家食品药品监督管理局批准的目前作为保健品使用较多且效果确切的共439种中药保健品，按保健功能分为22类。每个保健品根据国家食品药品监督管理局公布的数据按批准文号、保健功能、适宜人群、不适宜人群、功效成分/

标志性成分含量、主要原料、食用方法及使用量及生产厂家顺序进行编排。附篇收录了国家已颁布的与保健品有关的法律法规以及主要食物营养成分和临床常用检验正常参考值。

作为我国第一本系统介绍保健品与亚健康的教材，本书的编写目的在于通过对本教材的学习，使读者初步掌握保健品与亚健康的关系，保健品的研制过程，保健品的基本成分，保健品对人体的作用及市场上常见的保健品品种，为读者提供正确使用和研发保健品的基本常识。但由于现有的参考资料有限，加之编者学识水平的原因，书中难免有挂一漏万及错讹之处。在此，我们希望广大读者在使用本书的过程中多提出您的宝贵意见，以便我们在今后的修订和再版中进一步完善和补充。

编　者

2009 年 5 月

目 录
CONTENTS

上 篇 保健品、亚健康的基本知识

下　篇　防治亚健康的常用保健品

附　篇　相关法规及参考值

上篇

保健品、亚健康的基本知识

第一章　保健品与亚健康的概念及其沿革

健康，是生命存在的基石。一个健康的体魄，令我们为之不断追求。在人们追逐健康的脚步中，“保健”这一健康质量的源泉也应运而生。专家在说“防病重于治病”；媒体在说“亚健康成为都市杀手”；企业在说“送礼更要送健康”……这一切的焦点最终汇集到生命健康的宠儿——保健品的身上。老人要补钙、妇女要补血、儿童要补脑、妙龄女郎要减肥，于是各种各样的保健品层出不穷。可是由于各种各样的原因，人们对市场上销售的保健品又常常持怀疑态度。那么究竟保健品有着怎样的科学内涵？我们常说的亚健康到底又是怎样的呢？

第一节　保健品与亚健康的概念

一、保健品的概念

（一）概述

很多人认为保健品就是保健食品，或者简单地把保健食品认为是保健品，这是不确切的。因为保健品涵盖了四个方面：对人体有一定辅助作用和调节作用的保健食品、保健用品、保健器械和特殊化妆品统称为保健品。

保健食品系指具有特定保健功能的食品。即适宜于特定人群食用，具有调节机体功能，不以治疗疾病为目的的食品。它是保健品当中的重要组成部分。其标志为：保健食品在欧美称为“保健食品”或“健康食品”，也称营养食品；德国称“改良食品”；日本最早称“功能性食品”，1990 年改为“特定保健用食品”，并纳入“特定营养食品”范畴。

（二）保健品的分类

按照保健品的功效，我们通常可将其分为两大类：一类是补充人体必需的营养素，如

维生素营养片等；另一类是调理性保健品，其功效是调理人体细胞免疫机能，主要是富含皂苷、多酚、多糖类等的植物型保健品，具体又可分为：免疫调节、抗疲劳、耐缺氧、调节血脂、抑制肿瘤等类别。

世界卫生组织将保健品分为四类：

（1）营养品：如蜂王浆；

（2）强化营养型：如钙中钙，红桃 K 等产品。其缺点是：按中医理念来讲，它是治标的，不能根本地解决问题。虽然服用后症状有所改善，一旦停止服用，过一段时间就会发现机体又回到了原来的状态。

（3）功能型：这一类保健品具有针对性，它能针对我们身体内脏的某个器官进行调节，服后可以改善机体的功能，使我们健康起来。但是单一的保健品不能够完整地发挥其作用，力量比较单薄。

（4）功能因子型：其特点是复方搭配，其代表产品是食用菌。

（三）保健品的特征

1. 对机体有一定的辅助作用和调节作用

就保健食品与普通食品的区别而言：普通食品只针对我们的日常生活，包括解决饥饿问题以及解决身体一般所需要的营养问题；而保健食品是针对特定人群起一定的辅助作用和调节作用的食品。

2. 不能代替药品，仅起补充作用，且安全无毒

就保健食品与药品的区别而言：同药品一样，保健食品可以做成不同的剂型（包括胶囊、片剂、口服液、饮料等），但是它同药品的区别很大。食品仅具有补充作用，而药品有明显的治疗效果。保健食品所针对的对象都是亚健康状态的人群而不是患者人群。

除了疗效不同以外还有一个区别，就是安全性。保健食品绝对不允许有毒副作用。保健食品是食品，食品就应该可以长期食用。而任何一个药品都不能长期食用，因而药品允许有一定层次，不同层次，不同层面的毒副作用。

（四）目前我国保健品市场中存在的问题

1. 缺乏诚信，信任危机

当一个又一个著名保健品横扫全国之后，又在瞬间销声匿迹。数千万信任这一产品的人，在某一个晚上又被告知貌似可靠的这一产品根本不是那么回事。在过去的十年中，保健品一次又一次在跟消费者玩着这种痛苦的游戏。由于在宣传上过分夸大产品的功效，保健品生产商和代理商正面临着严重的信任危机。

2. 产品科技含量低

由于新产品市场开发费用巨大，企业一次只能重点推广一个产品，希望它适应所有健康状况和身体条件各不相同的消费人群，无限扩大销售人群，导致滥用和产生不良反应。目前国内市场有4000多种保健品，其中90%仍属于第一、二代保健食品。企业将大量的资金投入到广告宣传和市场营销，不注重新产品开发。产品科技含量低，造成产品生存周期短，生存能力差、低。

3. 过高的市场营销费用，导致保健品价格虚高

保健品市场营销费用几乎占到产品价格90%以上，所以通常定价是将产品价格定得高出成本的十倍甚至几十倍，而由此造成了保健品价格虚高（有人形象比喻为一瓶酱油的成本，竟敢卖一瓶“五粮液”的价格），导致保健品的价格和实际价值严重背离，严重侵害了消费者利益，这种现象最后导致保健品短命和重复购买率低。

4. 从业人员素质过低，急功近利思想严重

目前，由于保健产品市场中营销人员的流动性极大，市场一线的销售人员往往文化素质不高，缺乏起码的保健品专业知识，不在产品质量和营销创新上下功夫，只是一味地模仿跟进，结果好的产品被迅速做成垃圾产品。

5. 保健品的违规违法问题

保健品在宣传上往往有一些过头、夸大，这种行为属于违规行为。还有一些生产商在保健品中添加违禁物则属于违法行为。前一段时间报道普罗康胶囊就添加了一些药品。这种行为严重地侵犯了消费者的知情权。遇到这种情况执法部门应坚决打击，而且要撤销、取缔其资格，吊销其执照。

二、亚健康的概念

（一）概述

近年来，伴随着新的健康理念“亚健康”这一新名词脱颖而出，各种亚健康机构和亚健康产品如雨后春笋般冒了出来。然而，热闹现象的背后却是亚健康概念尚未理清就过早进入市场、受到炒作，迅即被商品化和产品产业化，使得许多商家连亚健康是什么都没搞清楚，便打着亚健康的“标签”，四处兜售所谓的亚健康服务和产品了。这给很多人造成了思想上的混乱，对亚健康概念产生了不好的印象。这就使得亚健康在很大意义上成了一种市场行为的标签。必须指出，“亚健康”不是一个得到了国际医学界认同的科学术语。迄今为止，国际上尚没有一个统一的亚健康状态诊断标准。专家们强调，亚健康应该是科学的概念，亚健康研究是一门科学。那么，究竟什么是亚健康？怎样的状态又称之为亚健康状态呢？

本世纪70年代末，医学界依据疾病谱的改变，将过去单纯的生物医学模式，发展为生物-心理-社会医学模式。世界卫生组织（WHO）将健康概念确定为“一种躯体、精神与社会和谐融合的完美状态，而不仅仅是没有疾病或身体虚弱。”根据这一定义，经过严格的统计学统计，人群中真正健康（第一状态）和患病者（第二状态）不足2/3，有1/3以上的人群处在健康和患病之间的过渡状态，世界卫生组织称其为“第三状态”，国内常常称之为“亚健康”状态（Sub-health）。“第三状态”处理得当，则身体可向健康方面转化；反之，则患病。

在我国，“亚健康”是一个新的医学概念。多数专家认为，亚健康是介于健康与疾病之间的一种动态变化的中间状态，即健康－亚健康－疾病。一般来说，亚健康状态多指无临床症状和体征，或者有病症感觉而无临床检查证据，但已有潜在发病倾向的信息，处于一种机体结构退化和生理功能减退的低质与心理失衡状态。又因为其主诉症状多样而且不固定，如无力、易疲劳、情绪不稳定、失眠等，也被称为“不定陈述综合征”。

（二）科学认识亚健康

一般来说，亚健康状态由四大要素构成：即排除疾病原因的疲劳和虚弱状态；介于健康与疾病之间的中间状态或疾病前状态；在生理、心理、社会适应能力和道德上的欠完美状态；以及与年龄不相称的组织结构和生理功能的衰退状态。科学认识亚健康，有必要分清亚健康与相关医学问题的区别。

1. 亚健康不同于亚临床

尽管亚健康与上游的健康状态和下游的疾病状态有部分重叠，但区分也是明显的。亚临床是有主观检查证据而没有明显临床表现，如当前常见的中老年人亚临床颈动脉硬化，颈动脉超声检查发现有较明显的颈动脉内中膜增厚，甚至有斑块形成，而无临床表现；而亚健康状态者具有头痛、头晕和胸闷不适主诉，但血管心脏超声及心电图检查都未发现异常。

2. 亚健康不等于慢性疲劳综合征（CFS）

首先，CFS具有国际统一标准，亚健康至今没有；其次，CFS在18岁以上成人发生率仅为0.004%，而亚健康则为70%，两者间悬殊甚大；再者，国内描述的亚健康状态多数通过积极干预恢复健康，CFS则仅有30%可以恢复健康状态。

3. 界定亚健康还应注意同临床功能性疾病和精神心理障碍性疾病及某些疾病的早期诊断相区别

需要指出的是，目前亚健康还没有建立统一的判断标准，中、西医对亚健康的理解和界定范围也存在很大差异，这些均是今后有待研究解决的问题。

（三）亚健康的分类

亚健康内涵丰富，外延广泛。可以这么说，健康概念的范围有多大，亚健康的涵盖范围就有多大；疾病和病症谱涉及领域有多宽，亚健康谱的涉及范围就有多宽。概括近年来的研究成果和多数专家的研讨意见，亚健康的分类和主要内容可概括为如下几个方面。

1. 以世界卫生组织（WHO）四位一体的健康新概念为依据分类

（1）躯体亚健康：主要表现为不明原因或排除疾病原因的体力疲劳、虚弱、周身不适、性功能下降和月经周期紊乱等；

（2）心理亚健康：主要表现为不明原因的脑力疲劳、情感障碍、思维紊乱、恐慌、焦虑、自卑以及神经质、冷漠、孤独、轻率，甚至产生自杀念头等；

（3）社会适应性亚健康：突出表现为对工作、生活、学习等环境难以适应，对人际关系难以协调，即角色错位和不适应是社会适应性亚健康的集中表现；

（4）道德方面的亚健康：主要表现为世界观、人生观和价值观上存在着明显的损人害己的偏差。

2. 按照亚健康概念的构成要素分类

（1）身心上有不适感觉，但又难以确诊的“不定陈述综合征”；

（2）某些疾病的临床前期表现（疾病前状态）；

（3）一时难以明确其病理意义的“不明原因综合征”，如更年期综合征、神经衰弱综合征、疲劳综合征等；

（4）某些病原携带状态：如乙肝病原携带者、结核菌携带者、某些病毒携带者等；

（5）某些临床检查的高、低限值状态，如血脂、血压、心率等偏高状态和血钙、血钾、铁等偏低状态等；

（6）高致病危险因子状态，如超重、吸烟、过度紧张、血脂异常、血糖、血压偏高等。

3. 按身体的组织结构和系统器官分类

可分为神经精神系统、心血管系统、消化系统、骨关节系统、泌尿生殖系统、呼吸系统、特殊感官等亚健康状态。

（四）亚健康的防治

调查显示，我国亚健康人群发生率在45%～70%之间，发生年龄主要在35～60岁之间。人群分布特点为：中年知识分子和从事脑力劳动为主的白领人士、领导干部、企业家、影视明星是亚健康高发的人群，青少年亚健康问题令人担忧，老年人亚健康问题复杂多变，特殊职业人员亚健康问题突出。

1. 亚健康的四大起因

（1）过度紧张和压力：研究表明长时期的紧张和压力对健康有四害：一是引发急慢性应激直接损害心血管系统和胃肠系统，造成应激性溃疡和血压升高、心率增快、加速血管硬化进程和心血管事件发生；二是引发脑应激疲劳和认知功能下降；三是破坏生物钟，影响睡眠质量；四是免疫功能下降，导致恶性肿瘤和感染机会增加。

（2）不良生活方式和习惯：如高盐、高脂和高热量饮食，大量吸烟和饮酒及久坐不运动是造成亚健康的最常见原因。

（3）环境污染的不良影响：如水源和空气污染、噪声、微波、电磁波及其他化学、物理因素污染是防不胜防的健康隐性杀手。

（4）不良精神、心理因素刺激：这是心理亚健康和躯体亚健康的重要因子之一。

2. 亚健康的五大危害

（1）亚健康是大多数慢性非传染性疾病的疾病前状态，大多数恶性肿瘤、心脑血管疾病和糖尿病等均是从亚健康人群转入的。

（2）亚健康状态明显影响工作效能和生活、学习质量，甚至危及特殊作业人员的生命安全，如高空作业人员和竞技体育人员等。

（3）心理亚健康极易导致精神心理疾患，甚至造成自杀和家庭伤害。

（4）多数亚健康状态与生物钟紊乱构成因果关系，直接影响睡眠质量，加重身心疲劳。

（5）严重亚健康可明显影响健康寿命，甚至造成英年早逝、早病和早残。

针对亚健康的成因和危害，必须强化自我防护，牢记预防亚健康的“十字方针”：“平心”，即平衡心理、平静心态、平稳情绪；“减压”，即适时缓解过度紧张及压力；“顺钟”，即顺应好生物钟，调整好休息和睡眠；“增免”，通过有氧代谢运动等增强自身免疫力；“改良”，即通过改变不良生活方式和习惯，从源头上抑制亚健康状态的发生。

第二节　保健品与亚健康的历史沿革

一、保健品的历史沿革

（一）国内保健品的历史沿革

在我国，保健品的发现和使用可追溯到远古时代，它是人们在寻找食物和药物的过程中逐渐认识和发现的。《淮南子·修务训》记载：“古者民茹草饮水，采树之实，食蠃蚌之肉……。”说明在当时药食存在同源和混用的情况，迨至夏商周时期，人们逐渐认识到某些食物的预防保健作用，如商代甲骨文中有“疛（小腹病）用鱼”、《周礼·天官冢宰下》有“以五味、五谷、五药养其病”的记载。但食品与药品经巧妙配伍形成保健品则得益于酿酒技术的发明和应用。自古以来，拥有健康和延年益寿是人们一直努力追逐的梦想。尤其是历代帝王将相追求的最大目标。葡萄酒被古人称之为养生酒，唐太宗李世民不仅十分喜爱饮用，而且还亲自督造。大臣魏征擅长酿制葡萄酒，李世民曾亲自写诗称赞魏征酿制的葡萄酒“千日醉不醒，十年味不败”。乾隆当了60年的皇帝，活到89岁，这在中国历史上不能不算是一个奇迹，这与他注重养生是分不开的，而饮用各种长寿药酒，则是他养生保健的主要方法之一。据《乾隆医案》记载，乾隆帝最爱喝的养生药酒为龟龄酒和松龄太平春酒，前者可祛病、壮阳补肾、养气、健身，而后者则能活血行气、健脾安神。至唐代以后，随着食疗方和药膳的创制和广泛应用，中药保健品才正式登上历史舞台。

从某种意义上来说，这些就是当时的保健品。近年来，保健品在我国发展迅速，也曾一度销售滑坡。随着《保健食品管理办法》的出台，我国保健行业的合法地位才被正式确立下来。1996年3月5日，《保健食品管理办法》以中华人民共和国卫生部第46号令发布。1996年6月1日《保健食品管理办法》正式执行。7月，卫生部发布了《保健食品评审技术规程》和《保健食品功能学评价程序和方法》，并规定保健食品的功能评价要在卫生部认定的功能学检测机构进行，实行省级和卫生部两级审批制度。至2003年5月1日前卫生部受理的保健功能有22项。申请产品在安全性、有效性等方面经卫生部最终审查合格方可获得批准证书，允许该产品使用保健食品标志进入市场。这些规范性文件的出台，使保健食品的评审工作走向科学、规范，为新一轮保健品消费热潮的兴起奠定了基础。

从现代意义上来讲，我国保健品行业大致始于20世纪80年代，其间经历了自发萌动期、无序发展期、低迷徘徊期和高速发展期四个时期。具体内容参见本书第二章第二节保健品的发展趋势。

（二）国外保健品的历史沿革

中医中药是中华民族宝贵的文化遗产，药膳食疗也是几千年文明智慧的结晶。现在，不光中国人信奉食疗养生和中药滋补，一向走在科技前沿的美国人也爱上了“复古”的中国风。各种中药材制成的保健品层出不穷。在美国，服用葡萄籽、大蒜提取物等中草药保健品的人数已经接近五成。许多美国人表示，他们在日常服用复合维生素矿物质片的同时，也会根据药剂师或营养师的建议，选择1～3种天然药材保健品。

1. 日本

日本是最早研制保健食品的国家，自20世纪80年代初就成为主要生产国和最发达的保健食品市场。日本目前约有300家企业从事功能食品的研究开发，年销售额估计在35亿美元左右。日本最大的保健食品生产厂家是日本Otsaka制药公司，仅其一家保健食品的年销售额就达14.8亿美元，主要生产保健饮料，如纤维素饮料和蛋白清。日本企业在饮料中添加活菌、原生物体（Probiotics）、膳食纤维等添加剂，制成有特殊功能的保健饮料。日本保健食品的另一大类是强化食品，如OAA强化面包、强化婴儿配方食品等。

2. 美国

美国市场上主要的功能食品有三类：奶制品、烧烤食品和饮料。其中以预防骨质疏松和心血管疾病的保健食品为主。此外，美国市场上已出现了与普通鸡蛋不同的功能鸡蛋，以特殊配方饲料及其他生物技术生产，脂肪含量下降25%，同时增加了20%的维生素E等。另外，口香糖中也添加了蜂王浆、茶叶提取物等以逐渐功能化。美国现有几家大型食品公司专心致力于功能食品的开发。如Kellogg公司投资了7500万美元建立了食品和营养研究所，美国著名的安利公司下属的纽崔莱营养食品公司也以其生产的蛋白粉、钙镁片、小麦胚芽油、复合维生素等而成为世界五大营养品销售商。

3. 欧洲

欧洲保健食品的市场产品主要集中于奶制品。另外具有降低胆固醇功能的人造奶油也不断在市场上出现。如芬兰Raision公司生产的Renecd人造奶油，自1995年问世以来年销售额达1700万美元。欧洲饮料市场的发展也引人注目。这些饮料向高咖啡因含量和添加稀有氨基酸的方向发展。如添加牛磺酸人参、巴西可可豆等。在欧洲，“能源饮料”也颇为盛行。如奥地利的红牛饮料市场占有率达到了45%。另外还有法国的人参、黑胡椒饮料，西班牙的抗氧化功能饮料以及英国小球藻、蜂胶等休闲食品都深受消费者的喜爱。

二、亚健康的历史沿革

“亚健康”既是个新名词，同时也是中医早有的“治未病”理念。《黄帝内经》说：“是故圣人不治已病治未病”，又说：“上工救其萌芽”，指疾病尚未发生但已出现一些先兆表现时，即予以调理干涉，以防微杜渐，尽力避免疾病的发生。现代的养生阶段就是中医说的未病之病，亚健康阶段就是中医说的欲病之病，疾病阶段就是中医说的已病之病。

也有人提出“亚疾病”的概念取代“亚健康”，认为“亚疾病”是对处于健康与疾病之间状态的一种更加准确的表达，对人们健康状态的警示性也更强。

（一）亚健康状态概念的提出及意义

诺贝尔奖得主 Peter Medawar 曾经说过：延长健康、快乐的美好生活是医学的灵魂。从某种意义上说，这就是一切医学研究为之奋斗的最高目标。随着社会的发展和生活条件的改善，人们的健康观也随之发生变化。1948 年，世界卫生组织宪章提出了健康的新概念，健康不仅仅是不生病，而且是身体上、心理上和社会适应上的完好状态。随着健康新概念的提出，医学模式也逐渐发生了重大变革，生物-心理-社会医学模式逐渐取代了传统的生物医学模式，成为现在及以后一段时间的主要医学模式。20 世纪 80 年代，前苏联学者 N-布赫曼教授通过研究首先提出：人体存在一种非健康非疾病的中间状态，国外将其称为第三状态，我国将其称为“亚健康状态”。“亚健康”概念的提出正是健康的新概念及新的医学模式变革中的一个重要进展。

当前，“减少风险，延长健康寿命”成为全世界所有国家面临的任务。世界卫生组织在 2002 年世界卫生报告中指出，威胁人类健康最大的危险不是具体的疾病，而是体重过轻、不安全的性行为等十大风险因素，这些因素导致的死亡合计占世界范围全部死亡的 1/3 以上。在中国及中美洲和南美洲等发展程度较高的国家，烟草、酒精、血压、胆固醇和肥胖五大因素造成的疾病负担至少占总负担的 1/6。报告同时指出，政府在提高健康水平方面具有指导作用，需要将大量人力物力投入风险预防，以利降低未来可避免的死亡率。世界卫生组织的《迎接 21 世纪挑战》中指出：21 世纪的医学不应该继续以疾病为主要研究领域，应该以人类和人群的健康为主要研究方向。正确认识健康的内涵，保持人体健康状态，干预亚健康状态，降低发病率将成为全世界以后研究的重点课题。

（二）亚健康状态国内外研究的现状及问题

亚健康状态在经济发达、社会竞争激烈的国家和地区中普遍存在，由于人数一直呈逐年增加的趋势，目前已成为国际上医学界研究的热点之一。亚健康概念的提出并非偶然，正是现代人注重健康，重视在疾病前防范其发生、发展的健康新思维的充分体现。虽然亚健康在症状上表现的是医学领域的问题，但从整体看，它与社会环境、经济文化、心理因素及自身体质密不可分。亚健康状态是在不断变化发展的，既可向健康状态，也可向疾病状态转化。究竟向哪方面转化，取决于自我保健措施和自身的免疫力水平。向疾病状态转化是亚健康状态的自发过程，而向健康状态转化则需要采取自觉的防范措施，包括加强自我保健，合理调整膳食结构等措施。需要指出的是，亚健康过程有着较大的时空跨度，对它的研究尚处于起步阶段，若干问题还有待于探索。由于人们在年龄、适应能力、免疫力、社会文化层次等方面所存在的差异，亚健康状态的表现错综复杂，较常见的是活力、反应能力、适应能力和免疫力降低，出现躯体疲劳、易感冒、稍动即累、出虚汗、食欲不振、头痛、失眠、焦虑、人际关系不协调、家庭关系不和睦、性功能障碍等。亚健康的表现形式主要有慢性疲劳综合征、信息过剩综合征、神经衰弱、肥胖症等若干种。

20 世纪七、八十年代，美国对疲劳综合征进行流行病学调查，发现人群中 14% 的成年男性和 20% 的妇女表现有明显的疲劳，人数约为 300 ~ 500 万，其中 1/8 发展为慢性疲劳综合征。英国的调查结果表明，约 20% 的男性与 25% 的女性总感觉疲劳，其中约 1/4 可能为慢性疲劳综合征。目前，慢性疲劳综合征的发病人数呈逐年增加的趋势，美国发病人群多在社会经济地位较高的年轻白人中，其中医务人员尤其是护士群体其发病率高于一般人群。日本国立公共卫生院最近在政府支持下，进行了一次有史以来规模最大的有关疲劳的专题调查研究。在全国5000余名15～65岁人士中，表示目前正感到“非常疲劳”的竟高达60%，其中因学习压力过重、工作量大、家务重、精神紧张的占了44%，还有36%说不出原因。目前日本的自杀率、离婚率和暴力犯罪居高不下，和人群中普遍又持续的亚健康状态息息相关。在国内，广东省教育工会报告的一项调查显示：广东省高校教师中有七成处于亚健康状态。亚健康人群常存在“六高一低”的倾向，即存在接近疾病水平的高负荷（体力和心理）、高血压、高血脂、高血糖、高血黏度、高体重以及免疫功能偏低。

由于亚健康问题的研究刚刚起步，目前还面临着许多问题，其中最突出的有以下几点：

1. 对导致亚健康状态的确切病因、发病机理、危险因素没有达成共识

现在的研究表明，亚健康是多种致病因素综合作用的结果，既有社会学、心理学因素，也有环境、生活方式和遗传学因素的不良影响。然而具体的发生机理、危险因素仍不明确。

2. 诊断标准未统一

关于亚健康状态，尤其是慢性疲劳综合征的诊断，美国和澳大利亚于1988年，英国于1991年，日本于1993年相继制订出了诊断标准。各国在诊断标准上都有一定的区别。我国亚健康研究起步晚，各地关于亚健康的诊断没有统一。照搬国外的标准，不符合中国居民的身体素质特点，有可能在诊断上存在偏差。有必要达成全国乃至世界范围的统一标准，这样有利于更好地开展研究和治疗。

3. 治疗上缺乏针对性

现在有关亚健康的研究多数局限于高等教育人群和高收入人群，而对整个社会人群亚健康状态的研究仍然较少。对亚健康的干预与治疗仍缺乏规范、行之有效的治疗方案。

（三）人群亚健康状态研究的展望

1. 人群及个体亚健康状态评估将成为以后研究的热点

2003年10月，美国NIH公布了全球健康的14大挑战，其中“发展可以量化评估人口健康状态的技术”“发展能够评估个体多种状态和病原体的临床检测技术（Point-of-care Test）”被列为其中。

2. 亚健康的干预及治疗将向多样化、专业化方向发展

亚健康状态是机体在无器质性病变情况下发生了一些功能性改变。因其主诉症状多种多样且不固定，也被称为“不定陈述综合征”。大体有以躯体症状为主的躯体性亚健康状态，以心理症状为主的心理性亚健康，以人际交往中的不良症状为主的人际交往性亚健康。

1997年5月2日，中国首次召开了关于亚健康状态的研讨会。同时，中国药学会成立了研究亚健康状态的专门机构。全国首家亚健康康复中心于2000年12月在天津第一中心医院东院成立。该中心设有心身健康评估、心理治疗、生物-物理治疗科目，集治疗和康复为一体，通过漂浮疗法、音乐疗法、大肠水疗、生物反馈疗法等先进手段，对前来检查的人们实施未病先治。北京东华医院采用星状神经节阻滞疗法治疗亚健康也取得了一定疗效，它能使过度兴奋的交感神经系统的兴奋性降低，改善血循环，促进自然治愈能力，增强防御机能，起到抗炎、调整血压、治疗便秘、改善睡眠、增加食欲的作用。大部分人做12次治疗，即能显著改善症状。同时中医药对亚健康的影响正在广泛调查研究之中。

3. 人群亚健康状态评估及医疗保健市场预测和发展趋势

亚健康状态的卫生保健工作研究与社会的可持续发展有着密切的关系。了解亚健康的发生机理，能使人们在亚健康状态时就进行疾病预防，切断亚健康向疾病进展的途径，使其向健康方向转化。良好有效的医疗卫生保健工作不仅可以提高亚健康状态人群的生活质量，而且可以大幅度地减少人到中年、老年的疾病发病率，减少社会对老年人照料的投入，使这部分投入能转向社会发展的其他领域中，产生间接效应。

我国作为发展中国家，虽然卫生条件有了明显的改善，平均寿命明显延长，但群体健康水平仍然不高。卫生部1997年的抽样调查结果表明，非传染性疾病的患病率呈逐年增加趋势。全体人群中慢性病的患病率为32.3%，老年人中高达71.4%。疾病、早残、早亡在减少人力资源的同时，还带来巨大经济损失。

按市场经济规律开展多样化的针对有关亚健康状态人群的服务，如健康评估、医疗护理、精神护理、生活护理等，建立多种形式的服务模式，为亚健康人群提供包括身体、心理、家务等多领域服务，将可为社会增加更多的就业机会，潜在的社会、经济效益巨大。亚健康状态的研究适应中国国情，是一种社区、家庭保健的新概念，通过对其研究、认同、完善，赋予它更多的新内涵，将成为现代医学研究的一个新兴领域。

第二章 保健品的研究现状和发展趋势

第一节 保健品的研究现状

如前所述，由于现代工作、生活节奏的加快和竞争压力的加大，加之环境污染以及个人对健康的忽视，导致不少人呈现亚健康状态。

现在，对于亚健康状态人群的营养问题应该引起足够的重视。因为以往营养学的理论与实践所针对的都是健康人，而临床营养的对象则是病人。而占人群绝大多数的亚健康状态人群，恰恰是保健食品及其功效物质的用武之地。可见为了弥补营养学观念上的这一疏漏，营养学也应像研究营养素、天然食品、合理膳食一样，来研究亚健康状态人群的营养问题和保健食品。

针对人体出现的亚健康状态，在人类倡导回归自然的呼声下，各类保健品纷纷走入人们的生活视野，改变着人们的饮食习惯和生活方式。特别是保健食品，由于与人们的生活息息相关，更是受到了中老年顾客的青睐。人类的营养素除了食品所含的蛋白质、碳水化合物、脂肪、维生素、矿物质、水和膳食纤维七大类外，近年来，科学研究认为，食物中的生理活性物质具有一定的保健功能。这些功能成分包括：功能性甜味剂、活性低聚糖、活性多糖、活性油脂、生物抗氧化剂、活性多肽、乳酸菌及其他活性成分。如人参皂苷、灵芝多糖、山药多糖、枸杞多糖、银杏黄酮，以及蛋白肽、磷脂类、核酸等。通过开发适合人体各种需要的保健食品，可有效地消除亚健康状态，从而维持人体的健康水平。本章主要就保健食品的研究现状和发展趋势进行概述。

一、国内保健品的研究现状

我国是一个文明古国，有着食疗和食养的悠久历史和传统，我国人民经过几千年的实践，积累了大量的经验，神农尝百草，实际上就是千百年来人体实验的总结。在这些总结的基础上，形成了大量的养身保健药方，汇成了独特的保健食品科学，在我国古代科学中占有重要地位。如早在西周，就有“食医”官职人员，专门为帝王配膳，做营养保健工作；后汉的《神农本草经》收载的365种药物，分为上、中、下三品，其中上品120种，大部分是药食两用物质。其中165种认为有耐老、益气、轻身等保健作用。由此可见，中医中药作为传统的医药卫生与养生文化，至今仍是我国保健食品开发研制的重要理论基础和有效的物质来源。在我国，现有保健食品的发展就是以食疗、药膳、新资源食品为基础的。

我国《保健食品管理办法》明确指出："保健食品系指表明具有特定保健功能的食品。即适宜特定人群食用，具有调节机体功能，不以治疗疾病为目的的食品"。因此，保健食品具有两大特点：一是对特定人群具有特殊的保健功能；二是它非治疗药品而仅属于食品。

全球保健食品的发展历史大致可分成三个阶段：第一代保健食品包括各类强化食品，是最原始的功能食品，仅根据各类营养素或强化的营养素的功能推断该食品的营养功能，这些功能未经任何实验检验；第二代保健品是必须经过动物和人体实验，证明具有某项生理机能；第三代保健食品不仅需要用动物和人体实验来证明具有某项功能，还需要确知具有该功效的有效成分（或称功能因子）的结构及含量。目前我国保健食品市场上以第一、二代产品为主，第三代保健食品仅占少数，而美、日等发达国家仅承认第三代产品为"功能食品"。但是，第三代保健食品代表未来保健品的发展趋势。随着现代科学技术的发展，保健食品将以不同形式在世界范围内不断出现。

对于保健食品的原料来源，卫生部和国家中医药管理局于1982年先后颁布了两批（共69种）既是食品又是药品的物品。保健食品使用的原料基本分为四种：中草药、药食两用品种、中草药加药食两用品种和不含药食两用品种（如茶叶、苦荞麦）。而其中生产所采用的中草药主要有：西洋参、冬虫夏草、黄芪、当归、枸杞子、何首乌、阿胶、绞股蓝、枇杷叶等，以滋补为主。后来又公布新一批既是食品又是药品的天然植物是：蒲公英、益智仁、淡竹叶、胖大海、金银花、余甘子、葛根、鱼腥草等（共77种），都可作为保健食品的原料。

关于保健食品剂型与普通食品相比具有明显差异。以一般食品形式生产的保健食品如液体饮料和酒类目前仅占很小比例，其他剂型如口服液、胶囊、片剂、丸剂、粉剂、冲剂、膏剂等已纷纷出现。也有将保健食品融入传统食品的例子，如乳品、酱料、油脂、罐头、糖果糕点等。从中国保健食品市场看，主要有以下保健品存在形式：①营养口服液。据统计，中国营养口服液种类在1000种以上。②保健饮料。包括多种富含维生素、矿物质的天然果汁及多种保健酒，还有多种运动饮料及保健（茶）饮料。③各种海洋生物和动植物。④以高科技研制成或以先进技术加工的保健食品。⑤其他保健食品。如利用中草药研碎将其成分加入饮料、糕点等。

保健品具有多种保健功能。据统计，到2002年4月底，卫生部已确定了22项保健功能。根据实际情况来看，我国保健食品的主要功能集中在免疫调节、调节血脂和抗疲劳三项，约占总数的60%左右。至2003年，根据《保健食品检验与评价技术规范》（中华人民共和国卫生部2003年版）规定，保健食品功能调整为27项：①增强免疫力功能；②辅助降血脂功能；③辅助降血糖功能；④抗氧化功能；⑤辅助改善记忆功能；⑥缓解视疲劳功能；⑦促进排铅功能；⑧清咽功能；⑨辅助降血压功能；⑩改善睡眠功能；⑪促进泌乳功能；⑫缓解体力疲劳功能；⑬提高缺氧耐受力功能；⑭对辐射危害有辅助保护功能；⑮减肥功能；⑯改善生长发育功能；⑰增加骨密度功能；⑱改善营养性贫血功能；⑲对化学肝损伤有辅助保护功能；㉑祛痤疮功能；㉒祛黄褐斑功能；㉒改善皮肤水分功能；㉓改善皮肤油分功能；㉔调节肠道菌群功能；㉕促进消化功能；㉖通便功能；㉗对胃黏膜损伤有辅助保护功能。目前，保健食品的功能评审受理范围已由卫生部转由国家食品药品监督管理局（SFDA）管理。凡是超过上述保健功能范围的宣传或其他表述都是违规的。任何一种保健食品从生产到投入市场，都必须通过国家食品药品监督管理局认可的有关机构检验。国内保健品的功能分布见图 2－1。

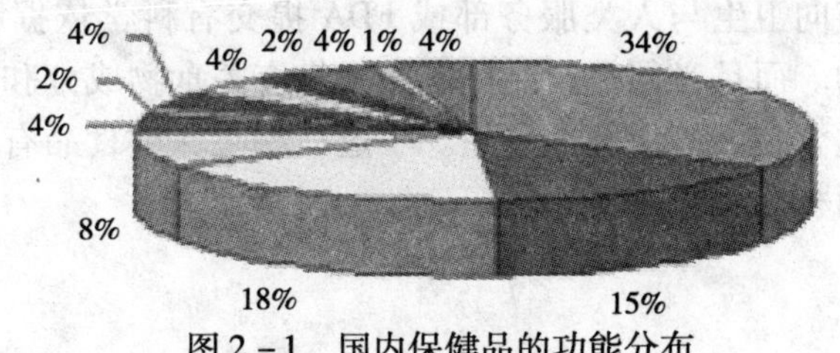

图 2－1 国内保健品的功能分布

注：免疫调节类为 34%，顺时针依次为调节血脂、抗疲劳、抗氧化及延缓衰老、改善肠胃功能、减肥、抑制肿瘤、调节血糖、改善睡眠、耐缺氧、抗辐射、其他。

二、国外保健品的研究现状

全球保健食品已占整个食品销售的 5%，年市场规模已超过千亿美元，而且每年都以相当速度增长。其中美国、日本和欧洲保健食品市场增长最快。

（一）美国

美国是保健食品发展较早的国家。其发展历史可追溯到 20 世纪 20 年代初期，并于 1936 年正式成立健康食品协会。在 1972 年以前，美国对功能食品的管理相当严格，之后才逐步放开。美国食品和药物管理局（FDA）直到 1988 年才制定法规，确定了健康食品的六项审查标准。对来源于植物的无毒药品笼统归为保健食品。在保健食品的安全性方面，美国早在 1977 年就对日前较为广泛使用的保健食品螺旋藻进行了毒理性评价，以确保其食用安全性。美国保健食品自上世纪 90 年代以来，以 20% 的速度递增，发展速度居世界之冠，目前市场规模达 980 亿美元，保健食品已占食品总额的 30% 以上。1994 年 FDA 颁布《膳食补充剂健康与教育法令》，加强了保健食品管理。现有生产企业约 600 家，生产保健食品 13 大类 2000 余种，具体品种主要有维生素和矿物质类、天然产品（提取浓缩）类、鱼油类、合成单体类、医药类和蜂产品。美国保健功能食品通常分为健康食品和膳食补充剂两类。美国对健康食品的管理较宽松，除标签说明之外，没有特殊人群限制，无须审批，一切由生产企业自己负责。美国市场上的保健食品主要为第三代，与国内保健食品相比，科技含量较高，品种丰富，产品中含量成分准确，价格相对便宜。美国保健食品企业中大型的也只是几家，如美国安利、如新和 Kellogg。美国保健食品市场发育成熟，主要销量以传统连锁店为主，大型超市均设开架式保健专柜，品种多，规格齐全，此外保健食品专卖店很多，保健食品直销占一定份额。近 30 年来，保健食品发展迅速，但始终是以保护消费者利益为出发点来进行管理的。为证明食品具有一定的保健功效，是一种有益于健康的、安全的食品或食品组分，而不是一种药品，生产者必须提供有关营养保健功能的证明。但对提出产品安全性及有效性的证明要进行哪些试验，目前尚无明确规定。美国 FDA 现在已允许在食品标签上标示有充分证据的说明，如：补钙与骨质疏松、膳食纤维与癌症及心血管疾病、脂类与癌症及心血管疾病、钠与高血压的关系、叶酸与新生儿神经管畸形的关系等，但不允许声称有诊断或治疗疾病的功效。总之，目前美国对功能食品的管理比较宽松、灵活，不要求对每一种产品逐一审批，只规定含有新膳食成分的产品在上市前应向卫生与人类服务部或 FDA 提交有科学依据的资料，以证明这些组成是安全的或合理的。而且必须在产品标签中提供有关食物成分和含量的详细信息，以利于消费者正确选择适合自己的保健类食品。不过，如果保健食品有消费者投诉或存在安全和质量问题，则处罚相当严格。

（二）日本

日本早在 1962 年就已经出现“功能食品”这一名词，是世界上第一个纳入法制行政管理的国家。日本也是最早研制保健食品的国家，自 80 年代初就成为主要生产国和最发达的保健食品市场。日本的生产企业达 400 多家，近两年它的保健食品销售额为 15000 亿日元，年产保健食品 3000 多种，日本目前约有 300 家企业从事功能食品的研究开发。日本最大的保健食品生产厂家是日本 Otsaka 制药公司，仅一家年销售额就达 14. 8 亿美元，主要生产保健饮料，如纤维素饮料和蛋白清。日本企业在饮料中添加活菌、原生物体（Probiotics）、膳食纤维等添加剂，制成有特殊功能的保健饮料。日本保健食品的另一大类是强化食品，如 OAA 强化面包、强化婴儿配方食品等。日本目前已经开始从染色体方面来总结和发现营养物质的作用机制。同时积极开展新功能食品的研究工作，如进行抗疲劳食品及预防疾病的功能食品的研究。

日本对特殊营养食品功能的规定比较明确，相应的管理也比较严格。企业申报特定保健用食品时，需提供食品或其有关成分的保健用途以及摄取量设定的医学、营养学方面的材料。其中有关成分的定性定量测试、成分分析以及热能量试验必须由国家或政府县所设立的负责管理食品保健的试验检查机构检测完成。日本健康与营养食品学会首先对这些材料的合格性作内部评价，由专门委员会及学术委员会进行两阶段评价，通过后再向厚生省提出申请，根据由设立在厚生省卫生局内的由学术界人士构成的特定保健用食品评价审议会以及由国立健康与营养研究所进行的对产品的分析结果做出判断，合格的发给许可证。

（三）欧洲

欧美将保健食品称为健康食品、特定保健用食品（Specific Health Food）、营养保健食品（Nutrition Health Food）或设计食品（Drawing Food）等。欧洲保健食品市场的年销售额大约是 17 亿美元，产品主要集中于奶制品。另外具有降低胆固醇功能的人造奶油也不断在市场上出现，欧洲的保健食品也有 2000 多种，每年以 17% 的速度递增。欧洲饮料市场的发展也引人注目。这些饮料向高咖啡因含量和添加稀有氨基酸的方向发展。如添加牛磺酸人参、巴西可可豆等。在欧洲，“能源饮料”也颇为盛行。如奥地利的红牛饮料市场占有率达到了 45%。另外还有法国的人参、黑胡椒饮料，西班牙的抗氧化功能饮料以及英国小球藻、蜂胶等休闲食品都深受消费者的喜爱。

此外，天然保健食品过去一直被加拿大联邦政府视为食品，直到最近政府才承认一些保健食品的疗效，并发给药物许可证。被发给许可证的天然保健食品将从食品类转为药类后，政府对其说明书上的疗效标注有严格规定。而其他任何天然保健食品在未获联邦政府颁发的许可证前，都不得声称具有任何疗效。目前加拿大市场上出售的天然健康食品约有1.2万多种，但被加拿大卫生局批准可以药物名义上市销售的天然保健食品仅占其中的10%。

保健品的年销售额随着科学技术的发展和市场需求的增大呈逐年增加的趋势。据有关资料统计，美国70年代保健食品年销售额仅5亿美元，80年代为24亿美元，90年代达35亿美元，2003年达363亿美元。日本保健食品年销售额70年代仅为1亿美元，80年代为10亿美元，90年代则上升到36亿美元。根据三菱综合研究所发表的健康食品志市场规模报告，2005年的市场达100亿美元。

第二节 保健品的发展趋势

一、国内保健品的发展趋势

保健理论在我国历史悠久，保健食品理论就是利用传统的中医学、中药学中的原理，通过食物营养结构的改善来调节人体生理机能，以食养身，达到延年益寿、防病祛疾的目的。我国现代意义上的保健食品行业的发展始于80年代，大致可分为四个发展时期。

（一）第一阶段：自发萌动期

我国的保健食品行业起步较晚，始于20世纪80年代中期，与国外发达国家相比，整整落后60年。改革开放后，经济的迅猛发展，人民生活由解决温饱转变到追求高品质的生活质量，为我国保健食品行业的发展提供了良好的契机。1984年中国保健食品协会成立。1987年杭州保灵企业推出人参蜂王浆，拉开了中国保健品市场的序幕。接下来的太阳神口服液、娃哈哈儿童营养液、振华851、昂立一号、延生护宝液异军突起掀起了保健品市场的消费浪潮。1991年保健品市场的营业额突破100亿元。1992年以太阳神领头的中国保健品走向了第一个巅峰。至1994年保健食品生产企业已超过3000家，生产保健食品3000余种，产值300亿元人民币，大约占食品生产总值的10%左右。

我国保健食品在发展初期表现出的无限活力和成功，一方面说明了改革开放后，人们生活水平的提高使人们越来越关注健康，我国的保健食品市场商机无限；另一方面也表现出了消费者保健食品相关知识的匮乏，从而使其消费行为更多的依赖于广告这一单一的信息来源。这也是我国保健食品行业发展初期表现火爆的主要原因。

（二）第二阶段：无序发展期

1993～1995年初，中国保健品行业进入第一个高速发展的阶段。在这一时期，1993年“马家军”带动“中华鳖精”迅速走红保健品市场。同年史玉柱的脑黄金问世、武汉红桃K集团成立。1994年三株口服液在济南问世。全国保健品的生产厂家从几十家增至3000多家，产品多达2.8万种，年产值从16亿多增至300亿以上，短短2、3年间，生产企业增加30倍，年销售额增长10倍多。

这一阶段由于保健品的高额利润和相对较低的技术、管理壁垒，商家都把目光关注到了这一行业，市场上产品质量良莠不齐，虚假广告遍地开花、保健品价格高昂、产品雷同、品种泛滥，成为这个行业突出的问题。

（三）第三阶段：低迷徘徊期

1995~1997年，《食品卫生法》、《保健食品管理办法》和《保健食品通用标准》相继颁布，保健食品纳入法制管理，产业结构重新调整。此后所有生产厂家都必须向所在地的省级卫生行政部门提出申请，经初审同意后，报卫生部审批。1995年下半年，卫生部对212种口服液进行抽查，合格率仅为30%，舆论为之哗然，人们对保健食品行业诚信度产生了强烈的质疑。企业数量和产品销售额大幅度缩水，仅剩下1000家左右的生产厂家和总共100多亿元的年产值，其中60%左右的是中小型企业。1996年，巨人集团受房地产开发之累，宣布破产。太阳神销量大幅下滑。到1999年，三株口服液已从1996年的80亿销售额掉到了5亿多。至1997年底，我国卫生部批准863个保健食品（进口82个，国产781个），其中营养补充剂73个，具有功能的保健食品790个。这一阶段，国家对保健食品开始实行规范管理，保健食品行业发展也正是在这个时候显示出了前所未有的虚弱，充分暴露出了这一行业发展的先天不足，这是一个需要一定高技术含量，高水平生产管理的行业，只有这样的基础，才能让它健康发展。

（四）第四阶段：高速发展期

保健食品行业经历全面整顿之后，自1998年起开始走出低谷，呈现健康发展、缓慢回升的态势。到1998年8月，上市的保健食品已有2000多个品种，全年产值达到300亿元。其中补钙、减肥、美容、补血、延衰等名牌产品销售强劲，保健饮料及维生素、微量元素产品销量不断上升。1998年复方苦荞麦精等保健食品首次通过美国FDA的检验，进入国际市场。1999年7月史玉柱推出脑白金，年底实现销售收入2.5亿元。2000年脑白金销售收入8.01亿元，位居全国同行前列。太太口服液的年销售额也达到了5亿元。到2000年，生产厂家恢复到3000多家，年产值超过500亿元，企业的数量和年产值都达到了历史最高点。在此时期，外资也纷纷涌人中国保健品行业。2002年，安利纽崔莱销量高达30亿元，占中国当时保健品总销售量的1/6。近年来，安利等一些外资直销企业转型成功，结合品牌化运作，其产品在中国的销量连年攀升，由2004年的70亿元，上升到2005年的130亿元和2006年的200亿元。安利公司成为我国保健品市场的领头羊，从而掀起一股营养补充剂类保健食品的竞争浪潮。截止2005年5月31日，卫生部和国家食品药品监督管理局共批准了3829家企业的7060个保健食品。据北京联合大学生物活性物质功能食品重点实验室在对比美国、日本、中国台湾和大陆的人均GDP和恩格尔系数与保健食品市场发展的关系后认为，到2010年我国保健食品的销售额可望达到1000亿元，2020年可望达2000亿元。

我国的保健食品行业在几经波折后逐渐成熟起来，消费市场也逐渐趋于理性，法律法规逐渐完善。2005年《保健食品注册管理办法》和《保健食品广告审查暂行规定》的出台从注册和广告两个方面规范行业行为，逐步成熟起来的保健食品行业在监管法律法规的完善下朝着健康的方向逐步发展。

在我国保健食品发展的20余年间，经历了大起大落，虽经调整和改进，目前仍存在五大问题，影响了整个行业的健康发展。一是三小：小企业、小产品、小市场；二是三低：低投入、低水平、低质量；三是种类多、寿命短；四是虚假广告严重；五是违法添加化学药品。上述这些问题的存在导致了保健食品安全事故的频发。2002年12月，一抗疲劳类保健食品中发现含枸橼酸西地拉非（伟哥）；2005年9月，浙江省温岭市等地接连发生饮用蚂蚁保健酒中毒事件；2005年11月，抽检182组保健食品，合格率为85.2%；27组不合格，其中18组铅含量超标，7组食品微生物指标不合格，宁红新效减肥茶、天宇牌银杏叶保健茶、骨中金片等10种不合格保健食品遭到曝光；2005年12月21日，卫生部查处糖济可胶囊、神叶牌降糖茶、同春堂苦瓜口含片等14种调节血糖类保健食品添加格列美脲、苯乙双胍等化学药品；2006年9月12日卫生部撤销“唐新牌唐新胶囊”等三种可降糖保健食品批准文号，因其中添加了“格列美脲”“格列本脲”“苯乙双胍”等化学药物，使糖尿病治疗更为复杂。上述典型事件反映的只是保健食品混乱现状的“冰山一角”，其他的安全性问题也日益突显。

尽管如此，保健食品代表了当代食品的发展趋势，保健食品的发展将成为我国21世纪食品工业的重点。据世界卫生组织发布的消息，全世界成人有1/10的人处于亚健康状态，而保健食品的重要功能就是提高和调整这一类人群的生理功能和机体免疫力。有关专家预测，到2010年，中国的保健食品的销售额将达到800～1000亿元。开发保健食品不仅可以使我国有限的资源得以充分利用，还可以提高人们的素质、增进健康、减少疾病，另外还可提高产品的附加值。目前市场上比较热销的保健食品有不饱和脂肪酸、补钙、减肥、美容、补血等产品。未来其他各类系列保健品，如肽系列、蜂王浆、蜂蜜系列、菌类多糖系列、有益菌系列、低聚糖系列、螺旋藻系列、海洋生物系列、中草药系列都将成为时尚。

随着科技的不断创新和人类对保健品认知程度的不断深入，利用新资源开发新的保健食品以满足人们追求高质量饮食的需要，将是未来保健品的一大趋势。目前，在我国保健品市场上众多保健品中，90%是第一代传统滋补保健品及第二代药物提取复配保健品。在国外，发达国家上市的大多是第三代保健食品。可见，在未来中国保健品市场上，第三代保健食品将成为主流。21世纪保健品的发展趋势是天然、安全和有效。而且就新一代的保健食品来说，它更注重个性化和适应性，即通过改变目前不分个体差异的“清一色”状况，将对个体的针对性和产品的系列性紧密地结合在一起，为每个群体、甚至每个人生产适合自己的保健食品。另一种个性化的办法是“成分捆绑”，即针对某些具体情况来决定该“捆绑”哪些成分。如Danone的乳酸杆菌酪蛋白免疫素对减轻儿童腹泻有特殊疗效。从保健食品的发展史来看，人们越来越重视保健食品的功能及其有效成分。因此加强对功能成分的研究，必将大力发展我国第三代保健食品。目前，活性多糖、功能性油脂（脂肪酸）、蛋白质与肽类、维生素清除剂、矿物质营养强化剂和活性菌类都是人们关注的焦点。人们将在第三代保健食品中看到许多其他的新元素，如运用现代分离、提取、培养等制造技术，像膜分离、CO_2超临界萃取、生物工程、低温粉碎、微胶囊、超微技术及保鲜技术等获得有效成分。借助基因工程技术把人类机体所需要的功能因子导入未来的食品中，使保健食品成为主流。此外，生物制剂如乳酸杆菌和双歧杆菌等，也将掀起食品工业一场新的革命。人类对食品科技的不断探索，使得食品的资源也有了进一步的扩大，如富含蛋白质等多种营养素的昆虫食品、汲取大自然精华的野生食物资源、尚未开发的海洋生物资源、具有免疫功能的食用菌资源和各类植物提取物等。除此之外，对食品添加剂的要求也日趋“回归自然”，以天然取代化学合成已成为了另一发展方向。我国传统的保健食品以其资源丰富，风味独特，安全性强和疗效稳定等特点，在世界保健食品业独树一帜。据统计，可供应用的中草药动植物有8500多种。利用中国丰富的野生及家种植物资源开发保健食品已成为各国食品研究的热点。在21世纪，含中药活性成分的保健食品将成为研究开发的新宠。根据有关专家分析，今后保健食品市场应该重点发展心脑血管疾病和预防癌症的保健食品及动脉硬化、中风、糖尿病、肝硬化、骨质疏松、贫血等产品。除此之外，调节生理功能的保健食品的开发也趋向白热化。提高免疫功能的食物有真菌、茶叶、枸杞、甘草、猕猴桃、紫菜、银杏等，其功能成分为真菌多糖或黄酮类化合物。我国总装备部的专家们已研制出了17种抗非典保健食品，现正在试验阶段。目前认为，食用真菌、蜂蜜、人乳、鳖甲、鲨鱼肝等具有抗衰老的功能。微量元素硒和维生素C、E、茶多酚、富含超氧化物歧化酶（SOD）的人参均有较强的抗衰老功能。沙棘果中维生素C含量高达500~1000mg/100g，具有促进机体代谢，延缓细胞衰老等功效。人们日常生活中的抗癌食品大致可分为五色：红色食品（如胡萝卜、西红柿、红枣、红辣椒、红薯等）富含维生素C、胡萝卜素；黄色食品（如米糠、大豆等食品）含有抑癌成分；绿色食品（大蒜和洋葱等）含有的大蒜精油能阻止亚硝基胺形成，可降低血液里的胆固醇，还能帮助身体对抗真菌和细菌的感染；白色食品（如牛奶中乳脂）能阻止各类有助于肿瘤生长的结合亚油酸的形成；黑色食品（如香菇、灵芝等食用真菌和黑芝麻、黑豆）能增强免疫力和延缓衰老。

我国保健品低成本运作市场将成为今后热点。价格总的趋势将会逐渐下降。保健品目前还属于奢侈消费品。随着保健品向普通消费品转变，价格随之下降也是必然趋势。随着国外保健品同行和外资的破冰而入，竞争导致的降价是不可避免的。企业通过降价促进需求量的增加，进而占领市场将是今后竞争的主要手段。

正当我国的保健品公司力拼广告和价格的时候，跨国保健品巨头正悄然采用直销、专卖店等方式布局中国的保健品市场。虽然脑白金这些本土保健品在市场上的炒作一浪高过一浪，但安利的纽崔莱却在近年来一直占据国内保健品销量第一。这些跨国公司通过专卖店的开设，树立高档品牌的形象，掌握了业务发展的主动权。同时通过在我国设厂实现本土化生产。随着2005年我国《直销法》的出台，国外的直销模式将对我国的保健品销售产生深刻的影响，众多传统保健品企业将面临挑战。

纵观国内保健品市场的发展，在未来将呈现如下趋势：

（1）保健食品市场将进一步扩大：首先，由于国内经济持续发展，消费者购买力水平的提高，会促进保健食品的规范。其次，政府加强对保健食品的规范和一批不断提高自身产品高科技含量和品牌知名度的优秀保健食品企业的出现，增强了消费者对保健食品行业的信心。另一方面随着中国医疗卫生体制改革的深入以及消费者消费心理的日趋成熟和理性，也会提高消费者对保健食品的需求。

（2）保健食品价格总体水平将会下降：目前国内的保健食品价格偏高，该行业的利润也很高。而这种高利润必然吸引更多的厂家进入该行业，从而导致更为激烈的竞争；随着直销的开发，国内外更多有实力的企业进入保健行业，加剧了竞争，竞争必然导致整体价格的下降。同时由于保健食品属于高需求弹性商品，存在降价空间。未来保健食品的角色也将由目前的奢侈消费品向日常普通消费品转换，因而低价格也是其必然趋势。

（3）第三代保健食品将成为主流：保健食品的发展已经历了三个阶段，目前国内生产的保健食品主要处于第二代，第三代保健食品不仅需要经过人体及动物实验证明该产品具有某项生理保健功能，还需查明具有该项保健功能的功能因子的结构、含量及其作用机理。这对保健食品研发技术、生产工艺和原料控制都有了更新和更高的要求。由此可见第三代保健食品的科技含量及其功能效果的优越性。

（4）销售模式将由传统的大渠道流通模式转向面对消费者的形式：随着竞争的日益激烈，消费者的消费理念日益成熟和理智。消费者不再轻易相信保健食品的供销宣传，人们越来越重视对保健知识的学习，通过自已获得的保健知识去辨别形形色色保健食品的“真伪优劣”。同时消费者对保健食品的品牌意识越来越强，对于难于辨别“真伪优劣”的类似的保健食品，消费者更加认同具有品牌优势的保健食品。所以，保健食品企业的竞争已经发展到终端消费者的竞争。

根据我国保健食品发展的趋势和特点，为使我国保健食品的研制和生产走向系列化、合理化，同时具有中国特色，保健食品的研制和开发应注意以下几个方面：

（1）继承和发展我国传统养生和中医中药理论，开发具有民族特色的保健食品：中国药膳具有两三千年的历史，它具有保健养生和延年益寿的作用，为开发防病保健的食品提供了有利条件。“药食同源”是我国保健食品的基本优势。要充分挖掘、利用中国传统食品和传统医药的有关食补、食疗的丰富经验，运用先进的科学技术，有针对性地设计出由不同配方制成的保健食品。

（2）深入研究功能因子构效、量效关系及其作用机理，发展第三代保健食品：我国保健食品要走出国门与国际接轨，必须将发展第三代保健食品作为今后研究、开发的重点。要有计划地抓紧研究功能因子的构效、量效关系和作用机理。根据发达国家经验，首先应积极开展研究功能因子的构效和量效关系，从分子、细胞和器官水平上研究它们的作用机理和可能的毒性作用。其次要采用现代的生物技术，从各种天然产物中去寻找这类因子，然后采用外加法生产第三代保健食品。

（3）利用高新技术手段开发、生产保健食品：现今在食品工业中常见的高新技术主要是生物工程技术、膜分离技术、超临界 CO_2 萃取、微胶囊技术、低温技术、组织化和重组技术等。许多保健食品的功能成分不稳定，如7-亚麻酸、活性肽及活性蛋白质，利用微胶囊技术进行包埋后，其稳定性可提高。利用微胶囊技术可改变原料形状、祛除异味、食用方便，如鱼油微胶囊化得到的颗粒产品，能直接作为保健食品食用。在生产活性干酵母、活性干乳酸菌、谷胱甘肽过氧化物酶等过程中，用冷冻干燥法可避免活性的降低。利用超临界 CO_2 萃取可从中药中提取黄酮、皂苷、酚类等。利用生物酶来改善提取工艺。另外，许多微生物菌体可作为保健食品的原料、功能性配料，如双歧杆菌。各种食用菌如香菇、灵芝和冬虫夏草等都是真菌的子实体，是保健食品最重要的功能性原料之一。酵母是酵母菌的菌丝体，在培养基中添加硒、铬及锗等，可生产具有重要作用的富硒、富铬及富锗酵母。通过微生物发酵，微生物代谢可产生许多有用的有机物，如维生素类、谷氨酸、肌苷、α-亚麻酸等。

（4）利用现有资源开发、生产保健食品：我国能种植世界范围内的绝大部分药材，而且，天然野生的草药资源也很丰富，这些中草药是研制开发保健食品的重要原料，有抗衰老功能的人参、西洋参、灵芝、银耳、洋参、三七、绞股蓝、黄芪和玉竹等；有降低过氧化脂质的当归、黄精、肉桂、决明子等；有能促进蛋白质合成代谢的牛膝、蜂王浆、黑木耳和冬虫夏草等；有具有调节机体免疫功能作用的黄柏、香菇、桑葚、大黄和杜仲等。这些中草药往往具有多种功能，在开发、生产保健食品时，利用高新技术，结合传统养生理论，从这些中草药中进行选择配制，或提取功能成分，或利用微生物工程生产功能原料，通过合理科学配制，开发出具有中国特色的保健食品。

二、国外保健品的发展趋势

保健食品在欧美称为“保健食品”或“健康食品”，也称营养食品，德国称“改良食品”，日本先称“功能性食品”，1990 年改为“特定保健用食品”，并纳入“特定营养食品”范畴。世界各国对保健食品的开发都非常重视，新功能、新产品、新造型和新的食用方法不断出现。早在 1988 年，美国的保健食品已达 2000 多种，销售金额在 72 亿美元以上。据美国 FDA 食品安全与营养品应用中心统计，2002 年世界传统医药市场份额达 1000 亿美元，其中保健食品达 400 亿美元，传统医疗服务达 350 亿美元，传统药制剂达 120 亿美元，传统药材达 80 亿元。另据统计 2002 年美国的传统医药市场规模达 350 亿美元。各国（地区）在美国的传统医药市场的份额见表 2－1。

据《Nutrition Business Journal》2005 年资料分析，全球保健功能性食品市场规模达 770 亿美元，美国占全球市场的比重最高，为 34%；欧洲次之，占 32%；日本居第三，占 25%。另从市场规模来看，2005 年美国保健功能食品市场为 261.8 亿美元，欧洲为 246.4 亿美元，日本为 192.5 亿美元。保健食品已成为从欧洲、美国到日本、中国等食品市场中的明星产品。随着保健食品潮流在全球涌动，保健食品市场蓬勃发展，世界各国也加强对保健功能食品的开发，注重科学机理研究、功效试验及新产品开发。在保健食品中，具有肠胃功能改善、调节血脂及免疫调节功能的产品占绝大多数。

表 2－1　各国（地区）在美国的传统医药市场的占有率

国别（地区）	占有率（%）
印度	20
中国	17
德国	12
墨西哥	6
智利	5
日本	5
西班牙	5
韩国	3
中国香港	3
巴西	2
其他	22

国外的保健食品不仅发展迅速，且相应的安全体系也比较完善。日本是世界上第一个将保健食品纳入法制行政管理的国家。“功能食品”这一名词早在 1962 年在日本就已出现。从 1980 年起其功能食品以每年 50 亿日元的速度增长，至 1998 年 5 月共批准了保健食品（FOSHU）108 个，其中约 50% 为微生态调节剂，20% 为纤维素。至 1989 年其功能食品已达到 6500 亿日元的市场规模。而且目前对功能性食品的研究也比较深入。1991 年日本厚生省率先将保健食品定义为：“凡附有特殊标志说明属于特殊用途的食品，在饮食生活中为达到某种特定保健目的而摄取本品的人，可望达到该保健目的的食品”。日本要求保健食品必须是天然食品形态，而且审批制度很

严。并对功能性食品实施特定专用保健食品 FOSHU 管理办法。2003 年日本特定专用保健食品 FOSHU 市场达到 54 亿美元，比 2001 年的 39.2 亿美元增长了 37.6%。其中用于改善肠道功能的为 34.56 亿美元，占 64%；控制体重的占 11.2%；调节血糖的占 4.9%；防龋齿的占 14.2%；骨健康的占 2.1%；调节血压的占 1.6%；调节胆固醇的占 2%。其终端产品为：饮料 34.7%，乳酸菌饮料 18.6%，小食品 13.1%，肉鱼蛋白食品 4.5%，汤类 4.8%，谷物食物 5.8%，糖片 5% 等。日本生产双歧杆菌制品及其生长促进因子低聚糖的产值早已超过 5000 亿日元，仅生产双歧杆菌制品年产值超过 200 亿日元的厂家就有 10 个。近年来，日本的保健食品（锭剂胶囊类）市场不断发展，逐渐取代了口服医药营养剂的市场地位。由于高龄化社会的到来使得日本人对健康的关心度逐日增加。据日本有关机构调查结果显示，1995 年日本单一家庭的年度支出金额中，口服医药品（营养剂）与保健食品（锭剂胶囊类）支出分别为 6869 日元与 6620 日元。而到了 2004 年，日本单一家庭的营养剂年度支出为 6146 日元，比 1995 年相比降低了 10.5%，保健食品的年度支出则上升为 15 041 日元，比 1995 年增加了 127.2%。保健食品吸收了很大部分医药营养剂的市场份额，显示出良好的增长态势。

韩国的人口老龄化问题十分严重，到 2050 年，韩国 40% 的人口将达到 60 岁以上。韩国保健品以后的市场就是针对这些 60 岁以上的人群。在韩国，排行第一的死亡率是癌症，然后是中风和心脏病。最流行的保健品是人参制品和维生素产品，以后对葡萄糖产品将增加投入。女性是保健品市场的主要消费者，而 40、50 岁之间的女性保健品购买力最强，红参、钙、维生素和芦荟产品是当前韩国女性的主要消费对象，购买用途主要是缓解疲劳、防止衰老和保持健康，肠胃健康和减肥又是重中之重。保健食品的销售渠道主要有：①专卖店；②药店；③网络销售；④直销；⑤电视购物。韩国的保健品市场占全国 GDP 的 5%。

在澳大利亚南部的巴罗萨葡萄酒加工区，每年都会产生大约 1 万吨葡萄渣，研究者从葡萄渣里挑出葡萄籽，再将富含抗氧化剂的葡萄籽皮熔化成液体，经过烘干就制成了黄色粉末状的抗氧化剂。将这种抗氧化剂添加到休闲食品中，可制成各种有益健康的小食品。

德国的保健食品也非常畅销，据该国《商报》报道，特定食品以及改良食品的销售额达到 51.5 亿马克。

在保健食品的安全性方面，美国早在 1977 年就对目前较为广泛使用的保健食品螺旋藻进行了毒理学评价，以确保其食用安全性。不过，美国食品和药品管理局（FDA）直到 1988 年才制定法规确定健康食品的六项审查标准，对来源于植物的无毒药品笼统归为保健食品。1994 年通过的“膳食补充剂与健康教育法（DSHEA）”中规定膳食补充剂（即保健食品）的定义是“一种旨在补充膳食的产品（而非烟草），它可能含有一种或多种膳食成分，如维生素、矿物质、草药、氨基酸等，用以补充膳食的食物成分，增加每日总摄入量。”本产品可以是以上物质的浓缩物、代谢物、组成物、提取物或其综合产物，可以是丸剂、胶囊、片剂或液体，但不能代替普通食物或膳食中的唯一品种。产品有扼制疾病的生理功能，食用对象有人群选择性。

1998 年欧盟学术界对功能食品（即保健食品）规定的定义为“一种食品如果具有一种或多种与保持人体健康或减少致病危险有关的靶功能，能产生适当的良性影响，它就是功能食品”。并称此类食品主要是有一定功能的天然食品、添加或去除某种成分的食品、或兼有这些情况的食品。主张功能食品应开发六个方面的保健功能：有益于生长发育与分化、有益于基础代谢、能抵御反应性氧化产物、有益于心血管系统、有益于胃肠道生理、有益于行为和心理等功能。此外，1996 年加拿大、1999 年台湾地区也均有保健食品类似的定义与说明。

综合欧美保健品市场有以下特点：①低脂肪、低热量、低胆固醇的保健食品品种多，销售量最大。②植物性食品、植物蛋白受宠，保健茶、中草药在美国崛起，销路看好。③工艺先进、高科技制作，产品纯度高、性能好，多为软胶囊、片样造型，或制成运动饮料，易于吸收。

针对一些常见病、多发病，各国专家还开发出天然原料，采用科学工艺技术，研究出上千种保健食品。这些国家的政府部门对添加天然原料的保健食品都放宽了审批程序。如美国 FDA 对保健食品采取审批“声明”即可上市销售的办法，欧美消费者也更愿意享受天然保健食品。添加中草药的保健食品，也被欧美发达国家所普遍接受。日本人根据我国传统的“药食同源”理论，利用天然食物，在研究开发保健食品方面，取得了一定的进展。上世纪 80 年代后期，日本老年性疾病日见增多，医疗费用急剧增长。专家提出改药物保健为食品保健的思想，制定出有日本特色的膳食结构模式，并投入大量的人力、物力研制保健食品。以食品保健为主的保健模式，对调节人体功能，预防各种老年性疾病，延缓衰老，减少医药费用，发挥了重大的作用。日本科学家还发现墨鱼的墨液中含有抗癌物质，它是糖、蛋白质和脂质结合的复合糖质，其治愈癌症率高达 60%。

1990 以来，“套餐”成为欧美等发达国家消费保健食品的新形式之一，如美国生产的一种保健食品，每份小袋内装腺体提取物 4 片、蜂花粉 1 片、蜂王浆 1 片、西伯利亚人参 1 片和矿物质 1 片等。又如有的保健食品由辅酶 Q10、VE 软胶囊、VA、复合维生素、人参片各 1 粒组成。在其包装盒上注明了组成“套餐”的品种名称、功能成分、主要原料、适宜人群、食用量及食用方法、储藏方法及注意事项等内容。国外研究认为，单一保健食品很难同时具备多种保健功能，而人群的营养保健需要，疾病治疗的保健需求又是多种多样的。营养保健专家或营养医师有义务、有责任为大众提供针对特定人群适用的科学方便的合理组合，以解决消费者在众多保健食品市场上难以适从，盲目选购的问题。“套餐”这种组合及消费包装形式的出现，在欧美、日本等国产生了良好的反应，非常适合人们现代的生活节奏，获得了广大消费者的认可，众多“套餐”保健品不断出现，已成为欧美流行保健食品的新形式。

概括国外保健食品的发展，有以下发展趋势：①发展迅速。随着大制造商的加入，保健食品将迅速地发展，并达食品销售额的 5%（欧洲每年市场零售额将达 300 亿美元，美国 200 亿美元，全球 1000 亿美元）。②全球化趋势。保健食品将席卷全球，并最终实现全球社会化和全球的贸易化。③低脂肪、低胆固醇、低热量的保健食品将主导市场。④维生素、矿物质类保健食品所占比例稳定。⑤小麦胚油、深海鱼油、卵磷脂、鲨鱼软骨、鱼鲨烯等软胶囊制剂类新产品销量增加，并有扩大海外市场之势。⑥“素食”及植物性保健食品所占比重逐渐增大。⑦保健茶、中草药保健食品继续风行市场，深受广大消费者欢迎。

第三节 我国目前保健食品存在的问题和对策

生产力发展促进了人民群众生活水平的提高。如何才能食得好、食得健康的观念进入了千家万户。调查显示，食用保健食品的人群比不食用者教育程度高，有较多的营养学知识和更活跃的生活方式，身体健康状况表现为较低的体质指数、血清中含有较高浓度的抗氧化营养素。随着我国教育事业的不断向前发展，我国居民受教育的机会和程度的越来越高，生活节奏将不断加快，保健食品的需求将呈上升态势。社会需求形成商业经济动力，牵引着企业界在保健食品行业中的投资，促进保健食品的进一步发展。商业行为在推动发展的同时，也带来了隐患：企业投资保健食品行业的目的自始至终是为了获得利润，而保健食品发展有它自身的客观规律，受科技水平发展的制约和市场的调节。

一、我国保健食品存在的问题

我国现代科学意义的保健食品生产始于1980年，1984年成立保健食品协会。保健品行业有巨大的利润，到1994年，生产企业就激增到了3000余家，生产保健食品3000多种，年产值300亿人民币，占食品生产总值的10%左右。但是由于急功近利，有些不法商人坑害消费者，国家又没有及时出台相应的管理办法，致使保健食品市场异常混乱，到2002年保健品销售额下降为200亿元。目前保健食品市场主要存在以下问题：

（一）企业对保健食品没有一个正确的理解

企业如果仅将加药食品当作保健食品让消费者大量食用的话，药物中的有毒副作用的成分在体内积累，加上特殊营养消费群本来机体就虚弱，对有毒副作用的成分抵抗力差，时间一长就会出现事与愿违的情况。有些生产商缺乏专业知识与现代技术，为牟取暴利而胡乱给普通食品添加些矿物质、维生素或中草药，就冠名保健食品推向市场。据统计，我国的保健食品企业有不少根本不具备科学的生产条件。这就导致了保健食品的质量难以保证，出现了消费者对保健食品失去信任，许多保健食品企业纷纷下马的局面。

（二）缺乏健全的保健功能评价体系

仅根据产品所含的成分来推测其生理功能，这属于低级产品。西方发达国家十分重视健康食品的功能评价，欧美国家和日本只允许第三代保健食品进入市场。而我国的保健食品多数属于第一、二代产品，鲜见第三代产品。

（三）缺乏科学的管理系统

我国具有行政权力的保健食品的权威部门制定的使保健食品的管理进入法制轨道的机制尚不健全，非法生产经营的保健食品屡禁不止。有些企业盗用保健食品批准文号，有的冒用保健品标志，有的将普通食品当作保健品，致使保健食品鱼目混珠，良莠不齐，仅有的《保健食品管理办法》没有得到严格遵循，使广大消费者深受其苦。

（四）非法添加违禁物品的情况时有发生

一些企业为突出产品的功能效果，擅自在保健品中添加违禁物品。如在减肥类产品中非法添加麻黄碱；在抗疲劳产品中非法添加枸橼酸西地那非；在促生长发育类产品中非法添加生长激素等，从而对消费者的健康构成威胁。

（五）没有科学地将祖国传统医学与现代科学技术组合

不少中药配方的保健食品仅满足于古方、秘方的描述或附会于虚无的传说而不进行科学研究实验，无法阐明其原理，提供有力的科学依据，致使中医药宝库中大量丰富的资源得不到开发，祖国传统的医药经验得不到利用。

（六）缺乏对特殊消费者的正确消费引导

许多广告夸大其词，甚至生搬硬造，片面夸大产品的生理作用，而消费者只是听信广告或追随社会时尚，并不是真正地了解现代营养与食品知识，对保健食品没有正确的认识，给假冒伪劣产品以可乘之机。1996 年 6 月 1 日起，卫生部门对保健食品市场进行整顿，自 1997 年 4 月 1 日起，在全国各地市场上销售的食品不经卫生部批准不得宣传其保健功能。自此，我国的保健食品向着健康的方向发展。但依然与国际领先水平相去甚远。随着加入世贸组织、我国综合国力的上升、人民生活水平的不断提高，保健食品工业肯定会有很好的发展前景。这就需要我们食品科学工作者、医务人员、营养人员与企业、消费者共同努力，充分利用我们民族优良的传统经验，结合现代的科学技术，使我国的保健食品真正起到改善人民膳食结构、促进机体健康的作用。同时要向群众普及保健品知识，引导正确消费。

二、我国保健食品发展的对策

中医养生保健是中国人自古以来就有的传统。其中传统的中药食疗是我国的独特优势，颇具市场竞争潜力。然而，由于中药成分复杂，绝大多数产品没有进行实验验证，多以“定性”为主，缺少精确与量化的概念。有时仅根据产品的某些成分推测其功能，不能完全从现代科技角度解释其生物活性。因此，我国保健食品企业的当务之急是要让传统中医与现代科技“嫁接”，通过科技手段，分析出保健食品的活性成分并将其中的活性成分精确地提炼出来，推进中药保健品量化、标准化、安全化，打造出的完美的标准化保健食品。

（一）加大科技投入，重视研发生产

国外保健食品的主要优势就在于它有无比强大的研发实力。其研究范围涵盖药品、植物、营养、化学、免疫、运动生理与质量管理等十多个领域。因此，我国的保健食品企业应增加科研投入，加强基础研究，依据保健科学的发展规律，在认识生命现象和健康需求的基础上，揭示保健品与机体相互作用规律及作用机制。在此基础上加强开发研究和应用研究。我国一些有远见的企业和科研单位在科研开发、装备更新、工艺改进等方面进行着不懈地努力。如冷灭菌技术、色谱分离技术、中药液体培养技术、超临界萃取技术等新技术的

应用，为保健食品的质量提供了有力的保证，为进入保健食品高端市场奠定了一定的基础。

（二）思考产品定位，创新营销手段

随着医药保健品市场的逐渐成熟与消费者的逐渐理性的回归，靠广告打天下的传统营销模式越来越难以操作。面对医药保健品市场激烈的竞争，许多医药保健品企业和产品都陷入了空前的无奈。因此医药保健品营销思路的进一步创新成为许多医药保健品考虑和面对的主要问题。企业必须结合自身优势和市场需求做出准确的定位，避开竞争锋芒，更加准确地对自身产品进行价格定位和市场定位。如果定位不准确，会直接影响产品的整体销售。创新营销手段就必须打破以往的惯性思维和传统模式，必须在传统操作模式的基础上，进一步寻求突破与创新。从“广告炒作”为主的营销模式向“技术服务”为主的质量营销迈进。与消费者建立一对一的直接关系，与消费者建立长期共存的情感纽带。通过持续性多样化的接触与服务，加深消费者对产品和企业的深入了解，提高消费者对产品和企业的信心，从而增加购买率。

第三章 保健品的市场需求

第一节 国内保健品的市场需求

一、国内保健品行业需求概况

中国保健品市场自80年代兴起，市场增长迅速。几经起伏，经历了兴起、繁荣、停滞、繁荣，在短短十几年时间里，已经迅速发展成为一个独特的产业，成为中国工业经济新的增长点之一，国民经济的一个新兴行业。可以说现在中国保健品市场的繁荣，既带有理性繁荣也带有更多的挑战。随着社会进步和经济发展，人类对自身的健康日益关注，环保意识和健康意识不断增强，安全健康的消费观念成为市场消费的主流。上世纪90年代以来，全球居民的健康消费逐年攀升，对营养保健品的需求十分旺盛。2001年全球保健食品的市场销售额达到了476亿美元，2004年，我国保健品行业产值达到500亿。到2010年，保健品人均消费有望达到100元，保健品产业市场总容量突破1000亿元，达到1300亿元的消费量。

上个世纪80年代以后，中国保健品产业曾经历过长达10多年的辉煌，1999年全国销售总额超过了300亿元。然而由于低水平重复、科技含量低、法律环境不完善及恶性竞争等问题，这个朝阳产业成了“问题产业”。来自中国保健科技学会的统计显示，中国保健品的销售总额从2000年开始逐年下滑，2002年跌至135亿元。中国保健协会的初步统计表明，2003年保健品销售近300个亿，比上年猛增50%。促进销售额上升的原因主要有四点：一是保健品的行业政策有所改善；二是很多大企业、特别是制药企业的加入，使得整个行业水平有所提升；三是2003年非典促进了政府和全社会对预防和保健的新的认识；四是会议营销、体验营销、直销等多种的营销模式带来了活力。国内保健食品营销模式的情况对比见表3-1。

1993年到1995年初，中国保健品行业进入了第一个高速发展时期，保健品消费市场火爆异常。在这一阶段，由于保健品的高额利润和相对较低的政策壁垒和技术壁垒，全国保健品生产厂家也从几十家激增至3000多家，年产值也由16亿多增至300亿以上，短短两三年间，生产企业增加30倍，年销售额增长了10多倍。

表3－1　国内保健食品营销模式

营销模式	进入市场	高峰时间	模式特点	市场份额	典型代表
分销渠道	80年代	1998～2000年	大量的广告宣传，渠道分销与零售，少量自有经销点	50%	健特生物、健康元、昂立
直销	90年代初	1996～1997年 2003～2004年	没有或少量广告，通过人际网络，奖金激励	30%	安利、天狮
会议营销	90年代初	2001～2003年	通过会议及现场服务宣传，售后服务	20%	中脉、天年

从1995年到1998年，保健品行业经历了一个漫长的低谷期，企业数量和销售额大面积缩水，仅剩下1000家左右的生产厂家和总共100多亿元的年产值。其中60%左右的是中小型企业。自1996年国家相继出台了一系列有关保健品行业的制度规定后，从1998年保健品行业逐渐走出低谷起，保健品行业又进入了新一轮高速发展期，到2000年，生产厂家恢复到3000多家，年产值超过500亿元，企业数量和年产值都达到了历史最高点。从2000年的3000多家保健品企业来看，投资总额在1亿元以上的大型企业只占1.45%；投资总额在1亿元以下5000万元以上的中型企业占38%；投资在5000万元以下100万元以上的企业占6.66%；投资在100万元以下10万元以上的小型企业占41.39%；投资不足10万元的作坊式企业占12.5%。从2000年开始，保健品市场总额不断缩水，保健品消费一路走低。最新的统计资料显示，2001年保健品市场的年销售额只有2000年的一半，约250亿元，而2002年，保健品销售额再度下降至200亿元左右。

由于中国保健品消费市场的增长空间极大，近20年来，中国保健品消费支出的增长速度为15%～30%，远远高于发达国家13%的增长率，1999年全国保健品消费额为400亿元，仅占当年社会总体消费品零售总额的1.47%，人均支出仅为31元/年，是美国的1/17，日本的1/12。同时，令人担忧的是，在目前4000多家保健品生产企业中，2/3以上属于中小企业。上市公司不超过6家，年销售额达到1亿元的不超过18家。在4000多种保健品中，90%以上属于第一、二代产品，2/3的产品功能集中在免疫调节、抗疲劳和调节血脂上，在一定程度上造成了低水平重复和恶性竞争的加剧。再加上假冒伪劣产品和虚假广告的泛滥，使国内保健品企业面临整体信誉危机。

与此同时，外资纷纷涌入中国保健品行业。到2001年底，已有近400个进口保健食品获准陆续登陆我国保健品市场。安利、宝洁、美国全球健康联盟、杜邦等一批保健品跨国公司或在中国设厂、或在中国推出产品，吹响了进军中国保健品市场的号角。据统计，近5年来，洋品牌在中国市场上的销量以平均每年12%以上的速度增长。作为全球营养保健品巨头的安利公司，自1999年推出纽崔莱营养保健食品以来，已连续3年位居中国保健食品销量第一名，而在2002年中国保健食品业193亿的总销售收入中，安利（中国）保健食品的销售就占了近1/6，高达30亿元，而这些产品还只是安利向中国推出的少数营养保健品。

随着社会经济的发展，生活水平的提高，人们的消费观念、健康观念发生了较大变化。消费者的自我保健意识日益增强，对保健品的需求越来越高，这为保健品产业的发展提供了一个重要的契机。随着我国加入 WTO，保健品产业与国际进一步接轨，国外保健品进入中国市场，保健品市场成为一个存在巨大发展潜力的市场。

二、国内保健品的消费状况

我国自古就有独特的药食养生学说和中医“治未病”的思想。而今生活水平的提高使“花钱买健康”成为一种社会时尚，加之 2003 年非典，人们对健康意识得以提高，所以保健品消费市场正在日趋扩大。据一项不完全调查表明，目前中国医药保健品市场中老年市场占 55% 左右，女性市场占 25% 左右，青少年市场占 10%，其他占 10%。中老年人要“健康长寿”，女人要“年轻漂亮”，小孩要“聪明伶俐”。由于国内保健品消费人群具有高集中度的特征，老、女、少三类人已经占据了保健品市场需求的 80% 以上。有调查表明：低于 500 元收入人群中会有 73.8% 的人购买保健品，500 ~ 1000 元收入人群中会有 76% 的人购买，1000 ~ 1500 元收入人群中会有 75.22% 的人购买，1500 以上收入人群中会有 87.1% 的人购买保健品。90 年代中期，我国保健品生产企业已达 3000 多家，品种 4000 多个。临床应用范围极广，涉及治疗的各个学科。2000 年我国保健品销售额已突破 500 亿，近几年我国城乡居民保健品消费支出以 15% ~ 30% 的速度增长，明显高于发达国家平均 12% 的增长率。保健品的消费对象已由过去的老年、儿童及病后康复，扩大到妇女、中年和少年等。保健品的消费区域也由城市逐渐扩大到农村，成为普通大众的日常消费品，近年来连续位居全国“畅销商品”排名之首。自 1996 年实行《保健食品管理办法》以来，截至 2002 年末已有批准文号的产品，按品名计算共计 3899 种，其中进口产品 381 种，占批准产品总额的 9.77%。

与此同时，国外保健品纷纷进驻国内市场。目前已有 20 多家跨国公司的产品进入中国市场，外籍华人经营的产品也占相当份额。进口营养剂占进口产品逾七成。在现行的 27 项保健产品中，进口产品绝大多数是营养补充剂，以 2002 年为例，进口保健品 53 种，其中鱼油、补钙、维生素、纤维素、微量元素、蛋白质等营养补充剂共 38 种，占进口产品的 71.7%，此前进口的保健品，营养补充剂比例更高，约占八成以上，其中安利公司 2002 年在中国市场的销售额达 30 亿元之多。但是由于激烈的市场竞争和供求的变化及经营手段等因素，国内及进口产品约有一半左右能在市场流通，有的产品已停止生产退出市场，很多进口产品销声匿迹，可见优胜劣汰是不可逾越的市场规律。但是有些洋保健品如卵磷脂、白蛋白、羊胎素、多种维生素等，未经批准公然销售或所谓直销，应予取缔。洋保健品进入中国市场始于 20 世纪 90 年代初期，国内媒体对其也进行广泛宣传。如今，以鱼油、西洋参为主的洋保健品在我国销售火热。以鱼油为例，这种产品甚至被命名为“脑黄金”，已经成为消费者自购或送礼的首选产品。截至 1997 年在中国注册的进口鱼油丸有 8 种，其中有美国产品 5 种，以阿拉斯加鱼油销量最大。与此同时，国产鱼油也大量上市，其价格仅为洋货的 70% 甚至一半。为规范市场，中国质量检验协会对 8 种“脑黄金”进行检测，并发布“质量价格比”，促使鱼油市场得到净化。同时，促使国产鱼油如“忘不了”等品牌脱颖而出，占据市场的重要地位，改变了洋货独霸市场的局面。西洋参在中国应用已有 200 多年的历史，20 世纪 90 年代进口的多是其精加工的产品如“洋参丸”“花旗参茶”“西洋参口服液”等。但价格昂贵。后来国内开始栽植西洋参并生产终端产品，十年来价格基本稳定。天然保健食品的热销，很快触动了外国厂家的神经，近些年来外国生产的以天然植物为原料的保健品如含多糖、黄酮、花青素等成分的80多种产品进入中国。但因价格较高，与国产天然保健品相比，销售尚处劣势。国产的太太口服液、静心口服液年销售各3亿元左右，排毒养颜胶囊年销13亿元之多，其他如灵芝类、银杏类、茶多酚类以及百消丹、喉宝、朵尔胶囊等保健品的销售量都位居前列。从洋保健品在国内的走势来看，洋保健品并不具备竞争优势。我国中医药食疗养生文化，对国人的影响十分深远，譬如新时代公司生产的松花粉片之所以十分畅销，源自几千年国人对松花粉的了解。此外，人参、银杏、红景天、杜仲、首乌、枸杞、薏苡仁、百合、黄精、当归、大黄、芍药、甘草等数百种中草药及卫生部公布的“既是食品又是药品的物品名单”及“可用于保健食品的物品名单”上的201种中药，在我国几乎都有深厚的文化底蕴，人们受此熏陶，养成了先入为主的购买习惯。因此，从市场规模而言，洋保健品尚不具备竞争优势。目前，对于洋保健品的看法人们尚不一致。有消费者认为洋货用料单一，成分明确，安全可靠；有消费者则认为中药保健品复方配制，组成的群药是有序的配伍，达到有效而无毒的目的。这就是我国保健品的独到之处。估计这些“单方”“复方”的不同见解短期内不会统一，故有的洋保健品尚不能在中国市场一路畅销。

我国社会正逐步步入老年社会，老年人口正以每年3.2‰的速度增加。据预测，到2050年将超过总人口的30%，人口老龄化水平将达到高峰，届时每三个人中就有一个老年人。随着年龄的增长，身体免疫力下降，对保健品的需求量增加，许多人抱着“无病防病”的心理购买保健品。针对这些情况，市场上便有预防心脏血管病的深海鱼油、海豹油、林蛙油、银杏叶等；增强机体免疫力、增加睡眠的如刺五加产品、蜂王浆、蛋白质、脑白金、补血口服液；针对老年人常常患的骨质疏松有大量补钙产品如高钙片、葡萄糖酸钙等。这些产品大大迎合了中国传统健康观念，强调“调、养、保，以内养外，内外双修”。现在社会生活和工作频率加快，使人感到这个社会没有喘息的时间，使亚健康的人群在社会总人群中占到78%而且正在上涨，这使保健品需求量大大增加。在现在社会女性对保健需求高于男性。保持青春时期的健美是女性爱美的天性。于是美容养颜、去痘、减肥、补血、抗衰老功能的保健品走俏市场。在美容方面有羊胎素、珍珠粉、鹿胎养颜，VC加VE；减肥有丽玛、千百资、国式、联邦减肥朵朵粑；补血有鹿胎、阿胶、补血泡腾片；抗衰老有卵磷脂、大蒜油、大豆异黄酮等，此类产品很受女士们的青睐。东方健康观念流传数千年，已深入人心，长期服用保健品成为广大群众健康保健的一个主要组成部分，我国传统文化对保健品的理解、观念以及“礼尚往来”等社会交际中看中人文关怀的文化意识，是我国保健品保持旺盛生命力的深层决策力。保健品强调预防、保健功能，这些正是人们追求的，许多人把“送礼送健康”作为首选。

三、我国保健品的重要市场空间

（一）降脂保健品

医药保健品领域目前剩下的最后一块大蛋糕是降血脂产品。中国的血脂市场非常庞大，一组数字表明，中国已有8000万高血脂患者。该市场潜力绝对在100亿元以上。当绝大多数功能市场被开发时，降血脂保健品市场无疑是医药保健品商家最大的诱惑。按照美国血脂市场的发展历程及现状，天然成分的降脂保健品与降脂药品应该平分秋色。而现在国内广大高血脂患者并没有降血脂、预防心脑血管疾病的迫切意识，患者大多等到病症出现后才去医院求医购药，因此，降脂保健品市场份额极低。也正因为如此，降脂保健品市场有极大潜力。

（二）中药类保健品

目前我国中药类保健品具有多种优势。首先是数量优。2002 年全国共批准 828 个产品，其中中药类保健品为 552 个，占批准总量的 66.7%；目前全国中药资源共计 12807 种，其中植物类 11146 种，现行规定允许用于保健品的药材仅 201 种。因此，国内企业做保健品有得天独厚的资源。中医药具有药食同源的医学传统，其中很多中药和中药饮片都可以作为保健品进入市场。但目前缺少的是能让消费者信任的品牌。一些保健产品之所以只能昙花一现，是目前国内对保健产品的质量管理体系不健全，同时包括知识产权保护、加工工艺和质量鉴定在内的整体保护的门槛不高，很容易造成产品良莠不齐。可贵的是，国内一些老品牌中药企业已经开始在做这方面的研究。比如，东阿阿胶目前开展的“复方阿胶浆指纹图谱研究”“阿胶 DNA 鉴别及有效成分”“胶原蛋白研究分析及驴骨胶原蛋白及其活性肽的开发研究”等课题的研究。这不仅将为他们已有保健品质量的提升和未来保健品的开发提供坚实基础和理论支撑，也会为保健品市场注入更多的令消费者满意的高质量产品。2006 年我国中药出口首次突破 10 亿美元大关，而这些中药在国际市场中多数的身份都是保健品。中药保健品将成为国际市场上的“宠儿”。

中药类保健品具有下列明显优势：

（1）资源优势：当前全国药材种植面积 580 万亩、生产基地 600 多个、药用资源 12807 种，虽然允许用于保健品的药材仅有 201 种，但开发空间广阔。

（2）技术优势：经过几千年实践的药材炮制技术，属于高度的商业技术秘密，其除杂、降毒、适用、储存等功能为中国所独有。

（3）安全优势：中药属于天然药物，没有化学药的毒副作用，适合人们回归大自然的消费时尚。

伴随全世界前所未有的“天然与绿色”浪潮，纯天然、无污染的保健品备受人们青睐。由于世界各国已越来越意识到东方生命哲学是对强调“治”而非“调”“养”“保”的西方医药体系的积极补充，这就带来了中医药、植物药、保健产品等健康产业的兴起。加上传统中医药独特的保健功效，以及亿万海外华裔及东南亚人对中药保健品的深厚感情，使得中国保健品和中医药在国际市场上具有独特的竞争优势。在 FDA 认证的严格管制下，中医药作为治疗药物进入国际市场尚有待时日。把“中药”包装成为“保健品”成为中国中药产业进入美国市场的突破口。进入 21 世纪以来，我国中药出口有了较大增长，平均年增长达到了 10.2%，2005 年出口额达到 8.3 亿美元，增长 14.48%。2006 年上半年，出口额达到了 5.07 亿美元，增长了 27.05%，多年来第一次超过了全国医药保健品的出口总增速。其中，提取物出口 2.26 亿美元，增长 45.76%，已占中药出口的 44.62%；中成药出口 6162 万美元，增长 15.51%；保健品出口 3907 万美元，增长 72.81%；中药材和饮片出口 1.8 亿美元，增长 7.24%。全年中药出口有望首次突破 10 亿美元大关。虽然保健品这种“曲线救国”的方式，并不能让中药产品以药品的身份进入美国，但也能开拓一个庞大的保健品市场：2005 年，美国保健品的销售额为 80 亿～200

亿美元，而美国人去年花在处方药上的钱也不过1000亿美元，可见其市场之庞大。

业内人士更乐观地认为：以保健品形式进入美国是目前中药企业最务实的做法，它将通过民间的逐步深入，进而影响美国政府对待中药的态度，对以后争取以药品的名义在美上市极为有利。

中药类保健品只要在纯天然、无污染上下足功夫，就能搭上"绿色快船"，迅速被世界各国消费者所接受。同时，随着生产企业对环境的重视，中药材GAP基地在全国的建立，以及生产过程的GMP标准的加强，整个中药保健品业将会得到爆发式增长，并成为我国新的经济增长点。

（三）女性保健品

女性消费者是保健品消费的最大群体。各地女性保健品厂家都紧盯着女性保健品这块市场"肥肉"。女性保健品中，最风光的应该是养颜类产品。据了解，2001年以来，保健品行业销量锐减，只有女性养颜类保健品销量稳定，排毒产品异军突起。最近几年，盘龙云海的排毒养颜胶囊，在排毒产品中占有旗舰地位。从2000年开始，减肥保健食品异常火爆，不但国内市场热火朝天，还有不少中药保健品出口到海外。减肥产品是消费者永恒的需求。在减肥市场，玉婷茶素、强生减肥茶等在减肥茶市场有不俗表现。2002年初，部分企业同时介入雌激素保健品市场，在不到两年的时间里，就有上海华源九韵、中科天雌素、北京青春态、上海风英子等几十家企业进入了该领域。

在中国年销售百亿的女性保健品市场格局中，一切的细分皆因女性需求而起，正如"爱美丽"成就美容养颜市场，"爱苗条"催生巨大减肥需求，"爱红润"点燃补血烽火，"爱健康"引出清肠排毒。在历经10余年的培养之后，目前这一市场境况仍难明究理。具体说来有如下特征：

1. 市场——烟火弥漫

据了解，目前市场上明确注为女性保健品的至少在百种以上，仅深圳万基药业至少就有5种。曾以"蜂王浆""双宝素"等老产品在保健品市场独占鳌头的青春宝集团近年则主推"青春宝美容胶囊"等养颜产品，在女性保健品市场占有一席之地。不少女性保健品厂商抓住了女性追求"爱美和健康"的心理，在产品定位上集中在以下四个方面：美容养颜、排毒清肠、塑身减肥和补血补气。这些定位不时交叉，同时还附带有补救睡眠、祛斑除螨、延缓衰老等概念。在产品原料上也是绞尽脑汁，先后推出了乌鸡、灵芝、龟蛇粉、珍珠粉、鱼肝油、雌激素、番茄红素、大豆异黄酮等为主要原料的产品；在原料上创新未果，在机理上则层出不穷，诸如氧自由基、SOD活性酶、天然植物精华等等；在机理上存在缺陷，就从人体出发，宣扬"保护卵巢，青春亮丽""清肠排毒，美容养颜""抽脂排油，轻松减肥"等；在人体上再没有主意，就只好添加违禁成分，杜撰"欧美港流行""传统机理革新"，借时尚明星引领、强势广告立碑、权威机构推荐、终端拦截推广等手段，步入"假、劣、空"的境地，最终或被媒体曝光，或被监管部门查处，不少经销商血本无归，特别是减肥领域更是如此。

纵观女性保健品市场，产品可谓林立无数，"太太口服液""静心口服液""中华乌鸡精""排毒养颜胶囊""红桃K""血尔""东阿阿胶""女人缘"等知名品牌更是受到女性青睐。市场容量可谓不小，约为100余亿元，占据了中国保健品市场的1/5还强，因此众多厂商纷纷介入就不足为怪了。

2. 减肥——谁主沉浮

女人减肥和男人补肾一样，是永远蕴藏商机的市场，只要有女人存在，这个市场就永远有淘金的机会。虽然许多经销商做减肥的没赚钱，可是还是要做，因为减肥市场永远都有机会，如果自己不做，就等于把赚钱的机会拱手让给别人，这正是目前大部分减肥经销商的现实心态。

在减肥品种方面，“吸油基”“排油素”“9 快 9” 三大强势品牌诸侯割据，新旧品牌趁机而起，或不断没落。三个大品牌较之市场上其他产品，在全年的整体广告投入持续，市场表现稳定。在吸油基推出“吸油”概念后，立即被排油素“排油”跟进，“丽姿”“康丽源”等老品牌则只好打“减油”凑热闹，但牵强的减油难以服众，逐渐没落，有些品牌产品显然已经开始“甩货”。在剂型上，减肥茶与胶囊、片等剂型各占半壁江山，减肥茶作为传统的减肥品类，依靠其售价不高，渠道广阔，得到消费者青睐，但因产品形态老化，市场急骤萎缩。在启动市场方面，普遍采用单个地区集中优势率先突破的方法，直接将市场打透，消费者与竞争对手已无还手之力，市场立即泄洪。产品定价均已呈现低价态势，50 元以上的产品寥寥无几，零售价多数都在 30 元以下，利润微薄。而产品能否速效仍是驱动消费的关键因素，见效比较慢的减肥保健品始终难以实现市场突破。同时，终端拦截类产品越来越少，减肥品的终端拦截越来越难做。

大多数减肥产品主打诉求及目标人群仍以 20 ~ 50 岁女性居多，这些消费者大多从事收入稳定的职业，购买力较强，并且大多数偏爱品牌产品，受消费时尚潮流的影响较大。大多减肥品的营销策略都是短线炒作，采用游击战术，就地圈钱，打一枪换一个地方。

在中国，每年涌现出的那几个炒作品种，都是由几个老庄家在操盘，这些减肥老手在减肥市场运作多年，已将市场吃透，网络了一大批忠诚而有实力的经销商，其他厂商要想介入，非死即伤。这些大庄家包括：以李青江为领军人物的北京御生堂机构，旗下减肥产品有“旗人减肥套盒”“排油素”“9 快 9 减肥茶”，三个产品年销售不低于 6 亿元，成为减肥市场最大赢家；以李葆阳为首的团队 2004 年操作“瑞梦减肥茶”，2005 年操作“吸油基”，如果不是斜路杀出“排油素”并包抄了其后路，“吸油基”至少要多几个亿的销售额；以赵先生为首的北京奥特舒尔团队操作“康丽源减肥茶”“SO 瘦减肥茶”，前一产品前两年曾辉煌，如今已没落，而“SO 瘦”进一步细分市场，消费者面太小，未成气候。另外，市场上的两个减肥老品牌“大印象减肥茶”和“三叶减肥茶”虽然广告不多，但销量稳定，消费者稳定，销售渠道广阔；北京济美城操盘的“仟佳丽”虽顺利进入北京市场，但在武汉市场却遭遇惨败；由蒙派操盘的“黄金瘦身梅”在剂型上有所突破，是这一两年的亮点产品。

3. 养颜——概念盛行

1993 年 3 月 8 日第一批“太太口服液”上市。当时中国的保健品市场，特别是女性口服液还是比较少的，消费者对保健品的认识还停留在简单的蜂王浆、青春宝一般产品水平上。因此，太太口服液一上市就抢先占领女性保健品领导品牌的地位。目前该品已推出四种规格的包装，号称女性美容调理专家，由内而外调出肌肤健康美。“太太”纵横市场 10 余年，且仍占美容养颜类保健品主流位置，这在中国保健品界并不多见。2005 年，健康元药业请香港老牌影星赵雅芝代言静心口服液，以 40 岁以上的女性为诉求对象；请台湾第一名模林志玲代言旗下太太美容口服液，以青年妇女为诉求对象；请超级女生周笔畅代言血乐口服液，以少年女孩消费者为诉求对象，新一轮市场冲击波已经开始。

在概念盛行的背后，一些细分的美容保健品也纷纷出笼，如祛斑的、除皱的、美白的等等，但都没能成为大品牌。但再清椿美容仪异军突起，以极高的价位抢占高端市场部分份额，朗力福龟蛇粉和上药珍珠粉两个传统的女性保健品，在终端少有推广人员和广告投放，但是它们依托价格优势和在消费者心中长期以来成形的信任，在女性美容保健品领域占有小席地位。

大豆异黄酮是一种植物雌激素，系由大豆及黑豆等豆类植物中提炼而出，对人体健康十分有益，尤其与女性一生的健康关系更为密切，在国内已被证明具有很好的美容养颜抗衰功效，为此女性保健品市场上也曾经出现不少这类产品。但由于消费者教育工作的艰辛，以及对竞争对手跟进抄后路的顾虑，市场最终没能做起来。据悉，华北制药已将其列为保健品事业的“种子业务”之一。

女性更年期的雌激素保健概念出现时曾受到业界的普遍关注，曾有上海华源九韵、中科天雌素、北京青春态、上海风英子等几十家企业几乎同时介入这一市场，然而数年时间过去了，市场仍是秋水微澜，不温不火，这其中的原因在于缺乏领军企业，产品价格较高，显效较慢，消费者难以普遍接受。

番茄红素对女性美容养颜也有很好功效，其开发已被纳入国家“863 计划”。虽然市场概念已经形成，且罗氏、拜耳、太极集团、华北制药、华源生命、无锡绿谷等中外实力企业都在参与这一市场，但由于没有企业主推，市场至今仍未有起色。

4. 补血——城头换旗

女性生理机构的特殊性决定了她们对补血产品的关注。据调查，妇女的贫血发病率为 64. 4%，而在例假、怀孕时自身及胎儿都对生血物质有更高需求，分娩出血需要回补也是一大原因，据数据统计，育龄经期妇女补血市场至少在 10 亿元，孕妇补血市场约为 4 ~ 5 亿元。

目前补血市场被四大品牌所左右，即东阿阿胶药业的“东阿阿胶”，武汉红桃 K 集团的“红桃 K”，香港康富来的“血尔”和深圳万基的“女人缘”，其他的如健康元药业推出的“血乐”，九芝堂推出的“驴胶补血冲剂”，哈药推出的“朴血口服液”等也在分割一小块补血蛋糕。

“红桃 K”1994 年上市时，保健品市场上并没有“补血”说法，名不见经传“红桃 K”首开补血先河，1997 年销售额突破 15 亿，为其光辉岁月。后来销售每况愈下，2000 年销售不到 10 亿，2004 年目标据说只有 1. 5 亿元了，辉煌不再。东阿阿胶一直把“打造亚洲第一补血品牌”作为战略目标，但在 2003 年却突然将其调整为“打造中国第一滋补品牌”，这一转型让一些补血产品松了一口气，但东阿阿胶集团并未放弃补血市场，而是把补血列为滋补的一个单元。“血尔”的推出，它避开了红桃 K 涵盖所有人群“大而全”的定位，细分了城市白领女性的市场；针对红桃 K 只强调了快速补血而回避功效维持的特点，提出其“功效持久”。这种不正面冲突、细分市场、单点突破之策，让“血尔”迅速提升到中国补血市场的第二名。“女人缘”2002 年上市初期主推补血功效，争夺高端女性补血市场，但由于人群细分不明确以及广告诉求偏颇，并未取得预期回报。后来又调整到美容养颜主线，但宣传更显得凌乱。“朴雪”在央视投放广告后，初期即快速获得一定市场份额，但后来却停滞不前，目前已鲜见该品广告。

5. 排毒——双雄争霸

说排毒市场是“双雄争霸”或许有人难以置信，因为大家普遍都认为盘龙云海的排毒养颜胶囊一路遥遥领先，无人能及。但事实上，排在第二的广州一品堂芦荟排毒胶囊一直在紧追霸主不放，并且在广州、北京等一些大城市，销售量与盘龙云海的相差并不是很大，“争霸”之势初露端倪。

云南盘龙云海自 1996 年提出“排毒”养颜的概念之后，排毒养颜胶囊逐渐成为这一领域的旗舰产品，2001 年销售即达到 12 亿多元，至今十年来，累计销售额达 40 亿，目前约占据 30% 多的市场份额；广州一品堂芦荟排毒胶囊提出“排毒肠动力，美颜新主张”，约占 20% 多的市场份额；其他产品，诸如倡导“双层排毒”理论的太阳神公司清之颜，推出“轻松排毒不腹泻”的上海美好生物美多膳食纤维素，以及北京大恒倍生制药“滋阴润肠口服液”、河北临西制药厂的“复方芦荟胶囊”、北京澳特舒乐保健品公司的“碧生源常润茶”、海南金芦荟生物“金芦荟口服液”、北京麦迪海药业的“开塞露”、广西玉林制药的“湿毒清胶囊”、青海晶珠藏药的“晶珠降脂排毒胶囊”等产品，市场份额鲜有超过 10%。

四、我国保健品市场存在的问题

（一）企业规模小

目前我国保健品生产企业虽有 4000 多家，但 2/3 以上属中小企业。上市公司不超过 6 家，年销售额达到 1 亿元的不超过 18 家。

（二）仿制抄袭严重

整个行业整体呈现企业主体实力较弱，产品功能雷同，低水平重复严重的局面，企业经营陷于同质化恶性竞争。同类产品中功效、性能相似的情况十分普遍。有些企业事先不做产品开发应用研究，看到别人成功就进行模仿，结果导致了当前我国保健品的严重同质化。我国 2/3 的产品功能集中在免疫调节、抗疲劳和调节血脂上，针对专门人群的新的功能领域鲜有企业涉足。目前我国市场上仅“免疫调节功能”这一项产品就达 1000 多个，占全部保健品的 1/4 以上。

（三）投资不足

我国保健品生产技术尚未形成大规模的通过专利形成竞争力和垄断的能力。2002 年全国保健品的研究费用不足 3 亿元，相当于美国辉瑞制药公司科研投入的 0.53%。科研经费投入少，严重阻碍企业技术创新能力和组织技术创新活动；有的企业认为科研耗时长投入多，不值得去搞。2004 年 7 月，国内保健品巨头同仁堂营养保健品厂被列入停产之列，是因为投入资金不足，未通过 GMP。GMP 认证曾是该厂 2003 年的工作重点，但因为改造资金太高，只得放弃。初步估算，整个 GMP 车间改造费用高达 800 多万元，而该厂 2002 年底的固定资产总值仅有 158 万元，每年创利还不足 100 万元。国家通过 GMP 认证规范药品生产行为，其实对一直缺乏市场秩序的保健品行业的自律是件好事，让那些未能达到 GMP 标准的保健品企业从药品生产中退出，专注于提高保健品质量，这对重振整个行业信誉大有裨益。

（四）管理体制不顺

保健品监管涉及的部门，初步统计有 19 个部委，其中主要的有 8 个部门。从监管环节看，主要集中在审批环节，对研发、生产和流通都缺乏有效监管。缺乏统一的产品技术标准、生产标准、检测标准，造成了审批后没人管，生产过程没人管，流通过程缺乏管理。

（五）信誉度低

保健品市场鱼目混珠，产品应接不暇，鱼龙混杂。生产企业重营销轻实力，广告宣传往往言过其实，“概念炒作”现象比比皆是，使保健品在消费者心中出现信誉危机，以至可能给保健品产业带来毁灭性打击。医疗保健作为一门学科，其专业性不是一般人能够领悟透彻的，保健品将概念营销运用得淋漓尽致，可以说在一定程度上就是找准了消费者专业知识欠缺的弱点。消费者被骗怕了，已经轻易不会把钱扔出去。最终是消费者对全行业的信任危机，而这恰恰是行业得以立足发展的基石。保健品企业一向市场观念很重，但如果为了眼前的市场收入破坏长期市场稳定发展的基础，最终就只能是自掘坟墓。

（六）不重品牌经营

目前在市场上销售的绝大多数保健品的品牌不为消费者所知。一个保健品企业如果不能尽快从产品经营转向品牌经营，将很快被市场所淘汰。

（七）洋品牌挤占市场份额

在我国加入 WTO 的情况下，外资纷纷涌入我国保健品行业。据中卫康桥统计，截至目前，我国共批准进口保健食品 491 个，约占获批保健食品总量的 1/10，其中包括国家食品药品监督管理局批准的“国食健字 J” 33 个，卫生部批准的“卫食健进字” 458 个。尽管近年来中国保健品市场不断缩水，但中国银行金融研究所提供的数据表明：近几年，国外保健品在中国的销量正以每年 12% 以上的速度增长。进口保健食品如果细分起来，有三种营销模式，一种是以安利为代表的直销模式；一种是国内销售公司全面代理，把产品品牌甚至包装都一锅端；还有一种隐蔽的方式。就是脑白金方式，即把国外流行的东西为我所用，利用其功能原料和概念，当然也添加了一些先进的营销模式和手法，但组方和品牌都自立门户。

进口保健食品的最大优势是其先进的生产工艺，而如果从组方上讲，应该说我国传统保健品与进口产品各有短长，并不存在绝对的优劣界线。而且近年来，随着一些龙头企业的崛起及自律意识加强，在生产工艺方面的差距正在缩小。因此，国产产品并没有必要妄自菲薄。当然，反过来说。引进优秀的产品，对于丰富保健品市场，加大竞争力度，提高行业水平都有好处。因此，对于消费者和行业都有利。进口保健食品基本上还是在啃食消费者中金字塔塔尖的部分，从某种意义上说，并没有与国产保健食品形成完全意义上的正面竞争。因此，国产保健食品没有受到真正意义上的正面冲击。国产产品最需要做的是独善其身，做好做细营销。更应该加强同国外保健品公司的合作，促进我国保健品技术的进步。

五、我国保健品市场的未来发展

（一）积极开拓农村市场

目前，我国保健品的主要市场在城市。而经济较发达的农村地区将是巨大的保健品潜在市场。近几年销售额超过 5 亿元的产品基本上都是以农村市场为销售重点的。专家指出，企业在开拓农村市场时，应充分考虑到市场特点，因地制宜采取相应的市场推广方法。

（二）发展中药保健品

我国 5000 多年的中医药养生保健传统在国际上正日益受到重视，在发达国家已经成为一种时尚。我国中药资源丰富，炮制技术为我国商业秘密，其除杂、降毒、适用、储存等功能为中国所独有，开发中药保健品具有得天独厚的优势。

我国的保健品应以中医药养生理论为指导，用现代科技不断提升保健品的技术含量，使之更科学，更有效，更安全；与此同时，形成一个守法生产、规范经营的市场环境也十分重要，只有这样才能为人类的健康事业多作贡献。健康将成为 21 世纪人类的第一追求，保健产业有可能成为世界的第二大产业。中国中医药保健品有机会在人类健康事业的大舞台上唱重头戏，在世界保健品市场上独领风骚。这是人类发展的必然回归，是不分种族肤色人民的共识和共需，是历史赋予中华民族的使命。

总之，中国保健食品行业还处在复苏阶段，这个态势在近年暂时不会有突破性改变。但是，在保健食品的市场上，传统营销模式将受到挑战；在保健品生产企业资本运作中各企业寻找着新的生存方式，更有为数不少的企业在境外市场寻找新的空间。这两年业内的龙头企业遭遇了重创，巨能钙遭双氧水事件，天狮高管团队崩溃，昂立 1 号说明书被质疑等。

中国保健食品市场在经历了连续 3 年的下滑之后，许多企业在开拓产品品质空间的同时，都在寻找新的营销思路和手段。当广告宣传加大流通式的保健食品销售模式正在走向尴尬境地的时候，一些在营销方式上“天上不打广告，地下不设通道”，悄无声息的企业，比如大连珍奥、天津天狮、上海春芝堂、珠海天年、南方李锦记、新时代、上海康基等，年销售额却在不断上扬。

实力强的企业运用服务营销的手段可以大做，实力差的企业可以从小做起。在目前的竞争状态下，只要精耕细作就基本上不会出现亏损。企业有足够的时间和机会学习与完善，不会因一些小的失误而伤了企业的元气。正是这种营销模式最诱人也是最适于创业型资本的所在。当然，这些先进的营销模式是建立在市场的规范和消费者健康意识提高的基础之上的。

伴随着新世纪的到来，中国已经跨入了“世贸”的门槛，不管你愿不愿意，我们都要和 SIMENSE、NOKIA、IBM 等各行业的国际巨头站在一起，展开竞争了。我们很高兴地看到，在改革开放的二十几年里，我国的许多产业都获得了长足的进步，并具备了一定的国际竞争力，很多国际上流通的商品正在打上中国造的标签。但是，反观我国的保健品业，虽然目前某些保健企业还能轮流在市场上风光几年，而一旦国门敞开，面对庞大的中国保健市场，中国的保健品业要想在市场上站稳脚跟并得到发展，规范保健行业制度、提高保健企业自身素质、消费者树立正确的保健观念，已是刻不容缓了。

第二节　国外保健品的市场需求

保健食品在欧美称为“健康食品”或“营养食品”。德国称“改良食品”。日本先称“功能性食品”，1990 年改为“特定保健用食品”，并纳入“特定营养食品”范畴。世界各国对保健食品的开发都非常重视，新功能、新产品、新造型和新的食用方法不断出现。

美国是目前世界上最大保健食品的消费国。2001 年其市场总量达到 182.5 亿美元，其保健品的销售量占全球保健品市场销售量的 38%。2003 年美国保健品、健康食品市场总销售额达到 400 亿美元，已连续 3 年保持 8% 以上的增长率。在保健食品中，植物来源的天然保健品约占 70% 的市场份额。美国将天然有机食品、膳食补充剂以及形形色色的功能品全都列入保健品范畴。按美国保健品行业协会公布的统计数字，2006 年美国营养保健品市场总销售额高达 532 亿美元，其中膳食补充剂占 33%（177 亿美元），天然有机食品占 24%（129 亿美元），功能食品占 36%（188 亿美元），其他占 7%（38 亿美元）。据资料显示，在美国市场上的健康食品多达数千种，令人眼花缭乱。但真正成为畅销保健品的不过区区一二十种。这一情况与我国的保健品市场有些相似，我国卫生部迄今已批准生产 4000 多种保健品，但真正畅销的产品也就是一二十种。如：维生素在中国是作为药品（OTC 药品）出售的，美国却作为膳食补充剂在超市和健康食品连锁店出售。由于几十年来的反复宣传，美国人已养成每天吞服维生素丸的习惯，他们认为常吃维生素丸可强身祛病，故近 10 年来各类维生素制剂一直高居美国保健品排行榜之首。紧随维生素制剂之后的保健品为植物提取物（实际上是草药）。过去几年里虽然在销售排名榜上名次有变化，但总体上有十几种植物保健品。据美国保健品行业协会的保守估计，2001 年全美各种植物提取物（草药）的总销售额约为 43.4 亿美元。预计平均年增长率在 2% ~4%。由于植物提取物效果显著，它们可代替正规药品用于治疗一些普遍性疾病。如银杏制剂可防治高血脂与冠心病；金丝桃素可治疗抑郁症；锯叶棕制剂可治良性前列腺肥大症；育亨宾可治男性性功能障碍；大豆异黄酮（植物雌激素）可治妇女更年期综合征及骨质疏松症等。银杏制剂在美国市场上成为最受美国百姓欢迎的植物药制剂，其风头甚至压倒了 90 年代畅销全美各地的天然抗抑郁剂“金丝桃素”（贯叶连翘的提取物）和大蒜油（减肥、降血脂产品）。目前美国市场上含银杏的保健产品至少有一两百种之多，其中绝大部分为单一银杏成分（黄酮内酯），也有银杏与其他植物制剂的复方制剂，最典型的银杏复方制剂有：银杏 + 山楂，银杏 + 大豆异黄酮，银杏 + 大蒜油（可加工成微粉剂）以及银杏 + 绿茶提取物（茶多酚）等。据北京医药商业协会人士估算，国内银杏制剂总销售额约在 4 亿元左右，远远小于美国（24 亿元）。另外一些传统植物提取物制剂如锯叶棕人参制剂松果菊、缬草、育亨宾、大蒜等产品在美国仍有一定市场。但总体上看，这些产品近几年一直走下坡路，销量逐年减少。加上美国人自费购买保健品喜欢“立竿见影”，如若用了以后效果不明显他们下次再也不会购买了。

进入21世纪后，美国的保健食品市场又有新变化：科学家发现其新用途的传统保健品在美国市场上成为热销商品。这一类“旧题新做”身价倍增的保健品包括绿茶提取物（主要成分为茶多酚、茶叶多糖、茶氨酸）、大豆提取物（主要产品有大豆黄酮、大豆磷脂、大豆皂苷、大豆多肽、大豆低聚糖）、苦荬菜、黑升麻。这类产品之所以走俏对心血管的保健作用、防治骨质疏松症、妇女更年期综合征等高发性疾病有良好效果有关。另外就是“功能保健食品”的新崛起。所谓“功能保健食品”系指虽非药品但确实对某种（或某些）疾病有治疗作用的保健食品。据去年6月出版的美国化学市场导报，美国最抢眼的三大“功能保健食品”为：

（1）DHA（廿二碳六烯酸）：它系来自深海鱼油的天然产品，属于“多不饱和脂肪酸”类。美国大量研究证明：DHA能防止动脉硬化、降血脂、预防中风或心肌梗死。对消费者更有吸引力的是，科学研究证实：鱼油中的DHA具有一定增智作用，对改善阿尔茨海默氏症（老年痴呆症）患者的记忆力及婴幼儿智力发育有显著效果。美国食品与药品管理局已于2000年底正式批准DHA可直接添加至婴儿奶粉或学生奶中，并承认它确有改善记忆及促进脑细胞发育的功能。鱼油也是美国保健品市场上的热销产品。但鱼油在美国并不划归“膳食补充剂”范畴而属于“营养食品”类产品。众所周知，鱼油中富含EPA（廿碳五烯酸）和DHA等长链不饱和脂肪酸。据美国心脏病学会专家的报道，全美每年因突发心肌梗死而死亡的病人高达25万，大大高于美国死于二次大战的美军阵亡者总数。心脏病专家一致认为：如若冠心病高危者人群，每人每日口服1 ~1.5g鱼油丸，至少可降低40%的心肌梗死死亡率。这一观点已得到医学界的普遍赞同。由于服鱼油可防冠心病与心肌梗死这一观点已深入人心，美国的鱼油制剂价格比九十年代初上涨1倍，美国一些厂商还研制出新颖无味鱼油粉末。更令人称奇的是，鱼油粉末具有水溶性，故广泛用于牛奶、饮料果汁、甚至面包、饼干、蛋糕等焙烘食品及饮料类产品中以此提高其营养价值和产品售价。亚麻油也是美国保健品市场上的一新亮点。据专家介绍，亚麻油因其富含ω-6脂肪酸而被誉为“陆地上的鱼油”。它同样能预防动脉硬化、冠心病等心血管病，而美国是世界头号心血管病大国，故亚麻油制剂在美国市场上前景广阔。全美每年因突发心肌梗死而死亡的病人高达25万，大大高于目前的美国因高血脂、肥胖与动脉硬化引起的疾病。老年痴呆症数量也在逐年增长，故DHA恰好符合美国公众的保健需求，所以颇受市场欢迎。近年来不少美国人对叶绿素这一大自然最丰富的植物色素产生了浓厚的兴趣。美国保健品厂商不失时机地推出了多种含有液态叶绿素（均作为天然提取物）的保健品新制剂。据资料介绍，叶绿素有助于改善人体循环系统、消化系统、女性生殖系统的细胞中氧的利用。研究表明，叶绿素的结构与人体血红蛋白十分相似，但叶绿素的核心为锰，而血红蛋白的核心为铁。据试验结果，叶绿素确实能增强实验动物的细胞壁组织以及帮助排除体内蓄积的毒素。

（2）植物甾醇葡糖胺（又称“氨基葡萄糖”）：它是美国近几年来十分畅销的另一种保健产品。据美国海关统计，美国及加拿大市场上的葡糖胺原料绝大部分系我国出口产品。葡糖胺为天然多糖类，它是甲壳素的水解产物。美国所做动物试验及临床研究证实，葡糖胺类产品确实可增强软骨组织，故可治疗风湿性关节炎及其他骨关节炎疾病。据统计，在美国和加拿大至少有500万 ~600万人患有各种关节炎症性疾病，葡糖胺与硫酸软骨素均为目前效果最显著的关节炎辅助治疗剂，且两者对人体均无毒性也不会引起蓄积性中毒。虽然葡糖胺与硫酸软骨素（亦为多糖类）至今在北美市场上仍只能以“膳食补充剂”名义销售，实际上它们相当于关节炎治疗药。据了解，在美国市场上含有葡糖胺的保健品至少有一二十种且销售情况普遍较好。

（3）大豆异黄酮：大豆异黄酮系由多种双酚结构的酚类物质所构成的混合物。大豆异黄酮的化学结构与人体产生的雌激素极为相似。更妙的是，大豆异黄酮进入人体内后同样能与体内雌激素结合从而防止一系列与激素有关的疾病，包括：乳癌、前列腺癌、骨质疏松和妇女更年期综合征等。美国科学家认为：中日韩三国妇女的低乳癌发病率与大豆食品（豆腐、豆浆）的高消费有关。在美国科学家的推动下，美国大豆食品加工业开始兴起，美国人也开始接受大豆食品。目前2000年底，上述3种产品的市场销售额合计已达5.40亿美元，10余年增长了几百倍，足见它们受美国人民欢迎的程度。

随着人们生活水平的提高，消费者对动物蛋白的需求量不断增加。虽然人们的可支配收入减少了，但是对动物保健品的需求却在增加。世界范围内的疫病，如疯牛病、禽流感、口蹄疫、猪瘟等影响了动物保健品市场的发展。畜牧业经济的发展变化也在影响动物保健品市场：近两年美国养牛业发展迅猛，拉美国家巴西、阿根廷以及东欧10国畜牧业经济发展态势良好，而西欧国家由于猪病的发生使市场受到冲击，亚洲范围内的禽流感疫情对畜牧业经济带来很大的负面影响。

第四章 保健品的主要成分及其药理作用

运用现代科技手段研制的保健品，具有不同的化学成分，可对人体产生不同的药理作用。其中许多具有生理活性，为保健养生有效成分。保健品常见的有效成分及其药理作用综述如下：

第一节 保健食品中常见的有效成分及其药理作用

一、蛋白质、肽及氨基酸

蛋白质是食品中重要成分而又是人体生存活动所必需的。从营养角度来看，蛋白质分解成各种氨基酸后被吸收补充人体需要。但最近一些研究发现蛋白质分解成一些肽即可由小肠吸收而且发挥其功能性作用。特别是对于老年人，对氮和氨基酸的需求并未随年龄增加而降低，同时由于老年人因各种原因如孤独、压抑、体育活动减少等导致体质、食欲下降，加上消化吸收功能的衰退造成了老年人营养的严重不足。肽不经消化就可以迅速有效地被吸收，成为老年人食品中理想的氮源强化剂。因此有人认为这些蛋白质所产生的肽（片段）是潜在的人体调节功能性因子，为此开发了一些功能性成分并成功地应用于实际，这方面已引起国外学者注意。现已开发为商品的主要有：

（1）酪蛋白磷酸肽：这是将牛乳中所得化学结构、氨基酸序列均已清楚的酪蛋白（包括 α 及 β 的蛋白）做为原料，分取其中一特定肽片段称之为 CPP（包括 α-CPP 及 β-CPP），它可和小肠下部食物中的磷酸钙结合成可溶状态，从而使钙易被肠壁吸收。目前我国人体缺钙已成普遍现象，尤其是成长期儿童、孕妇及老年骨质疏松者等均急需补钙，但一般钙剂到达小肠下部时，即形成不溶性的磷酸盐，吸收率大大下降，不能达到预期补钙要求。为此 CPP 的摄取将有利于钙被人体吸收，是补钙中一个重要环节。因此在国外，在针对成长期儿童、老年人及骨折患者恢复期等的各种保健食品中，加入 CPP 作为补钙的补充成分。

（2）降血压肽：一些作为食品的蛋白质水解后产生的小肽，这些肽能使高血压患者血压下降，而对正常健康者的血压无影响。因此分取这些小肽可作为预防高血压。

（3）大豆肽：此由大豆经酶解精制而得，可以促进体内脂肪“燃烧”，提高肥胖人的基础代谢，故可作为减肥用。另外亦可用于婴幼儿、高龄者及消化道手术后患者恢复期，以及夏天身体疲劳、运动后的能量补充。

(4) 脂肪代谢调节肽：它可阻碍体内脂肪合成，并可促进脂肪代谢；改进肝脏机能而不影响胰岛素分泌；故可用于高血压的预防及减肥品中。

二、多价不饱和脂肪酸

油脂是人体的重要营养成分，它不仅提供人体能量，而且是细胞膜构成的物质及脂溶维生素的媒介。但油脂生成的氧化物对健康有害，人到中年以后脂质代谢急速的变弱亦是产生成人病的原因之一。1978 年 J. Dyarberg 在柳叶刀杂志（Latent）上发表调查报告称，在格林兰生活的爱斯基摩人比西欧人患心肌梗死、血栓等疾病的比例较低。后经研究，得知这和爱斯基摩人多食鱼油中的不饱和脂肪酸有关。现知鱼油中含有功能性不饱和脂肪酸，其中已作为营养保健品提供市场的有：

(1) 廿碳五烯酸（EPA）：多存在鱼油中，亦有从 Marchantia 属苔类细胞培养得之。EPA 可使血中甘油三酯、中性脂肪及胆固醇下降，能抑制血小板凝集，降低血黏度，使红细胞变形能力增加等作用。该类产品可用于预防高血脂、动脉硬化、心梗及脑梗死等。

(2) 二碳六烯酸（DHA）：一般鱼油中 DHA 和 EPA 共存，为油状物。DHA 有抑制血小板凝集，使血中胆固醇下降，对癌有抑制作用及抗炎症功效。特别具有增进学习能力及增强视力作用，因此 DHA 除可应用于动脉硬化、血栓、心梗、脑梗及大肠癌、前列腺癌等的预防外，还可用于健脑、增强记忆力，预防痴呆及增进视力。

(3) γ-亚麻油酸：此为植物油脂中常见的一种不饱和脂肪酸，为十八碳三烯酸，在月见草油中含量较高。在国外已可以葡萄糖为原料利用丝状菌发酵大量生产。γ-亚麻油酸有预防高血脂，调节血中胆固醇作用。据报告，服用 3 个月后，胆固醇值从 320 左右下降到正常范围。一些过敏性皮炎是由于体内油酸转换到 γ-亚麻油酸受阻所引起，故服用 γ-亚麻油酸可使皮炎症状减轻。又由于 γ-亚麻油酸在人体内代谢可产生前列腺素，故对于由于偏食，维生素不足，饮酒过量，精神紧张，睡眠不足而引起前列腺素合成低下而引起各种疾病，服用 γ-亚麻油酸均可起一定缓解作用。

三、多糖成分

多糖成分具有调整机体生理功能，降血压，降血黏度，降胆固醇，降血脂，增强心肌收缩力，提高血液供血供氧能力，加速血液微循环，提高酶活性，镇惊安神，提高肝脏生理功能和解毒能力，提高骨髓、血液合成 DNA、RNA、蛋白质的能力，活化细胞恢复各脏腑组织功能、恢复机体平衡，提高机体活力、有效提高抗病能力。香菇多糖、银耳多糖、茯苓多糖可有效维护人类的自身健康。多糖并非我们日常生活中俗称碳水化合物的物质。因此，这里所指的多糖是一类具有广泛药理活性，功效十分显著的活性物质。平时进食的各种糖和普通多糖都是 α 多糖。人体内有大量的 α 淀粉酶通过在胃分解，转变为人体所需的葡萄糖以供人体生长、生存所需营养。真菌多糖能够和细胞膜上的受体结合，从而产生药理活性。香菇多糖是一种优良的免疫调节剂。它具有包括抗环磷酰胺癌变和抑制二甲基苯蒽化学致癌的作用，具有抗病毒、抗肿瘤、调节免疫功能和刺激干扰素形成等功效。日本学者（CHIHARA）等人早在 1969 年从香菇子实体中提取、分离纯化获得香菇多糖，并证实具有抗肿瘤作用。1978 年进入临床应用肿瘤免疫治疗。以后制成的香菇多糖针剂，对放化疗的肿瘤患者疗效显著。灵芝中的多糖具有双向调节人体免疫力和抗肿瘤及护肝等作用。另外，灵芝多糖还具有止血、排毒、抗氧化等作用。从枸杞子中提取出来的一种多糖复合物有显著的抗衰老作用。对慢性肝炎、中心性视网膜炎、视神经萎缩等疗效显著；对糖尿病、肺结核等也有较好疗效；对抗肿瘤、保肝、降压、降血糖以及老年人器官衰退的老化疾病都有很强的改善作用。现代医学研究表明，枸杞多糖对体外癌细胞有明显的抑制作用，可用于防止癌细胞的扩散和增强人体的免疫功能。中药含有的糖类很为广泛，如香菇、银耳茯苓、灵芝、地黄、大枣等。由于复合多糖功效显著，尤其能治疗与现代生活习惯和环境污染相关的多种生活方式疾病，因而引起了世界医药科研工作者的重视。

四、维生素

作为功能性成分的维生素，其中比较重要的有：

（1）β胡萝卜素（β-Cartene）：作为 Vit. A 前驱物，其活力最高。现在除从胡萝卜等中提得外，并可用微细藻大量人工培养获得。在美国对β胡萝卜素进行了众多研究，发现其毒性低，可减轻癌症发生，它对癌细胞有明显抑制作用，使癌细胞“逆转，回归正常”并有阻止细胞癌变功能，故有人认为β胡萝卜素是预防癌症的优良保健品。特别对肺癌可增加患者免疫力。β胡萝卜素有清除体内过氧化物作用，在预防血管硬化，心梗及老化等作为功能性成分开发，亦有广阔前景。

（2）水溶性芦丁（Water soluble rutin）：芦丁有 Vit. P 样作用，可使毛细管透过性及脆弱性得到改善；但由于水中几乎不溶，应用受到限制。现以酶在糊精参与下作用制成水溶性芦丁，商品名 a-G 芦丁，已作为功能成分加以开发。

（3）天然维生素 E：1972 年即发现 Vit. E 有抗不育作用，并知其普遍分布于绿叶植物、海草、贝类及谷类中。维生素 E 亦属于身体中重要的营养成分。工业上多从豆油或柴油精炼过程中的油渣中提得。它能抑制体内脂质氧化，改善脂质代谢，促进微循环，激活内分泌，增强免疫及抗老化等作用，因此已被公认为一种功能性成分。

五、生物碱、皂苷、黄酮类

生物碱是一类含氮有机化合物，有类似碱的性质，绝大多数具有显著生理活性。如汉防己碱具有抗菌、消炎、抗过敏作用；尿素氮可增强肌肤、毛发吸水能力，有软化角蛋白作用。生物碱较广泛存在于各种中药中，如黄连、黄柏、黄芪、莲子、赤芍、白鲜皮等。

皂苷是一类较复杂的苷类化合物，其活性物质的美容作用较广。如积雪草苷可促进伤口愈合，刺激肉芽生长；丝瓜皂苷能提高细胞活性及愈合伤口，有抗菌、抗炎、刺激头发生长等作用；山茶皂苷可延缓皮肤角质化，可去头屑、防脱发等。皂苷广泛存在于中药中，如人参、桔梗、甘草、积雪草、柴胡、绞股蓝等。黄酮类化合物对紫外光和可见光均显示强烈的吸收，具有抗氧化性，降低血脂、抗炎、抗菌等作用。如黄芩黄素有抗菌、抗炎及抗变态反应作用和可强烈吸收紫外线；根皮素可减少皮脂的分泌等。含黄酮类化合物的中药很多，如金银花、黄芩、桑叶、槐角、葛根、松叶、侧柏叶等。

六、酚及醌类

简单酚类衍生物具挥发性，是精油的组成。复杂的酚类衍生物大都具有显著的生物活性。如厚朴酚可抗菌、消炎、对酪氨酸酶有抑制作用；姜黄素能显著吸收紫外线；熊果苷能显著抑制酪氨酸酶；生姜、何首乌、姜黄、丹皮、熊果等均含有酚类化合物。醌具有广泛的生理活性。如胡桃醌可抑菌、芦荟可强烈吸收紫外线、保湿、护肤等。紫草、茜草、赤芍、何首乌等中草药均含醌类化合物。

七、激素、酶类与萜类

激素可调节控制机体的生长、发育、代谢、衰老，不同的激素有不同的作用。如赤霉酸，是植物激素中的一种，具有显著的抑制黑素细胞活性的功能。在许多植物种子的胚芽中均存在。酶具有催化活性，不同的酶有不同的作用。如脂肪酶可分解油脂，添入保健食品中有清洁及消脂功能。在蓖麻种子中存在。萜类是天然物质中最多的一类烃类化合物。具有多种生理活性，中草药精油成分以萜类化合物为多，如橘皮、芍药、紫苏、海藻、香附、丁香等均含有萜类化合物。

八、食物类

（一）食物纤维

食物纤维素不足，则易引起便秘、胆道疾病及大肠癌产生；因为食物纤维素有保水性及膨润性，有减轻便秘，抑制肠内有害物质吸收，预防大肠癌，调节血糖、预防糖尿病，降低血中脂肪、胆固醇，以及防止肥胖、预防胆石生成等作用，所以食物纤维是一种维持身体健康必要的食品中的功能性成分。目前国际市场上的食物纤维有十余种，大致分为水溶性及水难溶性两大类其中重要的有：

（1）聚合葡萄糖（polydextrose）：这是由葡萄糖缩合而成，为水溶性难消化的食物纤维，其安全性较高，可使粪便中腐败物质含量降低，从而改善肠内环境，并能阻止胆结石产生及调节血糖、血脂作用。日本年产量已达25000吨，广泛用于低热量食品及饮料中。

（2）难消化糊精（Indigestible dextrin）：此由淀粉经酶解而成，为水溶性，可使便秘者增加排便量，并有降压及调节血糖、血脂作用。该品有耐酸、耐热等优点，现多用于糕点、面包及饮料中。

（3）米糠半纤维素：此亦属于水溶性食物纤维。从米糠中分解得到，为淡灰色粉末，具有整肠作用抑制血中胆固醇上升。

（4）大豆食物纤维：此亦为水不溶性纤维，是从脱脂后大豆中分得，为白色粉末状物。它除能改善排便及整肠作用外，对降低血中胆固醇效果明显。

（5）其他已在市场上供应的产品：如小麦麸处理得到的食物纤维，琼脂、多糖及果胶等物用作食物纤维，亦具有整肠、降压、调节血糖血脂及防止肥胖等不同程度的保健作用。

（二）功能性醇及功能性酚

从一些醇及酚类中已开发成为功能性成分的有：

（1）糖醇类化合物：由于人们摄取过多的蔗糖常成为龋齿、肥胖及糖尿病产生的原因之一，将糖中的醛或酮基还原成为醇基即是糖醇类物，它有和蔗糖相同或相似的甜度，可用来代替蔗糖用于各种食品中而不会引起龋齿，而且它具有难消化吸收，低热量的性质，因此糖醇物已被普遍应用于甜点、糖果及饮料等等。

（2）辣椒素：辣椒为人们的嗜好品。其中辣味是因为辣椒素，含量可达0.1%～1.0%，稀释到1000万分之一仍有辣味。辣椒素作为辛香食品，除了有促进血液循环及增进食欲效果外，近来发现在增加食物摄取量下能抑制体重增加，故有防止肥胖作用。

（3）茶多酚：主要药理作用有：①清除自由基和抗氧化功能。可以抑制体内脂质的过氧化作用，因此可以预防动脉粥样硬化。②降血脂。茶多酚对高脂血症大鼠血清胆固醇和甘油三酯，有降低作用，并可降低LDL-C，因此对动脉粥样硬化有预防作用。③抗血栓形成。能降低血浆纤维蛋白原，有抑制血小板凝聚的作用，减少血凝及血栓的形成。

九、油类

（一）小麦胚芽油

小麦胚芽油含有：

（1）不饱和脂肪酸：其中含油酸＋亚油酸＋亚麻酸占78%～80%，即80%不饱和脂肪酸，此中亚油酸又占50%以上。

（2）二八碳醇。

（3）生育酚（VE）：含量丰富，含α、β-VE较多。

（4）脂溶性维生素：如VK、VE、VD。小麦胚芽油主要药理作用包括：①预防心血管病（抑制动脉血栓形成）、肥胖症和高血压，降血脂，减低血中胆固醇。②提高机体爆发力和耐力。二十八碳醇（一种高级饱和醇）能提高肌力，改善肌肉的机能、改善反应时间、反射向、灵敏性、对人体肌肉和能量的生成有促进作用。③VE有防止生成过氧化脂质，预防动脉硬化，增强免疫力及预防癌症作用。能促进末梢血管中血液循环。

（二）月见草油

多种不饱和脂肪酸富含γ-亚麻酸。其药理作用有：

（1）降脂作用：能增加体内胆固醇和胆汁酸的排出，降低血浆胆固醇水平和提高高密度脂蛋白的水平。

（2）减肥作用：γ-亚麻酸有显著的减轻体重的作用，能促进棕色脂肪酸线粒体的活性，消耗过多的热量而起到一定的减肥作用。

（3）抗炎作用：抑制炎症期的炎性渗出和水肿等抗炎作用。

（4）抗血小板聚集作用：对高脂血症病人的血小板聚集有明显抑制作用。

十、微量元素

（一）硒化合物

具有抗氧化作用。能抑制过氧化反应，分解过氧化物，清除氧自由基、羟游离基、脂酰游离基，从而保护细胞膜免受过氧化物的损害，维持细胞的正常功能。有机硒化合物清除脂质过氧自由基（ROO）的效果优于无机化合物。

（二）锌

主要药理作用包括：促进生长发育，提高机体免疫力，提高运动能力。

十一、动物来源的原料

（一）儿丁质（甲壳素）

为壳聚糖-弱的阴离子交换剂，也是一种黏性的多糖类纤维素。具有较弱的调节血脂作用。

（二）珍珠水解液

药理作用有：

（1）抗衰老作用：能使大鼠 RBC 内 SOD 活性增高，使心肌和脑组织的脂褐质含量明显降低。

（2）提高免疫力：能提高小鼠 IgG 水平，使吞噬细胞功能增强。

（3）抗疲劳作用：能延长小白鼠游泳时间。

（4）改善睡眠：能使小鼠自主活动受到抑制。

第二节 保健饮料中常见的有效成分及其药理作用

有益活菌两歧双歧杆菌和嗜酸乳杆菌是人类与生俱来的好朋友，被西方人称之为人体的“健康守卫菌”。保健饮料中的两歧双歧杆菌和嗜酸乳杆菌的主要药理作用有以下几点：

（1）屏障作用：阻止致病菌入侵。

（2）营养作用：产生乳酸，提高钙、磷、铁的利用率，促进铁和维生素 D 的吸收。

（3）免疫调节作用：增强和调动机体的免疫功能。

（4）抗肿瘤作用：改善肿瘤患者 T 淋巴细胞亚群分布和促进免疫细胞免疫功能，减少肠内致癌物的形成。使诱发癌症的酶失去活性。

（5）控制血内毒素：抑制革兰氏阴性细菌的生长，有效控制血内毒素。

（6）抗辐射作用：保护造血器官能力，延长抗辐射能力。

（7）抗衰老作用：刺激机体免疫系统主生 TNF，可诱导抗衰老作用的 SOD 的合成。

（8）防止、缓解便秘与习惯性腹泻：有迅速调整、恢复体内有益菌的数量优势。

（9）合成维生素、辅助食物消化及帮助营养物质吸收。

（10）克服代谢过程中的腐败物质形成、降低胆固醇、促进新陈代谢。

（11）增强人体对乳酸的耐力。

（12）双向调节胃肠道功能紊乱，维持菌群平衡，润肠通便，防止习惯性腹泻。

（13）减轻肝脏的解毒压力，阻止毒素进入血液，保护肝脏。

（14）降低胆固醇。能降低血清胆固醇和甘油三酯。

（15）抑制泌尿生殖系统病原菌，防止尿道感染。

第三节　保健品的主要功能与主要成分的关系

一、增强免疫力方面

1. 蛋白质

蛋白质的重要作用是提供营养和调节免疫功能。蛋白质参与构成体内各种免疫器官、免疫细胞和免疫分子，能够修复疾病损伤的器官和组织，参与体内各种酶的构成和作用，帮助免疫系统发挥作用。

2. B 族维生素

B 族维生素是蛋白质在人体内发挥作用的重要物质。维生素 B_6 是蛋白质代谢、免疫系统运作所必须的物质。能缓解压力，提高免疫功能。

3. 维生素 A、C、E

维生素 A 能够维护呼吸道黏膜的完整性，阻挡病原微生物的入侵，减少感染的机会；它还是抗氧化剂，保护免疫系统免遭自由基的伤害。维生素 C 构成胶原蛋白，维护皮肤、呼吸道黏膜的完整性和坚固性；充足的维生素 C 能够帮助体内的白细胞和抗体杀灭入侵的病原微生物。患病时体内对维生素 C 的需求量增加。维生素 E 是抗氧化剂，保护维生素 A、维生素 C，使它们免受氧化作用的破坏；保护免疫系统免受自由基的伤害；可增强肝脏的解毒作用，提高机体的免疫力。

4. 钙、镁、锌

矿物质钙参与构成胶原蛋白，维护皮肤、呼吸道黏膜的完整性和坚固性。镁参与体内蛋白质的合成。锌的作用是保证免疫系统的完整性、促进维生素 A 的代谢作用和生理功能。

二、促进生长发育方面

1. 钙类

钙是人体骨骼发育的重要组成部分，参与促进血液凝固，帮助体内铁的代谢，是人体生命之源。对儿童牙齿、骨骼的发育起重要作用。目前国内市场有 100 多种补钙剂，以“活性钙”为主。从原料来源上可分为 3 类：①传统沿用的化学钙。如碳酸钙、葡萄糖酸钙、乳酸钙、柠檬酸钙等；②海洋生物钙。如生牡蛎钙、煅解牡蛎钙、活性钙等；③其他钙制剂。如骨粉、蛋壳等。

2. 维生素 D_3

为钙制剂的辅助剂，可促进人体对钙的吸收利用。

3. 铁、锌、硒等元素

铁是人体生成红细胞的主要原料之一，在体内氧的转运和细胞呼吸中起重要的作用，能维持正常的免疫功能，保持人的良好记忆和思维活动。锌是生命的支柱元素，它参与蛋白质和核酸代谢，维持正常免疫功能，维护正常骨骼的骨化，参与生殖器官的发育和正常功能的维持，促进组织再生，有利伤口愈合，保护皮肤健康，增进儿童智力发育，增加小儿食欲。硒是人体不可缺少的微量元素，也是唯一与病毒感染有直接关系的元素，具有良好的抗病毒能力，能够增强儿童机体抵抗力，对于各种病毒感染性疾病，甲、乙型肝炎有确切疗效，对肝脏有很强的保护作用。

4. 酪氨酸磷酸肽

在中性和弱碱性环境下能与钙结合，抑制不溶性沉淀的生成，避免钙的流失，最终因游离钙浓度的提高而被动吸收。

5. 胶原蛋白

胶原蛋白和钙的关系就像水泥和沙子的关系，缺一不可。只有摄取足够的胶原蛋白，人体对钙才能有正常的吸收和利用，骨质疏松的问题才能得以解决。

三、排铅方面

1. 谷胱甘肽（包括谷氨酸、甘氨酸和半胱氨酸）

谷胱甘肽是非常重要的解毒剂，能除去体内的毒素、污染物。谷胱甘肽与毒素结合，形成可溶于水的物质，然后从尿或肠道排出体外，特别是能结合铅，促使铅排出体外。

2. 乙二胺四乙酸二钠（EDTA）

主要是作为络合剂，络合体内的铅，形成可溶性物质，从而排出体外。

3. 壳聚糖、壳寡糖

能排出体内毒素及重金属。壳寡糖能利用其特有的化学结构将体内的毒素、化学色素、重金属及放射性核素排出体外。更神奇的是，它还能将沉积在骨骼内的重金属和放射性物质排出体外。

4. 维生素 B_1

其排铅作用是通过 VB_1 或其代谢产物与铅形成络合物而被排除，并遏制铅的吸收。

5. 枸杞

降低外周 T 淋巴细胞数，抑制迟发型变态反应和降低抗体效价等免疫毒性。能改善铅对机体免疫的抑制作用。

四、改善记忆力方面

1. 氨基酸（包括牛磺酸）

人的大脑中含有丰富的氨基酸，脑组织不断地从血液中吸收营养素以供思维活动的生理需要。若体内氨基酸失衡，可影响人的思维活动的正常进行。

2. α-亚麻酸

α-亚麻酸是人体必需脂肪酸之一。研究证明，α-亚麻酸在人体内可转化为 EPA 和 DHA。它具有降血脂、延缓血栓形成、抗炎、抗癌、增加脑细胞物质及改善记忆力等作用。

3. 大豆磷脂（卵磷脂）

卵磷脂可提高大脑中乙酰胆碱浓度。乙酰胆碱起着兴奋大脑神经细胞的作用，所以大脑内乙酰胆碱的数量越多，记忆、思维的形成也越快，从而可使人保持充沛的精力和良好的记忆力。

4. DHA

儿童在发育时吸取 DHA 能补充脑部所需的营养，增加头脑的敏锐度和应变能力。同时，DHA 也能协助建构一个更健康的神经系统，增强记忆力与思维能力、提高智力。DHA 还有预防近视和改善视力的作用，因为 DHA 是视网膜脂肪酸主要成分。

第五章　保健品的适应范围

第一节　保健品的分类

一、世界卫生组织对保健品的分类

1. 营养性保健品

能增加营养、改善体质，长期服用具有较好效果。但它没有确切的功效。

2. 强化营养型保健品

如钙、钙中钙、红桃 K 等产品。能达到身体缺什么补什么。缺点是：按中医理念来讲，它属于治标之品。如中医认为缺钙可能是肾功能下降，肾虚导致的。也就是说，肾虚的人骨骼里的钙不能有效地留在骨骼里，所以会经常导致钙从骨骼流失到血液中，并从尿排出，从而导致缺钙与骨质疏松。这种治标的保健品虽然能补钙，而且补了以后明显见效，症状改善。但不能防止钙的流失，因此不能根本地解决问题。

3. 功能型保健品

能针对身体内脏的某个器官进行调节，改善身体的功能。但是它也有一个缺陷，单一的保健品不能够完整地发挥它的作用，力量比较单薄。

4. 功能因子型保健品

它的特点是复方搭配。能各自发挥不同的作用。机能因子型的代表产品是食用菌，现在也开始更新换代了。根据世界粮农组织对于保健品的要求，第 4 类保健品应达到 4 个特点：

（1）纯天然：不能是人工化学合成的，人工化学合成的保健品我们吃起来会不放心，因为它们都是药物。纯天然是保健品的最基本要求。

（2）无依赖：吃了降压药以后血压会下降，但是不吃了，血压又会上升，这就叫依赖。安眠药也是这样，吃了可以睡觉，但它的依赖性也很强，还有镇静药……食用菌产品都有无依赖这个特点。

（3）有疗效：其实它已和药的界限开始模糊了，只能说他无毒副作用，表明它比药要安全。

（4）有反应：3 ~ 15 天内有反应，中医叫瞑眩反应或好转反应，在好转过程当中你会有这种反应。中医有句话：“药不瞑眩、厥疾勿瘳”就是这个意思。你要从根本上来调理的话，不起到这种作用就不会好。瞑眩反应是人体病态平衡被打破和重新调整，它是一种动态的变化。

二、国外对保健品的分类

在保健品方面，国外大多从它的性质、功能和适用特定人群来进行分类。如欧共体国家把保健品分为婴儿配方保健品、低能量或减能量保健品、低钠保健品（包括无钠品）、无谷朊保健品、糖尿病人保健品、断奶保健品、婴儿保健品、运动员保健品和用于特殊临床目的规定保健品等 9 类。南斯拉夫除上述前 5 类外，还包括低蛋白或高蛋白保健品、老年人保健品、有矿物质或维生素的强化保健品、低糖保健品、低盐保健品和人工甜味剂等 11 类。日本将保健品分为特殊营养保健品、特殊饮食用保健品、病人用保健品和指定保健品。德国以保健品的性质分类，包括绿色保健品、特点保健品（食疗食品）及改良保健品（纯净保健品）。

三、我国对保健品的分类

1. 按用途和适应范围分类

我国保健品可分为保健食品、保健药品、保健化妆品、保健用品等。保健食品系指表明具有特定保健功能的食品，在我国经国家管理部门批准生产和销售的、具有特定保健功能的食品，即适用于特定人群食用，具有调节机体功能，不以治疗为目的的食品。所以保健食品具有三种属性：即食品属性、功能属性和非药品属性。它包含三个要素：①它不能脱离食品，是食品的一个种类；②它必须具有一般食品无法比拟的功效作用，能调节人体的某种功能；③它不是药品，不是为治疗疾病而生产的产品。可以说保健食品是介于食品和药品之间的一种特殊食品。中国保健食品还包括一类以补充各种维生素、矿物质的产品，称为营养素补充剂，现在还没有统一的国家标准，主要列入保健食品的管理范畴。保健食品具有食品性质，如茶、酒、蜂制品、饮品、汤品、鲜汁、药膳等，具有色、香、形、质要求，一般在剂量上无要求；保健药品具有营养性、食物性天然药品性质，应配合治疗使用，有用法用量要求，如目前带“健”字批号的药品；保健化妆品具有化妆品的性质，不仅有局部小修饰作用，且有透皮吸收、外用内效作用，如保健香水、霜膏、漱口水等；保健用品具有日常生活用品的性质，如健身器、按摩器、磁水器、保健香袋、衣服鞋帽、垫毯等。

2. 按功效成分分类

保健食品通用标准规定，保健（功能）食品应有与功能作用相对应的功效成分及其最低含量。功效成分是指能通过激活酶的活性或其他途径，调节人体机能的物质。目前主要包括：

（1）多糖类：如膳食纤维、香菇多糖等；

（2）功能性甜味料（剂）：如单糖、低聚糖、多元醇糖等；

（3）功能性油脂（脂肪酸）类：如多不饱和脂肪酸、磷脂、胆碱等；

（4）自由基清除剂类：如超氧化物歧化酶（SOD）、谷胱甘肽过氧化酶等；

（5）维生素类：如维生素 A、维生素 C、维生素 E 等；

（6）肽与蛋白质类：如谷胱甘肽、免疫球蛋白等；

（7）活性菌类：如聚乳酸菌、双歧杆菌等；

（8）微量元素类：如硒、锌等；

（9）其他类：二十八醇、植物甾醇、皂苷（苷）等。

3. 按原料成分分类

（1）以维生素和矿物质为主要成分的营养型保健品。这类保健品主要含维生素和矿物质（微量元素），这些营养素是人体所需要的，有些容易在人体中缺乏，不易从普通食物中摄取足够的量，还有的是老年人、病人、孕妇、儿童等特殊人群需要增加用量的。

（2）以天然或珍贵植物为原料提取出有效营养成分的保健品。这些保健品主要是把天然植物中最有用的营养精华提取浓缩，如从大豆中提取蛋白，从红豆、黑豆、银杏叶等植物中提取营养物。这类保健品大多适宜老年人吃，但有些含有药性的保健品不适合孕妇或儿童吃。

（3）以名贵中药或有药用价值的动植物为主要原料的补养型保健品。如人参、鹿茸、灵芝、银杏、乌鸡、鳖等。这类保健品适合老年人吃，但大多不适宜儿童吃，孕妇最好也不要选择这类保健品。

（4）从海洋生物中提取有效成分制成的保健品。如深海鱼油等。海洋生物，尤其是深海生物肝脏中提取出的鱼油，含有丰富的维生素A和D、胡萝卜素、卵磷脂、牛黄酸等营养物，能促进钙的吸收和利用，改善、保护心脑血管功能，稳定细胞膜，减少和延缓细胞凋亡，提高机体免疫功能。但有的深海鱼油中含有类雄激素作用的物质，不适宜女性和儿童吃。

（5）以动物初乳为原料制成的保健品。动物初乳中含有优质蛋白和免疫蛋白，可提高机体免疫力。老年人比较适合，但女性孕期最好不吃这类保健品。

（6）以膳食纤维为主的保健品。膳食纤维被称为“第七营养素”，越来越受到重视。膳食纤维不但能加速肠道废物排出，还有清理人体内环境的作用，所以又被称为“清道夫”。老年人最适合吃这种保健品。

4. 按功能分类

按功能保健品可分为：免疫调节、延缓衰老、促进生长、清咽润喉、护肝保肝、抑制肿瘤、丰胸美乳、美容养颜、孕产妇保健、婴幼儿保健、调节月经、更年期保健、调节血脂、调节血糖、调节血压、贫血补血、改善记忆、改善睡眠、改善视力、改善胃肠、改善性功能、改善骨质疏松、抗疲劳、抗辐射、抗氧化、抗突变、耐缺氧、促进排铅、抗过敏、戒烟解酒、补充营养。

5. 按形式分类

（1）纯天然的保健品；

（2）植物及动物提取物；

（3）化合物。

第二节　保健品的适应范围

一、保健品的适宜人群

由于保健品和药品的适用范围很容易混淆，现特简述两者的适用人群。以引导人们对保健品的正确合理应用。

首先，人可以划为以下三类：健康，亚健康和病人。

1. 健康人

为保持健康，人每天都需要经饮食得到足够的必需营养（必需氨基酸、必需脂肪酸、维生素、矿物质和水）。如果我们的饮食能做到“全面、均衡、适度”，那么每日所需的热量、必需氨基酸、必需脂肪酸、维生素和矿物质就不致缺乏，也就无需再靠其他方法补充。然而，实际情况并不那么理想，维生素和矿物质缺乏比较普遍。因此，科学地补充维生素和矿物质是需要的，有助于维持健康体质。

2. 亚健康人

亚健康是介于健康和病态间的非健康状态。故又有“次健康”“第三状态”“中间状态”“游离（移）状态”“灰色状态”等的称谓。是处于疾病与健康之间的一种生理机能低下的状态。亚健康状态也是很多疾病的前期征兆，如肝炎、心脑血管疾病、代谢性疾病等。亚健康人群普遍存在六高一低，即高负荷（心理和体力）、高血压、高血脂、高血糖、高体重、免疫功能低。主要特点是自己感到不舒服（精神不振、情绪低沉、反应迟钝、失眠多梦、白天困倦、注意力不集中、记忆力减退、烦躁、焦虑、疲劳、乏力、活动时气短、出汗、腰酸腿疼等），但医生却找不到任何疾病。亚健康的原因包括不良饮食结构和生活习惯，生活不规律，运动与休息安排不当，生活压力，工作压力，环境污染等。很多疾病并不是一夜之间发生的，而是由于长期处于亚健康状态，对身体造成严重损害引起的。营养保健品有助于向健康体质发展和减少向疾病发展的可能。均衡饮食，营养保健品和良好生活习惯可使亚健康的人转化为健康的人。

3. 病人

很多疾病本身是由于不良饮食和营养缺乏造成的。在发病期，一定要以药疗为主。营养保健品只有辅助功效，不能替代药疗。但病人也不能忽视均衡饮食和营养保健品的辅助功效。比如2型糖尿病人，除用控制血糖的药外，一定要调节饮食。同样，中风病人在病情稳定后，一定要通过均衡饮食，特殊的营养保健品和良好生活习惯来减少再次中风的可能。总之，营养保健品的主要功能有维持健康体质，使亚健康人转化为健康人，预防疾病和对病人的辅助功效。但营养保健品不能用于治病，药品才能用于治病。因此，药品只能用于病人。但病人也需要均衡饮食和营养保健品以辅助药的疗效，促进病人恢复健康。

药品是用于疾病的治疗、诊断和预防的。药品的作用就是治病救人，它与人的生命息息相关。保健品顾名思义就是用来保健和辅助治疗用的。两者之间有着明显的区别。但是有的产品如维生素、矿物质元素类产品，有的是药品，有的却是保健品。那么，应该如何区别同一产品的药品和保健品的适用范围呢？药品和保健品的最大区别是两者的作用不同。药品是用于治疗疾病的，保健品是用于补充身体物质缺乏和调节身体功能的。药品主要用于患有疾病的人，而保健品则不一定针对病人。更适合于没有明显疾病但身体处于亚健康状态的人。药品必须具有明显的药理作用，也就是一定能够在身体上表现出作用，而保健品则不能产生明显的作用。药物与保健食品能混用吗？一般情况下，两者会产生相互影响。对于病人在使用药物治疗的同时，如果身体需要，使用一些保健品会有利于身体的恢复，对疾病的治疗是有好处的。但是，如果单纯用保健品治疗疾病是不会达到预期效果的。除非是由于身体严重缺乏某种营养物质所导致的疾病，适当补充富含该物质的保健品可以产生作用，能达到治愈疾病，使身体康复。而对于非营养缺乏引起的疾病，单纯依靠保健食品是不可靠的。

综上所述，保健品的主要适宜人群是亚健康人。对于健康人和病人应用保健品应遵循合理适当的原则。特别是病人，必须在医生的指导下正确应用保健品。而药品的主要针对人群是病人。

二、保健品的针对症状

保健品主要适宜亚健康人群，因此主要针对症状也是亚健康的表现症状。亚健康是个大概念，包含着前后衔接的几个阶段：其中，与健康紧紧相邻的可称作“轻度心身失调”，它常以疲劳、失眠、胃口差、情绪不稳定等为主症，但是这些失调容易恢复，恢复了则与健康人并无不同。它约占人群的25%～28%。这种失调若持续发展，可进入“潜临床”状态，此时，已呈现出发展成某些疾病的高危倾向，潜伏着向某病发展的高度可能。在人群中，处于这类状态的超过1/3，且在40岁以上的人群中比例陡增。他们的表现错综复杂，可为慢性疲劳或持续的心身失调，包括前述的各种症状持续2个月以上，且常伴有慢性咽痛、反复感冒、精力不支等。也有专家将其错综的表现归纳为3种减退：活力减退、反应能力减退和适应能力减退。从临床检测来看，城市里的这类群体比较集中地表现为三高一低倾向，即存在着接近临界水平的高血脂、高血糖、高血黏度和免疫功能偏低。另有至少超过10%的人介于潜临床和疾病之间的，可称作“前临床”状态。即已经有了病变，但症状还不明显或还没引起足够重视，或未求诊断，或即便医生作了检查，一时尚未查出。严格地说，最后一类已不属于亚健康，而是有病的不健康状态，只是有待于明确诊断而已。因此，扣除这部分人群，也有不少研究者认为亚健康者约占人口的60%。

总的来说，亚健康的表现形式主要有：

（1）“将军肚”早现。30～50岁的人，大腹便便，是成熟的标志，也是高血脂、脂肪肝、高血压、冠心病的伴侣。

（2）脱发、斑秃、早秃。每次洗发都有一大堆头发脱落，这是工作压力大、精神紧张所致。

（3）频频去洗手间。如果你的年龄在30～40岁之间，排泄次数超过正常人，说明消化系统和泌尿系统开始衰退。

（4）性能力下降。中年人过早地出现腰酸腿痛，性欲减退或男子阳痿、女子过早闭经，都是身体整体衰退的第一信号。

（5）记忆力减退，开始忘记熟人的名字。

（6）心算能力越来越差。

（7）做事经常后悔、易怒、烦躁、悲观，难以控制自已的情绪。

（8）注意力不集中，集中精力的能力越来越差。

（9）睡觉时间越来越短，醒来也不解乏。

（10）想做事时，不明原因地走神，脑子里想东想西，精神难以集中。

（11）看什么都不顺眼，烦躁，动辄发火。

（12）处于敏感紧张状态，惧怕并回避某人、某地、某物或某事。

（13）为自己的生命常规被扰乱而不高兴，总想恢复原状。对已做完的事，已想明白的问题，反复思考和检查，而自己又为这种反复而苦恼。

（14）身上有某种不适或疼痛，但医生查不出问题，而仍不放心，总想着这件事。

（15）很烦恼，但不一定知道为何烦恼；做其他事常常不能分散对烦恼的注意，也就是说烦恼好像摆脱不了。

（16）情绪低落、心情沉重，整天不快乐，工作、学习、娱乐、生活都提不起精神和兴趣。

（17）易于疲乏，或无明显原因感到精力不足，体力不支。

（18）怕与人交往，厌恶人多，在他人面前无自信心，感到紧张或不自在。

（19）心情不好时就晕倒，控制不住情绪和行为，甚至突然说不出话、看不见东西、憋气、肌肉抽搐等。

（20）觉得别人都不好，别人都不理解你，都在嘲笑你或和你作对。事过之后能有所察觉，似乎自己太多事了，钻了牛角尖。

（21）一日三餐进餐甚少，排除天气因素，即使口味非常适合自己的菜，也经常味同嚼蜡。

从中医角度看：人体出现“亚健康状态”时，常常有以下表现：面色无华、憔悴、眼睑灰暗发青；心惕不安、惊悸少眠、胸闷憋气、心烦意乱、多梦纷纭；经常自汗、盗汗、怕冷，自已稍不注意就患感冒；口苦咽干咽堵，常感胃部不适，口中黏滞不爽，吐之为快，进行性加重；大便干燥、小便短赤、舌红苔厚腻等。有些中老年妇女，晨起或劳累后足踝及小腿肿胀，下眼皮肿胀，在月经到来前两三天，四肢发胀、胸胁胀满串痛、乳房硬结等。

三、保健品应用的注意事项

目前我国有很多人在应用保健品。在服用保健品后，有的有一定效果，有的效果则很差，有的不但没有效果，而且还产生了副作用。因此，应用保健品时一定要清楚以下注意事项。

（一）保健品需要针对具体情况适当选择

保健品是一些能够补充身体需要的营养物质，能够对处于非健康状态的人发挥补充特定营养物质，使身体恢复健康的产品。如维生素矿物质、氨基酸等。保健品也必须经过国家批准才能够生产，也是需要严格管理的产品。目前市场上可以买到的保健品多种多样。使用保健品是否也需要选择？回答是肯定的。对保健品进行适当的选择是非常必要的，根据具体情况选择适当的保健品才能够达到保健的目的。保健品能治疗疾病吗？根据保健品的特点正确使用保健品，特别是对需要补充特定营养物质的人，是能够发挥保健作用的。如果由于营养缺乏而导致的疾病，保健品通过补充缺乏的物质也可以达到治疗某些疾病的目的，从这个意义上讲保健品在一定条件下也可治疗疾病。当然，如果有了疾病还是要医生进行诊断，选择适当的药物治疗为宜，不能依靠保健品来进行治疗，因为保健品本身是不具备治疗疾病的功能的。

1. 保健品选择的最基本的依据

保健品选择的最基本的依据就是增弱补缺，针对身体的实际情况选择性地进行补充。维生素缺乏的人需要补充一些维生素，微量元素不足的人可以补充一些微量元素，缺钙的人需要适当补充一些含钙量高的物质，因为保健品是针对特定情况开发的产品，可以比一般食物的补充效果要好一些。

2. 保健品选择需要因人而异

因为年龄、胖瘦、体质不同，需要的营养物质也会有所不同。如对于育龄期的妇女来说，由于每月有一定量的月经排出体外，容易出现身体相对“缺血”的现象，平时适当补充一些富含铁和维生素的保健品，则可以使女性更具活力，对生儿育女也有好处；对于事业处于发展期的男性来说，由于工作强度大，饮食无规律，睡眠相对不足，可以适当补充一些维生素和矿物质的保健品；老年人最好在检测、化验之后，在营养师或医生的指导下选用适当的保健品。

3. 保健品的选择要联系自身健康状况

保健品中大部分材料是药食两用的植物或一些中草药。中医认为这些材料最重要的是具有“四气五味”“补泻归经”的特点。“四气”又称“四性”，即寒热温凉，是材料的属性。“五味”即酸苦甘辛咸五种味道。材料的性和味等与人体所处寒热虚实状态有相生相克的关系。因此，吃保健品时首先要了解自己的健康和体质情况。如西洋参甘，微苦，寒，具有补气养阴、清火生津的作用，如胃有寒凉者服用，无疑等于雪上加霜。再如鹿茸，也是宝贵药材，但外感热病、胃火盛或肺有痰热的人绝对不能吃。因为鹿茸是温热药，有上述病症者吃了等于火上浇油。再如人参制剂有升高血压作用，高血压患者应慎用；蛋白粉及微量元素会加重肾脏负担，损害肾功能，不宜应用于肾病患者；核酸会分解代谢产生尿酸，代谢综合征（含肥胖症、高血压病、糖尿病）患者应慎用，因这些患者血液中很可能已有尿酸升高，再吃核酸常诱发高尿酸血症，导致痛风急性发作。

（二）保健品不可过量应用

从理论上说，保健品相当于食品，应比药品更安全。但是实际上，其中部分产品用量过多，时间过长，也会产生毒副反应而有损健康。如每当中高考临近，众多考生过多服用市场上宣传的“补脑”“抗疲劳”“提高免疫力”等功能保健品后，不但对身体无益，反而会导致营养不良。若考生误服有些厂家在其保健品中非法添加的刺激中枢神经兴奋的成分后（如咖啡因），还会干扰考生正常的神经系统，出现头晕、恶心、呕吐等症状。维生素、矿物质是维持人体健康和生长发育不可缺少的营养素，但受一些保健品经营者片面宣传的影响，不少家长认为补充维生素和矿物质是多多益善，于是长期盲目给考生服用各种维生素、矿物质类保健品。但专家提示，长期大量口服含维生素 C 类的营养品，会发生恶心、呕吐等现象。有研究表明，如果每日口服维生素 C4 克以上，就可使尿酸盐在尿道中沉淀形成结石，严重者还可酿成胃黏膜充血、水肿，进而导致胃出血。过量应用保健品引起的毒副作用案例并不鲜见，如某种品牌的排毒养颜胶囊引起的不良反应即为内含的大黄造成的继发性便秘。抗衰老延年益寿这类药品虽以低毒或无毒著称，但也不能滥用。如人参被列为延缓衰老的上品，每日服用3g以上，可引起人参滥用综合征，初生儿服用用人参0.6~0.9g可引起中毒。有位母亲怕孩子视力不好，以为“吃鱼肝油补眼睛”，每天让孩子吃十多粒鱼肝油丸，导致孩子发育受影响，甚至出现了早期肝硬化的兆头。可见“吃鱼肝油补眼睛”的说法是错误的。另外，吃蜂胶导致尿中毒素升高，喝牛奶加钙片造成钙中毒等等，都已是常见的案例。

因此，保健品的正确应用原则上应按每种产品所规定的剂量和疗程食用。同时应随时对其效果和有否副作用进行科学评价。如服用微量元素制剂，应定期检测血液中某微量元素含量；服用核酸，应定期检测尿酸含量；服用降脂、降糖产品，应定期测血脂、血糖。根据临床效果和检测结果决定是否继续服用。有的产品如系提高免疫功能制剂，最好在秋末冬初服用，中药保健品则以冬季服用为好。需要长期服用者如延缓衰老、改善骨质疏松功能的保健品，有人建议采用间隔方式服用效果较好，如每月服用20天、停10天再继续。

（三）应用保健品时要注意与药品的交互作用

对于一些体弱多病患者，同时服用几种药品和保健品，而保健品多为复方制剂，在使用说明书上很少有厂家列出所含原料主要成分的含量，这样必然会造成与患者所服的药品发生相背或配伍禁忌的结果，引起不良反应。另外保健品还应有饮食禁忌。如调理脾胃的保健品应忌油腻，消肿理气的保健品应忌豆类。

第六章 保健品的研发思路及方法

第一节 保健品的研发思路

在开发研制保健品和决定研发项目时，要注意如下几个方面的问题：

一、社会生活方式和疾病谱的变化

随着社会的发展和自然环境的变化，人们的生活方式发生了很大变化，疾病谱也跟着发生改变。如中国改革开放后几十年的经济发展，人们的饮食结构发生了很大变化，肉类等高脂饮食占据了很大的比例，洋快餐如肯德基、麦当劳在全国发展非常迅猛，几乎遍及全国所有大中城市，人群中肥胖、高血脂、高血糖、高血压等疾病的患病率上升，因而对具有减肥、降脂、降糖、降压等保健作用的保健品的需求增多。

二、国家有关规定和政策的变化

由于许多保健品的原料来源于野生动植物资源，随着国家对野生动植物资源保护力度的增强，国家对野生动植物资源的法规也会进行相应改变，如虎骨、犀角等濒危物种禁止使用。

三、详细了解和领会国家对保健品的相关规定

研发保健品时必须在国家对保健品的有关规定之内进行，如果与国家的有关规定相抵触，则项目的成功率非常低。

保健品的研发大体可遵循如下思路进行：目标人群的确定→保健功能的定位→保健载体的选择→保健载体的研制→申报。

“目标人群的确定”是指保健品的适用人群的选择。不同的保健品适应不同需求的人群，而不同的人群需要不同类型的保健品。我们选择的目标人群应较大，以保证产品具有一定的市场容量。如随着我国进入老年化社会，中老年人的保健需求增多，开发适合中老年人的保健品具有广阔的市场。

“保健功能的定位”是指目标人群最需要的保健需求。如中老年人虽然对保健品具有较强的需求，但在中老年人众多的保健需求中以降脂、降糖、降压、增强机体免疫功能、延年益寿类为主导需求。

“保健载体的选择”是指保健品的商品形式。保健品的形式多种多样，如保健器材、保健食品、化妆品等。

“保健载体的研制”是指按照国家的相关规定将保健载体进行物化的过程，包括载体的物化、处方的研究、相关功能试验等。

“申报”是指按国家对于有关保健品的规定整理申报材料，向国家药品食品监督管理局进行申报。

第二节　保健品的研发体系

一、保健品的研发体系分类

保健品的开发研究中以保健食品的开发为主体，保健食品的开发基本可分为两大研发体系：现代医学开发体系和传统医学开发体系（以中医药为主）。

现代医学开发体系是以现代生理、病理学研究成果为基础，将人体必需的一些微量元素、氨基酸、核酸及其他物质等制备成适宜剂型。这类开发体系的难度较低，保健机理和物质基础较清楚，有些非常成功的例子如脑白金、脑黄金、21 金维他等。

中医药学开发体系是以中医药学理论为指导，运用药食两用的中药对人体脏腑阴阳的偏盛偏衰进行调节。该开发体系的难度较大，保健机理虽然可通过中医药理论说清楚，但不易用现代医学语言表述，且大多数保健品的物质基础有待研究。该研究体系的一大优点在于可长期服用，副作用较少。成功的例子非常多，如古汉养生精、六味地黄丸、美达康、王老吉凉茶、首乌洗发露等。本节主要论述中医药保健品研发体系。

二、保健食品的中医药研发体系

（一）中药保健食品的定义及范围

近年来我国已有四千余种保健食品问世，其中有不少为中药保健食品。中药保健食品是指以中医药理论为指导，在天然食物中加入卫生部颁布的既是食品又是药品的可食用药材，经适当加工而成为具有某些调节人体生理功能有益于健康的食品。

中药保健食品的范围分为：天然食品如水果、蔬菜、禽肉蛋、水产品等卫生部公布的既是食品又是药品的可食用药材。在中药保健食品中，药食两用中药往往起主要的保健作用。

卫生部公布的既是食品又是药品的品种名单如下：

八角茴香、刀豆、姜（生姜、干姜）、枣（大枣、酸枣、黑枣）、榧子、山药、山楂、小茴香、木瓜、龙眼（桂圆）、白扁豆、薏苡仁、百合、花椒、芡实、萸肉、赤小豆、佛手、杏仁（甜、苦）、昆布、枸杞子、桃仁、莲子、桑椹、菊苣、淡豆豉、黑芝麻、黑胡椒、蜂蜜、乌梢蛇、蝮蛇、酸枣仁、牡蛎、栀子、甘草、代代花、罗汉果、肉桂、决明子、莱菔子、陈皮、砂仁、乌梅、肉豆蔻、白芷、菊花、藿香、沙棘、郁李仁、青果、薤白、橘红、薄荷、丁香、高良姜、白果、香橼、火麻仁、茯苓、香薷、红花、紫苏、麦芽、黄芥子、鲜白茅根、荷叶、桑叶、鸡内金、马齿苋、鲜芦根、蒲公英、益智、淡竹叶、胖大海、金银花、余甘子、葛根、鱼腥草等。

（二）中药保健食品的中医配制特点

1. 以中药药性理论为指导

药食两用中药在食疗中的选择，在中药保健食品的处方与配制中，应以中医药理论为指导，即食物的四气、五味、归经、升降浮沉等。四气也叫“四性”，是指寒、热、温、凉四种不同的药性。尽管实际上还存在有一些不寒不热的平性药，但其间也有偏寒偏热之别，偏温偏凉之异，故习惯上仍作四气或四性，这是根据药物对人体所产生的不同作用所提出的理论。《神农本草经》早已建立“疗寒以热药，疗热以寒药”的治则。强调药性不同对制方的重要意义。五味是指辛、甘、酸、苦、咸五种不同味道。五味不同，其治疗作用亦异。如辛能散、能行；甘能补、能缓、能和；酸能收敛固涩；苦能泄、能燥；咸能软、能下；淡味能渗、能利等。四气与五味，是中医临床用药一贯遵循的基本原则；同样适用于药食两用中药在食疗中的制方。众所周知，任何一种药物，都有各自的性和味，而且在作用上是相互联系的，只有在性与味的作用相互结合时，才能体现该药物在治疗上的全部功能。药物气味的不同，反映了药物治疗作用的多样性，只有在正确识辨药物性味异同的基础上，才能有效地运用膳食治则。例如治疗咳嗽的食疗方经常由山药、粟米、粳米、薏仁米、茯苓、杏仁、梨、蜂蜜、百合等组成。这些药食之所以具有较好的临床效果，是由于它们的性、味相同或相近；在药性方面多属温或凉，无大寒大热之异；在药味方面多为甘或微苦，无涌泄或敛邪之弊，且皆归于脾、肺、肾三脏。具备了以上基本共性，或单方或复方，或侧重治肺或侧重治脾，或脾肺肾治，再结合临床辨证，分别制成各种不同的膳食，起到祛痰、止咳、平喘、润肺等治疗作用。因此，可以说药食两用中药制成的食品的效用很大程度上取决于药物的性味与临床辨证治则的和谐统一。

药物归经，是以脏腑、经络学说为理论基础，代表了药物对机体的选择性作用，对于临床用药有指导意义。由于脏腑病变的传变和相互影响的结果，治疗上往往需要采取多经组方原则，才能与临床实际相适应。这种多经用药的组方原则，同样适用于药食两用中药所制食品组方。例如由桑椹子、糯米、冰糖所制成的桑仁粥（《粥谦》），其所以对头晕、目眩、失眠、健忘等证候的治疗有一定效果，也是基于桑椹入肝、肾二经，糯米入脾经，通过滋补肝肾及补中益气等多经用药的途径而生效的。药物归经的理论，也是制成食疗食品所必需的。

2. 注重保护胃气

中医学认为脾胃是人体脏腑中的重要器官，具有主纳、主运的功能。胃为“水谷之海”，进入胃中的水谷，经过胃的熟腐，消磨之后，输入小肠，其中精微物质，通过脾的运化而散布全身，为机体提供必要的营养，故有“胃纳脾运”之说。李杲论“脾胃为生化之源”，就是以胃纳脾运的生理功能为理论依据的。脾胃的另一生理特点之一是“胃降脾升”，是指脾胃的“分清别浊”和“主开主清”两种作用的矛盾统一，在为机体提供营养方面，脾与胃具有不可分割的协同作用。在中医临床中，特别在食治方面，非常重视人的胃气。胃气的强弱，不仅直接关系到脾对水谷精微物质的运化，而且对其他脏腑功能活动也有重要影响。《中藏经》关于“胃气壮，五脏六腑皆壮”的论述，充分体现古代医家对胃气的重视及与其他脏腑间的重要意义。所以，在施行药膳食疗的全部过程中，如何更好地保护胃气，提高“胃纳脾运”的效率，最大限度地为机体提供必要的营养，是食治成功与否的关键，也是古今中外营养学家共同关注的问题。如果在食疗过程中，选用的药食两用中药不注意保护胃气，或者损伤了胃气，尽管临床辨证准确，配伍合理，也会因为“胃纳脾运”不力，而难以完成散布食物精微于机体的最终目的。至于在食疗中如何保护脾胃之气，古代医家也曾积累了一些经验，认为只有正常的“胃纳”，才能为脾提供运化水谷的物质基础；反之，只有“脾运”功能旺盛，才有可能藏精气而“不泻”，确实成为五脏之枢，从而维持各脏腑的承受关系及其正常的运转。《脾胃论》的“胃中元气盛，则能食而不伤，过食而不饥；脾胃俱旺，则能食而肥……”等论述，就是阐明脾胃之气盛衰与营养状况之间的因果关系的。所以，食疗中须注意“四时皆以胃气为本”。

在具体措施方面，主张顺应四季的寒热温凉，进软熟食物，忌食黏硬生冷；主张“食不欲杂”，或“频频少量”；切忌“顿饱”及“暴饮暴食”，这些观点在今天看来仍不失其科学价值。值得注意的是，古方食疗常把升阳益胃及温补命门火的思想作为提高脾胃功能的措施之一。另一常用的调护脾胃的方法是在膳食方中加用具有消导、温中、理气、芳香化浊作用的药物。《饮膳正要》所记载的食疗方，几乎普遍伍用了草果、生姜、高良姜、莱菔子一类药物，显然是基于温中、理气、芳香益胃思想，以增进食纳，提高运化功能。香药虽有醒脾胃之效，让气味辛香，用量恰当，有益无损，多用则有耗热，助火之弊，体虚者当慎用。其次，合理的食品剂型及良好的色、香、味，不仅使患者乐于接受和增进食欲，同样也会起到调护脾胃功能的作用。因此，食疗食品的剂型，应切合病情的实际，做到干稀调济、软硬适当，及时调整种类，避免贫乏或简单化。对于慢性虚损证及某些老年病的治疗，在注意保护脾胃之气的同时，还要注意护肾气、肺气，这是基于脾、肺、肾三脏是维持人体生命的三大要素理论所提出的。根据这种理论所制定的食疗方在古今文献中屡见不鲜，如山萸肉粥、枸杞羊肾粥（《饮膳正要》）便是治疗老年虚损病的典型选药方剂。

3. 配伍应注意药食宜忌

中医传统食疗所论的饮食宜忌，包括的范围很广。既有通常所说的病中“忌口”，即食物与食物或食物与药物的配伍禁忌，也有中药配的“十八反”与“十九畏”。《内经》中五味各走其所喜（如谷味酸，先走肝；谷味苦，先走心；谷味甘，先走脾；谷味辛，先走肺；谷味咸，先走肾），五脏病各有所宜（如脾病者，宜食粳米饭、牛肉、枣、葵；心病者，宜食麦、羊肉、杏、薤；肺病者，宜食黄黍、鸡肉、桃、葱；肝病者，宜食麻、犬肉、李、韭；肾病者，宜食大豆黄卷、猪肉、栗、藿），以及五脏病各有所忌（如心病禁咸，肝病禁辛，脾病禁酸，肺病禁苦，肾病禁甘）等学说，便是饮食宜忌的基本思想，是古代医家根据当时的哲学思想并结合临床实践所总结的一般性知识，至今仍不失其参考意义。另外还有理论认为，营养固重要，如果摄入不当或过多，非但不能取得预期效果，甚而还会出现病态反应，故文献中又有“酸走筋，多食之令人癃；咸走血，多食之令人渴；辛走气，多食之令人洞心；苦走胃，多食之令人变呕；甘走肉，多食之令人悗心”等论述。尽管某些论点可能出自“偶然性”的经验总结，但在未得到科学实验证明其是否有误以前，似乎不该轻易加以否定。对于历代本草学所记载的各种“禁忌”，最好持谨慎与研究的态度。

在制备含药的食品时，经常遇到的另一个问题是，食物与食物或食物与药物间的饮食禁忌。如猪肝忌与生葱、莴苣同食，否则易引起腹泻。鳖肉不宜与苋菜、猪肉、鸡蛋、鸭肉、兔肉同食。鸭肉不宜与木耳、胡桃、豆豉同食等。类似的记载不胜枚举。古代文献所记述的饮食、药食间的禁忌是否完全正确，历代食治家的认识也不一致。我们制作含药食两用的中药保健食品时，可以参考，从而真正体现中医养生食疗的理论依据。

（三）中药保健食品的功效

中药保健食品常有下列功效：

（1）解表：具有发汗，解肌透邪作用。如姜冲剂、葱豉黄酒汤、薄荷糖、桑菊薄荷饮、香薷饮、绿豆粥（饮）。

（2）祛痰止咳平喘：具有润肺平喘、止咳降气化痰作用。如止咳梨膏糖、糖橘饼等。

（3）消导化积：具开胃健脾、消积化滞作用。如山楂肉干、果仁排骨、益脾饼、娃哈哈口服液等。

（4）清热：具有清热解毒，止渴生津作用。如菊花饮、五汁饮、冬瓜茶等。

（5）祛湿：具有燥湿化浊、清热利湿、温阳化水的作用。如豆蔻馒头、茯苓包子、苡仁红枣粥等。

（6）补益：具有滋补强壮作用。如中华鳖精口服液、生命核能营养液、太阳神口服液、桂圆品、八宝乐口福、营养八宝粥罐头等。

（7）理气：具有理气止痛作用。如陈皮鸡、丁香鸡、佛手酒、香砂糖等。

（8）理血：具有养血理血、活血化瘀作用。如红枣黑木耳汤等。

（9）平肝：具有平肝潜阳、养血镇静作用。菊花肉脯、菊花绿茶饮、天平营养液等。

（10）安神：具有养心安神、养血镇静作用。如枣仁粥、葱枣汤、冬虫夏草燕窝。

（11）益智健脑：具有提高智力、强健脑力作用。如贝贝智多星儿童营养液、海力生鲨烯营养乳、脑黄金、多灵多鱼脑精营养液。

（12）美容：具有美容养颜润肤作用。如希尔春多元养生素、海元春等。

（13）减肥：具有减肥轻身作用。如国氏全营养素等。

（14）明目聪耳：具清肝明目，补肾聪耳作用。如决明子菊花饮、聪耳李实脯、刀豆煮芥菜根等。

（15）生肌：具促进创口愈合、生肌养血作用。如鸽鳖精口服液、奇力普营养液等。

此外，有些中药保健食品还有固齿、益寿、乌发、壮阳、健骨等等作用。

（四）中药保健食品的现代产品研制现状

1. 饮料类

随着人们生活水平的提高，饮料已成为日常生产的必需品。由于市场需求量的剧增，饮料工业得到了迅速的发展。为适应市场的需求，饮料类即保健饮料的种类和品种不断增加。根据生产制备工艺不同，可分为鲜汁饮料、果肉茶型饮料及经过科学方法提取有效成分后，再配制成饮料。

（1）鲜汁饮料（澄清型）

①制备工艺：原料→清洗→榨汁→过滤→配料→均质→加热→灌装→真空封口→杀菌

冷却→成品。

②种类：天然浓缩山楂汁（由鲜山楂汁浓缩而成），枸杞复合果汁（枸杞汁，浓缩苹果汁），桑椹浓缩汁（由鲜桑椹汁浓缩而成），冬瓜薏米汁（冬瓜汁，薏米精），山楂汁、木瓜汁、杏汁、姜汁（都用鲜品榨汁而成），芦笋汁、枣汁等。

（2）果肉茶型饮料（混浊型）

①制备工艺：原料→原料选择→浸洗破碎→预煮→打浆→预均质→过滤→调配（添加白砂糖、稳定剂、酸味剂和品质改良剂）→真空灌装→高温杀菌→冷却包装→成品。

②种类：杏果茶，沙棘果茶，莲子果茶（红枣、茯苓、桑椹、枸杞、莲子、蜂蜜），枣杞果汁（红枣、胡萝卜、枸杞、山楂），花生果茶（花生浆、山楂汁、胡萝卜汁），山参果茶（山楂、胡萝卜、香茄、枸杞等），枸杞果茶（枸杞、胡萝卜），山楂果茶（A：苹果、山楂，B：山楂、胡萝卜，C：苹果、山楂、胡萝卜。）

（3）其他种类饮料：如核桃乳饮料（胡桃核），杏仁奶饮料（杏仁、奶粉），芝麻乳酸饮料（芝麻），减肥降脂保健茶（绿茶、荷叶、山楂、薏仁），茯苓保健饮料（茯苓），莴苣饮料（莴苣），海带饮料（脱腥海带），枸杞含乳固体饮料（枸杞、奶粉），益尔康（降血脂保健饮料，含沙棘、山楂、决明子），青春乐饮料（核桃仁、大枣、薏仁、黑芝麻、荷叶、乳酸钙等），金菊荷叶保健饮料（荷叶、菊花），菊花饮（菊花），山药饮料（山药），薏仁乳酸饮料（薏仁、乳酸菌），罗汉可乐（罗汉果、枸杞、甘草），麦香芦笋茶（以芦笋为主、辅以麦芽、海带、绿茶等），玉米杏仁茶（玉米、杏仁）。

2. 罐头类

把药食两用中药经过一定的加工工艺，制成罐头食品是一类深受消费者欢迎的常年食品。

①制备工艺：原料分选→清洗→分级→装罐→封罐→杀菌→冷却→成品。

②种类：山楂罐头，杏仁罐头，糖水木瓜罐头，糖水红枣罐头，芦笋罐头，银耳莲子罐头（银耳、莲子），营养枣罐头（鲜枣、枸杞），五果鸡（仔鸡，辅以桂圆、荔枝、莲子、枸杞、大枣），莴笋罐头，百合罐头。

3. 蜜饯果脯类

蜜饯果脯系我国的传统名特食品中的一类产品，历来都以果蔬添加白砂糖等辅料，经精加工而形成具有一定的色、香、味、形的独特食品。特点为含糖高、甜度高和有原果风味。目前也趋向生产低糖蜜饯果脯。

①加工原理：蜜饯果脯是依靠高糖来贮藏的。它利用蔗糖的性质来改变加工原料的风味，增强产品的品质。蔗糖主要通过降低介质的水活度，产生高渗透压致微生物细胞质壁分离，得以抑制微生物的生长活动，这便是蜜饯果脯的加工基本原理。

②种类：木瓜果脯，山楂果脯（包括低糖），维生素C康泰枣（将红枣用维生素C加以强化并补加丁香、肉桂、甘草），和合枣（红枣辅以丁香、肉桂、陈皮、甘草等），十香枣（以橄榄辅以甘草、茴香、桂皮、丁香、五香粉等），桂花橄榄（以橄榄辅以桂花、甘草、茴香等），香草果（以橄榄辅以甘草），几种杏干蜜饯果脯［奶油杏肉、玫瑰杏肉、话杏、甘草杏、陈皮杏（辅以甘草、陈皮）、七珍杏（辅以甘草、陈皮、桂皮、小茴香、丁香）、八珍杏（辅以甘草、陈皮、豆蔻、茯苓）］，莴笋脯，山药脯（包括低糖山药脯），九制陈皮（辅以甘草等），芦笋蜜饯，甜味陈皮，莲子蜜饯。

4. 酒类

酒类食品特别是保健类酒类食品，由于其具保健强身的作用，深受民众的欢迎。

①制备工艺：一般用药食两用中药或副产品下脚料经发酵酿制而成，或经提取有效成分配制而成。

②种类：桑椹酒，酸枣仁酒，橄榄酒（利用果汁发酵制成），薏米酒，芦笋配制酒，姜酒。

5. 果酱类

果酱是一种无食品着色剂、增香剂、增酸剂、防腐剂等添加剂，甜酸适口，风味良好的食品。

①制备工艺：原料选择→去皮→切块→软化→打浆→浓缩→装罐→密封→杀菌→冷却。

②种类：木瓜酱，莲子果酱（苹果、香蕉、花生、荸荠、生姜、大蒜等），山药枸杞果酱（山药、枸杞），沙棘果酱（沙棘、辅料胡萝卜、苹果、梨、马铃薯）。

（五）中药保健食品的发展趋势

随着改革开放的不断深入，我国保健食品工业正迅猛发展。同时随着人们生活水平的提高，对各种保健食品的消费要求也发生了变化。从时间上来看，对于饮料，其发展情况为：60年代及60年代以前，人们对饮料的要求是能解渴；70年代，要求有助于健康，在此期间生产了各种保健饮料和运动员饮料等等；80年代的要求则有所提高，要求饮料营养化，促使饮料又有了较大的发展，碳酸饮料比例逐渐下降，果汁、蔬菜汁的比较逐渐上升；90年代对饮料的要求则更进一步，要求具有安全性、营养性，并具有特殊风味。90年代以后则是营养型饮料和天然原料饮料的市场。

衰老问题是当今世界所关心的重大问题，随着我国社会的发展和科学的进步以及医疗保健设施的完善，人们的平均寿命逐年在延长，我国正逐渐进入老年社会。为了提高中华民族的健康水平，增强人们的免疫能力，益寿延年，要求进行抗衰老食品的开发研究和生产来抑制衰老因子，延长细胞的寿命，从而减缓人体衰老。此外，对于美容保健食品及儿童增智保健食品也逐渐得到重视。

我国的中医药随着科学技术的进步有了较大的发展，特别是自从1987年卫生部、国家中医药管理局颁布既是食品又是药品的药食两用中药的种类后，对于此类中药的研究更加广泛和深入，特别在保健食品的研制中具有主导的地位。根据国内和国外保健食品工业的发展情况，结合我国人民的饮食特点和消费水平来看，则可展望今后我国保健食品的开发将同时面对四个较大的消费者群：即追求高营养全营养的实惠型，追求感官感受的嗜好型，追求疗效及防病作用的保健型以及追求便宜的实用型。

1. 追求高营养全营养的实惠型

我国人民生活水平还不太高，营养水平普遍很低。从总体上来看，蛋白质的摄入量不高，只能满足人体需要量的60% ~80%左右。我国的膳食结构以淀粉和纤维为主，作为蛋白质主要来源的肉类及大豆食品的消费量还相当低，仅为发达国的1/3左右（肉类）。随着营养知识的普及和人们收入的不断提高，造成肥胖人口不断增长，这给人们一个营养过剩的错觉。随着肥胖症及糖尿病的病因逐渐被广大消费者所认识，高蛋白低脂肪低糖的食品势必受欢迎。

除了蛋白质摄入量不足外，我国人民比较缺乏的营养元素还有各种维生素。微量元素铁、锌的缺乏在少年儿童中尤为严重。

目前食品营养知识正逐渐得到普及，在基本解决了温饱问题并向小康水平过渡的情况下，人民对食品的要求也相应地从对量的要求转向对质的要求，高营养型全营养型食品正日益得到人们的青睐。在饮料方面碳酸饮料销量开始下降而乳制品销量逐年上升的事实正说明了这一点。

2. 追求感官感受的嗜好型

几千年来，我国人民对食品的质量要求基本上是停留在感官感受上，而对其内在质量却没有重视。这种“色香味俱全的食品便是好食品”的观念经过几千年来代代相传，在人们心目中已根深蒂固，一时间还难以排除。因而感官感受上具有较强烈的浓香厚味型食品在国内还有相当大的市场，而且还将延续许多年。这一类型消费者数量还相当大。

3. 追求疗效及防病作用的保健型

据医学专家的统计，人类疾病中有3/4以上是由于饮食不当（或者由于饮食中缺乏某些营养元素或者含有某些致病物质）造成的。现代疾病的不断增长，使人们对防病食品及其疗效越来越重视。就国内而言，由于人们收入有限，加上营养知识的普及不够，要想通过自己配制食谱控制饮食来达到治病和防病的目的还相当困难，消费者只能希望能从食品加工厂那里得到帮助。因此，保健型食品在以后的几年中将有相当大的市场。这一类型的消费者也正日益增多，发展迅速。

4. 追求便宜的实惠型

在特定的情况下人们会选择这一类型的食品。例如在炎炎夏日，有消暑降温作用的碳酸饮料会有相当大的市场，具有解渴作用的清凉饮料也会有相当大的销量。收入不太高的消费者常常偏向于这类食品的消费，是这一类型的消费人群的主体。

作为生产及研制新型保健食品的工厂和研究单位的决策者、研究者，要想使新型的产品占领较大的市场，不仅要重视药食两用中药保健及其他作用，还要注重四种类型消费群体。在有所侧重的同时，也应研制开发其他类型的产品，以满足不同消费者群的需要，从而获得较高的收益。

第三节　保健食品的安全性和功能学评价方法学

一、安全性毒理学评价方法学

保健食品的安全性问题越来越受到人们的关注。如果保健食品的安全性存在问题，即使它对人体机能具有某种调节作用或对某种疾病具有辅助治疗作用，但仍很难被消费者所接受。

要对保健食品的安全性进行评价，必须由国家有关检验机构从以下几个方面检验：

（一）代谢试验

受试物在体内可发生一系列复杂的生化变化。受试物经胃肠道吸收后通过血液转运到全身各组织器官，再经过生物转化，由各种途径排出体外。因此，受试物原形物在体内逐渐被代谢降解，而其代谢产物不断生成。测定灌胃后不同时间内受试物原形物或其代谢物在血液、组织或排泄物中的含量，以了解该受试物在动物体内的毒代动力学特征包括吸收、分布、消除的特点，组织蓄积及可能作用的靶器官等，根据数学模型，求出各项目毒代动力学参数。同时采用分离纯化方法确定主要代谢产物的化学结构，测试其毒性并推测受试物在体内的具体代谢途径。通过本试验的观察，对受试物在体内的过程可作出正确评价，为阐明该受试物的毒作用性质与程度提供科学依据。

1. 主要材料

放射性样品的制备（酸消化法）：组织 0.1g、血浆 0.1ml、粪混合液 0.1ml（粪加水制成匀浆液，或粪经红外灯烘干后研磨成粉，称 0.1g）两份，加高氯酸 0.2ml、过氧化氢 0.4ml 和正辛醇 1 滴，80℃水浴消化 45 分钟，加蒸馏水定容至 1ml，取出 0.1ml 加入 3～5ml 闪烁液进行放射性测量（胆汁、尿离心后可直接取样测量）。闪烁液配方为 0.4%～0.6%2，5－二苯基噁唑（PPO）、0.01%～0.03% 1，4-双-（5-苯基-2-噁唑基）苯（POPOP）、二甲苯（或甲苯）与乙二醇聚氧化烯异辛基酚醚（Triton X-100）（比例 2:1）。有条件者可用固体闪烁晶体。

2. 实验动物

尽量使用与人具有相同代谢途径的动物种系，一般选用两种性别，体重为 22～28g 成年小鼠或 170～220g 大鼠。给受试物的途径以灌胃为主，灌胃前动物禁食 16～18 小时，自由饮水。进行毒代动力学分析时，最好同时采用灌胃和静脉注射。

选用低于最大无作用剂量，需要时可用高、低两种剂量。可单次或多次给药。如采用标记化合物，除确定化学剂量外，放射性剂量一般小鼠为 0.4～0.8MBq/只、大鼠 4～9MBq/kg。

3. 操作步骤

进行代谢试验前，需建立测定生物样品中受试物含量的微量化学分析方法或标记受试物的同位素示踪方法。

（1）血浆中受试物含量或放射性水平的测定：动物灌胃后于 6～10 个不同的时相采血，每个时相的动物数不应少于 3 只。如果以每毫升血浆中受试物含量或放射性强度为纵坐标，时间为横坐标，在半对数纸上作药-时曲线。如以化学分析方法测定受试物含量，用已编制的药代动力学计算机程序进行曲线拟合，求出毒代动力学方程及各项代谢动力学参数。如用同位素示踪法测定血浆总放射性水平，作代谢动力学分析时应谨慎。

（2）胃肠道吸收：于灌胃后不同时间处死动物，取出胃肠道及其内容物（包括粪便）作成匀浆，测定受试物含量或放射性水平，以灌胃后即刻处死动物的胃肠道回收量为 100%，分别观察不同时间的各组动物中受试物或放射性自胃肠道消失的情况。以上述不同时相回收量的百分数为纵坐标，时间为横坐标，在半对数纸上作图，求得受试物或放射性在胃肠道的消失速率。为确定受试物在胃肠道的消失速率是否能反映在体内的吸收情况，需进行离体胃肠道温孵试验，即将受试物注入离体胃肠道后结扎两端，于 37℃ Kreb's 液中振荡温孵 1 小时，测定受试物的回收率，以观察受试物在胃肠道内有无受到破坏，由此估计受试物在胃肠道的吸收速率。

（3）主要器官和组织中的分布：于灌胃后2～3个不同的时相处死动物，对肝脏、肾脏、脑等器官和组织进行受试物含量或放射性测定，以找出受试物含量最高的组织与时间。

（4）排泄：观察尿、粪排泄时，给动物灌胃受试物后放入有机玻璃代谢笼内，于3～7天内按规定时间收集尿和粪。如发现尿、粪互混，把样品弃去另再收集。作代谢产物结构分析时应把收尿容器放在冰浴中并注意避光。

观察胆汁排泄时，在轻度乙醚麻醉下给动物施行胆道插管，待动物清醒后以受试物灌胃，收集不同时间的胆汁（不少于24小时）。

从不同时间收集的尿、粪、胆汁样品中的受试物含量或放射性强度，分别计算其累积排出量（占灌胃剂量的百分数）。

（5）生物转化：按受试物的化学结构和文献资料，估计可能产生的代谢产物。动物给予受试物后，收集尿、胆汁等样品，或在体外代谢条件下采用肝微粒体、酶活性系统和受试物于37℃下振荡培养，经提取、纯化后进行代谢物的结构鉴定。分析手段包括薄层色谱、气相色谱、液相色谱、质谱、红外光谱等。要有预测的代谢物的纯品作为标准。如采用标记化合物，样品经薄层色谱分离后用放射性薄层扫描仪或分段刮下硅胶测定放射性，由Rf值判定并测量受试物的量及可能的代谢产物，再作进一步分析。从代谢物的分离与鉴定，对受试物在体内的可能代谢途径作出判断。

（6）结果判定：根据吸收速率、组织分布以及排泄情况，估计受试物在体内的代谢速率和蓄积性。根据主要代谢物的结构及性质，推断受试物在体内的可能代谢途径以及有无毒性代谢物的生成情况。

4. 注意事项

同位素方法是毒物代谢试验中不可缺少的手段之一，常列为首选的试验方法。它具有灵敏度高、样品制备较简单、不易受生物材料中杂质的干扰，可以示踪观察受试物进入体内后的归宿等优点，结合化学分析法如薄层色谱、液相色谱，可把原形物和代谢物分开以初步确定代谢物的可能存在形式。用放射自显影法可定位观察受试物和代谢产物在整体动物或某些组织中的分布定位。

对标记化合物的要求是：

（1）标记核素：由试验目的、受试物分子结构、半衰期、经费等因素而定，常用3H、14C和35S等。

（2）标记位置：应标记在受试物结构中具有生物活性的基团上，即定位标记。如生物活性基团不清楚，则可采用均匀标记或全标记。标记位置在化学结构上应是稳定的。按不同研究目的，可单标记、双标记或多标记。

（3）放射化学纯度：标记物应保证高度的放化纯度（至少90%以上），必要时用薄层色谱进行纯化。

（4）放射化学比度：随受试物毒性大小而定。毒性大的受试物，要求高放射性比度的标记物。用非标记受试物稀释配制成试验所要求的化学剂量。

对生物样品中受试物的分析要建立一种灵敏、特异、重现性好的测定方法，要求如下：

（1）灵敏度：一般以 μg（或 ng）/ml（g）生物样品表示。要求检测限不低于受试物峰值浓度（Cmax）的 1/10 量。

（2）特异性：必须证明所测物质为受试物原形物或其代谢产物。

（3）重现性：变异系数（CV,%）不能超过 10%。

（4）标准曲线及回收率：标准曲线应最少包含四个受试物浓度，并标明其相关系数。受试物自生物样品的回收率不应低于 70%。

（二）繁殖试验

凡受试物能引起生殖机能障碍，干扰配子的形成或使生殖细胞受损，其结果除可影响受精卵或孕卵的着床而导致不孕外，尚可影响胚胎的发生及胎儿的发育，如胚胎死亡导致自然流产、胎儿发育迟缓以及胎儿畸形。如果对母体造成不良影响会出现妊娠、分娩和乳汁分泌的异常，也可出现胎儿出生后发育异常。

1. 操作步骤

使用大鼠，每组雌鼠为 20 只、雄鼠 10 只（或 20 只）。观察代数随受检目的而异，可作一代、二代、三代或多代观察。

设对照组、低剂量组（可按最大无作用剂量的 1/30 或可能摄入量的 100 倍）、高剂量组（为最大耐受量或有胚胎毒性的阈剂量）。受试物加入饲料或饮水中，亲代和子代均接受相同的剂量、饲料和饮水。需观察的指标有一般健康状况、体重、进食量、死亡情况、受孕率、妊娠率、出生存活率、哺乳存活率（4 天、21 天存活）、产仔总数、子宫重及平均仔重等。

2. 一代、二代和三代繁殖试验

一代繁殖试验按程序操作。在进行两代繁殖试验时，亲代 F0 断乳后喂含受试物饲料 3 个月，雌、雄即可交配，所产仔鼠为 F1a。F1a 断乳后喂饲不含受试物的基础饲料，观察 3 个月。F1a 断乳后 10 天与 F0 再次交配，所产仔鼠为 F1b。将 20 只孕鼠（F0）中，5 只产前 2～3 天剖腹检查胎鼠有无畸形；另 5 只自然分娩观察产后仔鼠情况；余 10 只孕鼠自然分娩，所产仔鼠 F1b 继续繁殖。F1b 断乳后喂含受试物饲料 3 个月，进行交配，所产仔鼠 F2a 在断乳后喂不含受试物的饲料，观察 3 个月。仔鼠 F2a 断乳后 10 天与 F1b 再次交配，产 F2b 前将 F1b 孕鼠分两群，每群 10 只，同上操作。

三代繁殖试验进行亲代、一代、二代、三代繁殖试验可参考上法进行，并可根据情况繁殖两窝以上。

3. 祖孙三代的两代繁殖试验

进行亲代、一代和二代繁殖试验时，选用雄性大鼠 10 只、雌性大鼠 20 只。亲代 F0 断乳后喂以含受试物饲料（或饮水）3 个月，交配产仔 F1a，F1a 断乳后每窝一分为二，即给基础饲料组和喂以受试物组，观察 3 个月与对照组比较。喂含受试物饲料组选 10 只雄鼠和 20 只雌鼠进行交配，产仔为 F2a。F1a 孕鼠中选 8～9 只产前 2～3 天剖腹取胎鼠检查有无畸胎；另 8～9 只自然分娩，观察产后仔鼠。余鼠处死。

（三）非程序性DNA合成试验

正常情况下，于细胞有丝分裂周期中，仅S期是DNA合成期。当DNA受损伤时，损伤修复的DNA合成主要在其他细胞周期，称程序外DNA合成，即UDS。因此发现UDS增高，即表DNA发生过损伤。

在体外培养细胞中，用UDS的测量来显示DNA修复合成的关键在于如何鉴别很高水平的半保留DNA复制和水平较低（充其量只有半保留DNA的5%）的UDS。这可以用同步培养的方法将细胞阻断于G1期并用药物（常用羟基脲）抑制残留的半保留DNA复制后显示。同步培养可用缺乏必需氨基酸精氨酸的培养（ADM）使DNA合成的始动受阻而使细胞同步于G1期。

在这些半保留DNA合成明显抑制和阻断了的细胞中，UDS即可用^{3}H-胸腺嘧啶核苷的掺入增加显示。它可用放射自显影或液体闪烁计数法进行测量。

1. 主要培养基与试剂

（1）培养基

①细胞增殖用培养基：Eagle氏最低要求培养基（Minimal Essential Medium，简称MEM）85份，小牛血清15份，加入青霉素、链霉素贮存液1份，使青霉素、链霉素的最终浓度分别为100单位及100μg/ml。MEM培养基可选用各种商品供应的粉末培养基，按生产厂商提供资料配制并灭菌，4℃冰箱贮存。

②同步用培养基：不含精氨酸的Eagle氏MEM培养基（ADM）98份，小牛血清2份，青霉素、链霉素浓度同细胞增殖用培养基。

（2）试剂

1）Hanks平衡盐溶液（HBSS）：

①贮液A：将氯化钠160g、氯化钾8g、硫酸镁（$MgSO_4 \cdot 7H_2O$）2g及氯化镁（$MgCl_2 \cdot 6H_2O$）2g溶于800ml双蒸水（50℃～60℃）中。另取无水氯化钙2.8g溶于100ml双蒸水中。将上述两溶液混合后，加水至1000ml，加入三氯甲烷2ml，保存于4℃下。

②贮液B：将磷酸氢二钠（$Na_2HPO_4 \cdot 12H_2O$）3.04g（或$Na_2HPO_4 \cdot 2H_2O$ 1.2g）、磷酸二氢钾（$KH_2PO_4 \cdot 2H_2O$）1.2g（或KH_2PO_4 0.95g）、葡萄糖20g溶解于800ml双蒸水中，加入100ml0.4%酚红溶液（取酚红1g，溶于3ml1mol/L氢氧化钠中，待完全溶解后加入双蒸水至250ml），加水至1000ml，加入三氯甲烷2ml，于4℃下保存。

③贮液C：1.4%碳酸氢钠溶液，以双蒸水配制。

④应用液的配制：取A液1份、B液1份、水18份，混合后分装于玻璃容器内，高压灭菌，于4℃保存。用前加入1.4%碳酸氢钠溶液，将pH调整至7.2～7.4。

2）磷酸缓冲液（无钙、镁的Dulbecco氏磷酸缓冲盐液）（pH7.4）：取氯化钠8.00g、磷酸二氢钾0.20g、氯化钾0.20g、磷酸氢二钠（$Na_2HPO_4 \cdot 12H_2O$）2.89g，溶于1000ml双蒸水中。

3）0.02%乙二胺四乙酸二钠或四钠（EDTA）溶液：取EDTA0.2g溶于无钙、镁之磷酸缓冲液中，配成1000ml，高压灭菌。

4）抗生素贮存液：取临床注射用青霉素G100万单位及1g链霉素粉剂，在无菌操作下溶于 100ml 之无菌蒸馏水中，使青霉素及链霉素在溶液中之浓度分别为 1 万单位及 10000mg/ml，使用时每 100ml 培养基中加入抗生素贮存液 1ml。

5）大鼠肝微粒体 S-9 组分：按 Ames 试验程序制备。

6）S-9 混合液的配制：将磷酸氢二钠（$Na_2HPO_4 \cdot 12H_2O$）86.8mg、磷酸二氢钾 7.0mg、氯化镁（$MgCl_2 \cdot 6H_2O$）8.1mg、6-磷酸葡萄糖（G-6-P）5.4mg、辅酶Ⅱ（CoⅡ）（纯度 90%）4mg 溶于 ADM 中，加入 1mol/LN-2-羟乙基哌嗪-N-2-乙磺酸（HEPES）溶液 0.2ml 及大鼠肝微粒体 S-9 组分 0.8～4ml 或 20ml，并用碳酸氢溶液调整 pH 至 7.2～7.4。

7）显影液及定影液（放射自显影用）

①Kodak D-170 显影液：将无水亚硫酸钠 25g 溴化钾 1g，加水至 200ml 配成贮液。使用时用水稀释至 1000ml，溶入 Amitol（2-氨基酚盐酸盐）4.5g。

②Kodak D-170 显影液：水（50℃）500ml，依次溶入米吐尔（硫酸对甲氨基苯酚）2g、无水亚硫酸钠 72g、对苯二酚 8.8g、无水碳酸钠 48g、溴化钾 4g，加水至全量 1000ml。

③停显液：98% 冰乙酸 15ml，加水至 1000ml。

④Kodak F-5 定影液：水（50℃）100ml，依次溶入海波 240g、无水亚硫酸钠 15g、28% 乙酸 48ml，硼酸（结晶）7.5g、钾矾 15g，加水至 1000ml。

8）闪烁液：称取 2，5-二苯基噁唑（PPO）5g、1，4-双-（5-苯基-2-噁唑基）-苯（POPOP）300mg 溶于甲苯中，配成 1000ml。

2. 培养器皿

应用一次性细胞培养用器皿及微孔滤膜，可避免繁琐的洗涤工作，并可提高试验质量。

（1）玻璃类：用自来水将污物冲净，在肥皂或洗衣粉溶液中煮沸 5 分钟，稍冷后在热肥皂水中反复洗刷，用自来水冲洗干净，干后浸于清洁液中过夜。取出后用自来水反复冲洗 12 次，再用蒸馏水冲洗 2 次，于蒸馏水中浸泡 24 小时。取出后用蒸馏水再冲洗 2 次，烘干。所用玻璃瓶用纸包扎瓶口，移液管及滴管在近端管内塞入棉花栓后用纸包裹。

（2）橡胶类：用自来水冲洗干净后，在肥皂水内煮沸。若为新购置的，则用 4% 氢氧化钠溶液煮沸 10 分钟，再用 4% 盐酸溶液煮沸 10 分钟，自来水流水冲洗 2 小时以上，再于蒸馏水中煮沸 2 次，用蒸馏水冲洗后浸泡于蒸馏水中 24 小时，干燥后用玻璃纸包装，置于容器内。

（3）6 号玻璃滤器（除菌用）：如系新购置，则需浸入含少量亚硝酸钠的热硫酸内 24 小时，蒸馏水抽滤后用氢氧化钠溶液抽滤至中性，再用双蒸水抽滤 2 次，烘干后配上橡皮塞包扎。滤器使用后立即用蒸馏水抽滤 1 次，随后用 1% 亚硝酸钠硫酸溶液（硫酸溶液浓度 0.5mol/L）抽滤后，浸于该硫酸溶液内（注意必须使滤板的两侧都浸于酸内）。清水冲洗后，用蒸馏水抽滤 3 次，干燥后，配塞包扎。

（4）灭菌：对不带橡皮塞的玻璃用具及金属用具可用干热灭菌，温度升至 140℃后，保持 2 小时。带橡皮塞之类的玻璃用具应用高压灭菌（120℃，30 分钟）。溶液除不耐热的应用抽滤除菌外，耐热的可用高压灭菌，一般用 115℃，10 分钟。

3. 操作步骤

（1）细胞的传代、维持和贮存：用于化学致癌物在体外培养细胞中诱发 UDS 的试验研究的哺乳类细胞的种类很多。人类细胞的 UDS 反应大于啮齿类细胞。在化学致癌性检测试验中很多人使用人类细胞。这有一个可取的优点，即对某一化学物质对人类的危害作评价时，可减轻因种属差异而导致推论错误的风险。使用最多的人类细胞为成纤维细胞、外周血淋巴细胞、单核细胞和 Hela 细胞等。所使用的人羊膜细胞 FL 株，是一种上皮细胞系，且该羊膜细胞富含可诱导的药物代谢酶系。

将生长成的单层的细胞除去培养基，用 Hands 平衡盐液（HBSS）洗涤后，用 0.02% EDTA 或 0.1% 胰酶溶液（于无 Ca^{2+}、Mg^{2+} 之磷酸缓冲液中）于 37℃下处理数分钟使细胞退缩，细胞间间隙增大。再用 HBSS1 洗涤 1 次，加入适量培养基，反复吹吸，使细胞自玻面上脱下并分散于培养基中。取细胞悬液一滴，加于血球计数池中，计数四大格中的细胞数，计算出悬液中细胞浓度（四大格的细胞数 4×10^4 即为每毫升所含细胞数）。将细胞悬液用生长用培养基稀释至（0.5～1）$\times 10^5$ 个/ml。

将上述细胞悬液接种于培养瓶中（30ml 培养瓶可接种 3ml，100ml 可接种 10ml）。每次接种 3 份，长成融合单层后取其中一瓶再按以上方法传代接种 3 瓶。另两瓶在证明传代成功后弃去或供试验用，这样可保证细胞在试验中延续保持。有条件可按下法将细胞贮存于液氮中。若较长时间不用，不必在实验室中维持。在需要时取出经增殖后供试验用。

将细胞增殖至所需数量后，按上法制成细胞悬液（于生长用培养基中），细胞浓度为每毫升（1～1.5）$\times 10^6$ 个。在冰浴中，逐滴加入为细胞悬液总量 10% 的灭菌二甲亚砜。然后将细胞悬液分装于洁净干燥的无菌安瓿或细胞冻存专用塑料小管中，每份 1ml。封口后置于 4℃中 2～3 小时，然后移至普通冰箱之冰格内放 4～5 小时，再移入 -30℃～-20℃之低温冰箱内过夜，次日移入生物用液氮贮存器内。

需用时，将安瓿或小管自液氮中取出，投入 37℃水浴内使其迅速解冻。离心（2000r/min）后将安瓿或小管锯（打）开，除去含有二甲基亚砜的培养基，加入适量之生长用培养基，并调整细胞浓度至每毫升（10～15）$\times 10^4$ 个。分种于细胞培养瓶中，37℃培养 1 天后，换培养基一次，将无活力之细胞除去，待长成融合单层后，增殖细胞并维持于实验室中。

（2）UDS 的放射自显影显示法：将细胞增殖至所需数量后，按上述方法制成单细胞悬液，细胞悬于生长用培养基（MEM85 小牛血清 15）中，浓度为每毫升（0.5～1）$\times 10^5$ 个。将上述细胞悬液接种于置有小盖片（18mm×6mm）之培养瓶中，37℃培养 1～3 天，使细胞在盖片上生长至适当密度。培养瓶接种数目根据检品的数目和所选剂量级别而定。每一剂量作 2～3 个样片，并另备 4～6 个样本供溶剂对照和已知致癌物的阳性对照用。

细胞在增殖培养后，按以同步培养用培养基（ADM 补以 1% 小牛血清）作同步培养 3～4天。在试验前一日下午，加入溶于 ADM 之羟基脲（HU）溶液，使 HU 在培养基中之终浓度为 10mol/L。继续在 37℃下培养 16 小时，然后将上述长有细胞之盖片置于含有不同浓度之检品、HU（浓度为 10mol/L）及 ^{3}H-胸腺嘧啶核苷（1.85×10^5～3.7×10^5）Bq/ml 或 1.1×10^6 Bq/mmol 之同步用培养基中，37℃中培养 5 小时。以溶剂及已知致癌物为对照。

检品及已知致癌物溶液在试验时新鲜配制。先将它们溶于适当溶剂（蒸馏水、二甲基亚砜、丙酮等）中，配成最高测试浓度 100 倍的溶液贮藏。再依次以溶剂按 10 倍剂量稀释，作为不同浓度之检品溶液。将各种浓度的检品溶液，加于培养基中，使溶剂的最终浓度为1%。

培养结束后，用HBSS充分洗涤，用1%柠檬酸钠溶液处理10分钟，随后用乙醇-冰乙酸（3:1）固定（4℃）过夜，空气中干燥后，用少量中性树胶将盖片粘固于载玻片上，长有细胞的一面朝上，45℃烘烤24小时。

在暗室中将适量核-4乳胶移入浸渍用之玻璃器皿中，置于40℃水浴中令其熔化，同时取等量蒸馏水于一量筒中也置于该水浴中加热，待乳胶熔化后，将热蒸馏水倾于乳胶液中，继续在水浴中加温，并用玻璃棒轻轻搅拌，待10～20分钟使气泡逸出。在以上准备过程中，将准备作自显影处理之玻片置于水浴之平台上预热。准备就绪后，将玻片垂直浸渍于1:1稀释之乳胶液约5秒，徐徐提出玻片，将玻片背面之乳胶用纱布或擦镜纸拭去。将已涂有乳胶之玻片移入温度为29℃之温箱中（4小时）待乳胶干涸。然后置于内置有适量干燥剂（变色硅胶）袋之曝光盒中。曝光盒外包以黑色避光纸及塑料纸，置于4℃冰箱中曝光10天。曝光结束后，将玻片移入有机玻璃制成的玻片架上，在液温为19℃的D-170或D-196显影液中显影5分钟，在停显液中漂洗2分钟，在F-5定影液中定影6～10分钟，再用水漂洗数小时。

细胞可在乳胶涂片前用地衣红（2%）冰乙酸溶液或在显影后用H. E或Giemsa染液染色。将玻片脱水使之透明后，用盖玻片封固。在油镜下，计数各样本细胞核上之显影银粒数，同时计数相当面积之本底银粒数，并自核上之银粒数减去。计数30～50个细胞核，计出对照样本、各种浓度检品处理的样本及阳性致癌物对照样本中银粒数/核的均值及其统计量。

（3）UDS的液体闪烁计数显示法：将试验用细胞悬于生长用培养基中，细胞浓度为每毫升0.5×10^5个，将细胞接种于液体闪烁计数瓶中，每瓶1ml，并加入^{14}C-胸腺嘧啶核苷，使终浓度为3.7×10^2 Bq/ml（1.85×10^9 Bq/mmol）。37℃培养48小时使细胞增殖并标记，去培养基并用HBSS洗涤后，换以含^{14}C-胸腺嘧啶核苷（3.7×10^2 Bq/ml）之同步用培养基，在37℃中进行同步培养2～4天。同步培养结束后在试验前一日下午去培养基，用HBSS充分洗涤后，加入含有浓度为10mmol/L羟基脲（HU）之同步用培养基，37℃中培养16小时，UDS的诱发同放射自显影显示法。

细胞在含有HU及^3H-胸嘧啶核苷（1.85×10^5 Bq/ml，1.11×10^6 Bq/mmol）之同步用培养基中与不同浓度之检品接触5小时，培养结束后去培养基及检品。以冷盐水洗涤2次，随后用冰冷的0.25mol/L过氯酸溶液处理2次，每次2分钟，以固定细胞并除去酸可溶性成分，再用乙醇处理10分钟以除去脂溶性成分及未渗入之标记物，干后以0.5～1mol/L过氯酸0.5ml于75℃～80℃之恒温箱中水解40分钟，使渗入之标记物释出。冷却后加入乙二醇乙醚3.5ml及闪烁液（PPO 0.5%、POPOP 0.03%，以甲苯为溶剂）5ml，振摇后使其呈匀相，以液体闪烁计数器测定各样本中的^{14}C及^3H的放射活性。

样本中的^3H的放射活性即反映UDS中^3H-胸腺嘧啶核苷的掺入量，而^{14}C的放射活性反映实验细胞的数目或其DNA量，因此^3H和^{14}C放射活性之比（$^3H/^{14}C$）即为单位重量DNA或单位数目细胞中UDS水平的反映值。若将溶剂对照的^3H和^{14}C比值作为100%（1.00），可计算出各个样本中的对照变化量，并可计算各种检品测试浓度的样本中的有关统计量。

（4）受试物的代谢活性：建株细胞中药物代谢活化酶系的活性一般都很低，因此对一些需经酶性代谢活化才显示其DNA损伤作用的化学物质，可在试验体系中加入以大鼠肝微粒体酶活性系统及辅助因子组成的体外活化系统（S-9混合液）。在检品接触时所用的培养基中，另溶入或加入氯化镁（$MgCl_2 \cdot 6H_2O$）、磷酸氢二钠、磷酸二氢钾、6-磷酸葡萄糖（G-6-P）、NADP（CoⅡ）及大鼠肝微粒体S-9组分，使每毫升中分别含有Mg^{2+}、PO^{4-}、G-6-P及CoⅡ3、20、1及0.8mmol及4%～20%肝微粒体S-9组分，肝微粒体S-9组分所占比例视检品的亲脂性而异。亲脂性强的可用低比例的肝微粒体S-9组分，反之，在活化体系中则可用比例高一些的肝微粒体S-9组分，并加入HEPES（10mmol/ml），用$NaHCO_3$溶液将pH调至7.2～7.4。

（5）结果判断：可用student氏“t”测验检验各检品接触与溶剂对照间有无显著性差异而作出判断。

（四）慢性毒性和致癌试验

在动物的大部分生命期间，经过反复给予受试物后观察其呈现的慢性毒性作用及其剂量反应关系，尤其是进行性和不可逆毒性作用及肿瘤疾患，并确定受试物的无作用剂量（NOEL），作为最终评定受试物能否应用于食品的依据。

1. 实验动物

原则上，宜选用接近人体代谢特点的试验动物，因为目前已掌握大、小白鼠各品系的特点及诱发肿瘤的敏感性，故可优先用于慢性毒性和致癌试验，一般用雌、雄两性断乳大鼠或小鼠；对活性不明的受试物，则宜用两种性别的啮齿类和非啮齿类动物。

实验动物的自然肿瘤发生率原则上是控制到越低越好，但试验结束评价时主要是以在同等条件下观察对照组与各剂量组的肿瘤发生率及其剂量-反应关系作为依据。

2. 操作步骤

（1）动物组数：除对照组外，一般试验组可分为3～5组，要求最高剂量组的剂量能引起最小毒性表现，但不影响其正常生长、发育和寿命。试验组的剂量可按几何级数或其他规律划分，对照组除不给予受试物外其他条件均与试验相同。

慢性毒性试验中啮齿类动物每组至少50只，雌雄各半。非啮齿类动物每组每一性别至少4只。如计划在试验期中定期剖杀时，动物数要作相应增加。当慢性毒性和致癌试验结合在一起进行时，每组动物雌、雄均以50只以上为宜，如计划在试验期中定时剖杀，动物数要作相应增加。

（2）饲养管理：饲料中营养成分应能满足该试验动物的营养需要。饲料的污染物如残余杀虫剂、多环芳烃化合物、雌激素、重金属、亚硝胺类化合物等的含量要控制；不饱和脂肪酸与硒的含量要限制，均应使其不影响受试物的试验结果。

除食品毒理学试验中对实验动物与饲料的一般要求外，还应做到：

① 同一间动物房中不得放置两种试验动物，也不能同时进行两种受试物的毒性试验。

②不得使用消毒剂和杀虫剂等药物。

③动物饲料罐中的饲料每周至少要更换两次。

（3）受试物：非营养性受试物加入饲料中的量不能大于饲料量的5%；营养性受试物应尽可能采用高剂量，应保证实验动物营养平衡或采用对饲方法。受试物在饲料制备或存放时，要求不影响饲料的营养成分含量和性质。饲料中加入受试物的量很少时，宜先将受试物加入少量饲料中充分混匀后，再加入一定量饲料后再混匀，如此反复 3～4 次。

（4）试验期限：一般情况下，致癌试验期，小鼠定为 18 个月，大鼠为 24 个月；对个别生命期较长和自发性肿瘤较低的动物，可适当延长。

试验期中，当最低剂量组或对照组存活的动物数仅为开始时的 25% 时，可及时中止试验；但因明显的受试物毒性作用造成高剂量组动物过早死亡，则应继续进行试验；如因管理不善所造成的动物死亡大于 10% 及小鼠在试验期为 18 个月或大鼠为 24 个月内，各组存活率均小于 50% 时，也应中止试验。

3. 指标观察与检测

（1）一般观察：对试验动物的一般健康状况每天至少有一次认真的观察和记录。对死亡动物要及时剖验；对有病或濒死的动物需分开放置或处死，并检测各项指标。

动物出现异常，需详细记录肉眼所见、病变性质、时间、部位、大小、外形和发展等情况，对濒死动物要详细描述。

试验期的前 13 周即 3 个月，每周要对全部动物分别称量体重，以后每 4 周 1 次，每周要检查和记录一次每只动物的饲料食用量。如以后健康状况或体重无异常改变，可以每 3 个月检查一次。

（2）血液学检查：于试验的第 3、6 个月及以后每半年常规检查一次血红蛋白、血细胞压积、红细胞计数、白细胞计数及分类、血小板及血凝试验等。大、小鼠每组每一性别检查 10 只，且每次检查尽可能安排为同一动物。非啮齿类动物则全部检查。

当发现动物健康状况的表现有变化时，必须对有关动物血液进行红、白细胞计数，当需要进一步探讨时，尚需作白细胞分类检查。至于各剂量组只有在高剂量组和对照组动物间有较大差异时，方能进行红、白细胞计数检查，濒死的动物应作白细胞分类检查。

（3）血液生化指标测定：按上面规定的时间进行，主要指标有：

①总蛋白含量。

②白蛋白含量。

③酶活性测定：根据常规和特殊需要选择有关酶活性进行测定。

④糖代谢：主要为糖耐量测定。

⑤肾功能：如尿素氮测定等。

（4）病理检查：大体检查发现有异常时，将为显微镜检查取材提供方便，故应特别注意。濒死或处理的动物均应进行系统的肉眼检查，对有关脏器尚需称量。

显微镜检查是慢性毒性试验的主要必检项目，凡在试验过程中濒死处理的动物均应进行。有条件和需要时可酌情进行电镜检查。要累积常用动物的肿瘤发生数据，为今后制定相应自然肿瘤发生率提供依据。

（五）联合急性毒性试验

当两种或两种以上的受试物同时存在时，可能发生作用之间的拮抗、相加或协同三种不同的联合方式，可以根据一定的公式计算和判定标准来确定这三种不同的作用。

操作时，首先分别测定单个受试物的 LD_{50}，按各受试物的 LD_{50} 值的比例配制等毒性的混合受试物，用 Horn 氏法测定混合物的 LD_{50}。若用其他 LD_{50} 测定方法时，可以各个受试物的 LD_{50} 值的一半之和作为中组，然后按等比级数向上、下推算几组，与单个受试物

LD_{50}测定的设计相同。如估计是相加作用，可向上、下各推算两组；如可能为协同作用，则可向下多设同组；如可能为拮抗作用，则可向上多设几组。

混合物中各个受试物是以等毒比例混合的，因此求出的LD_{50}乘以各受试物的比例，即可求得各受试物的剂量。

（六）30天和90天喂养试验

当评价某受试物的毒性特点时，在了解受试物的纯度、溶解特性、稳定性等理化性质的前提下，并通过急性毒性试验及遗传毒性试验所取得有关毒性的初步资料之后，可进行30天和90天喂养试验，以提出较长期喂饲不同剂量的受试物对动物引起有害效应的剂量、毒作用性质和靶官，估计亚慢性摄入的危险性。90天喂养试验所确定的最大无作用剂量可为慢性毒性试验的剂量选择和观察指标提供依据。当最大无作用剂量达到人可能摄入量的一定倍数时，则可以此为依据类推到人，为确定人食用的安全剂量提供依据。

1. 实验动物

实验动物选择经急性毒性试验已证明为对受试物敏感的动物种属和品系，一般选用啮齿动物，首选品种为大鼠。使用雌、雄两种性别的离乳大鼠，试验开始时动物体重的差异应不超过平均体重的±20%。

2. 操作步骤

至少应设3个剂量组和1个对照组。每个剂量组至少20只动物，雌、雄各10只。剂量的选择，原则上高剂量组的动物在喂饲受试物期间应当出现明显中毒症状但不造成死亡，低剂量组不引起毒作用，确定出最大无作用剂量。在此两剂量间再设一至几个剂量组，以期获得比较明确的剂量-反应关系。剂量的设计可参考以下原则：

（1）以LD_{50}的10%～25%为90天喂养试验的最高剂量组，此间LD_{50}百分比的选择主要参考LD_{50}剂量反应曲线的斜率。然后在此剂量下设几个剂量组。最低剂量组至少是人可能摄入量的三倍。

（2）按可能摄入量的300倍作为90天喂养试验的最大无作用剂量，然后在此剂量以上设几个剂量组，必要时也可在此剂量以下增设一个剂量组。当受试物掺入饲料时，需将LD_{50}（mg/kg）按每100g体重的摄食量折算为饲料的量（mg/kg），30天喂养试验按体重的10%折算，90天喂养试验按体重的8%折算。

给予受试物的方式尽可能将受试物掺入饲料中喂养（应注意受试物在饲料中的稳定性），如有困难，也可加入饮水中，但饮水较饲料更不易定量。对一些挥发性物质则只能采用灌胃法。

3. 指标观察与检测

因受试物及研究目的有差异，一般可包括以下各项：

（1）临床检查：每天观察并记录动物的一般表现、行为、中毒症状和死亡情况，每周称一次体重和食物摄入量，计算食物利用率。

（2）血液学检查：一般于试验中期和试验结束时测定血色素、红细胞计数、白细胞计数及其分类、血小板数和网织红细胞数等。

（3）血液生化检查：如谷丙转氨酶、谷草转氨酶、尿素氮、肌苷、葡萄糖、血清白蛋白/球蛋白和类脂质（总胆固醇和游离胆固醇）等。可根据受试物的性质及所观察的毒性反应选择其他临床生化指标。

（4）脏器称重：肝脏、肾脏的绝对重量和相对重量（脏器/体），必要时尚需称取其他脏器重量。

（5）病理组织学检查：试验结束时必须对所有动物进行大体检查，并将重要器官和组织固定保存。在对各剂量组动物大体检查未发现明显病变时，可以只进行最高剂量组及对照组动物主要脏器的组织病理学检查，发现病变后再对较低剂量组相应器官及组织进行检查。肝、肾、胃、肠的组织病理学检查为常规项目，其他组织和器官的检查则需根据不同情况确定。

将所有观察到的结果，以适当的统计学方法给予评价。试验设计时即应选好所采用的统计方法。

（七）骨髓微核试验

微核是在细胞的有丝分裂后期染色体有规律地进入子细胞形成细胞核时，仍然留在细胞质中的染色单体或染色体的无着丝粒断片或环。它在末期以后，单独形成一个或几个规则的次核，被包含在子细胞的胞质内而形成，由于比核小得多故称微核。这种情况的出现往往是由于受到染色体断裂剂作用的结果。另外，也可在受到纺锤体的作用时，主核没有能够形成，代之以一组小核。此时小核往往比一般典型的微核稍大。

1. 主要试剂和材料

（1）小牛血清：小牛血清滤菌后放入56℃恒温水浴保温1小时进行灭活。通常储存于4℃冰箱冰盒中，也可用大、小鼠血清代替。

（2）Giemsa贮备液：称取3.8g Giemsa染料，加入375ml甲醇研磨，待完全溶解后，再加入125ml甘油，置37℃恒温箱中保温48小时并振摇数次，过滤2周后备用。

（3）Giemsa应用液：取1份Giemsa贮备液与6份磷酸盐缓冲液混合而成，临用时配制。

（4）66.7mmol/L磷酸盐缓冲液（pH6.8）：取4.50g磷酸二氢钾（KH_2PO_4）和11.81g磷酸氢二钠（$Na_2HPO_4 \cdot 12H_2O$），加蒸馏水至1000ml，混合均匀。

2. 实验动物

小白鼠是微核试验的常规动物，也可选用大白鼠。通常用7～12周龄，体重25～30g的小鼠或体重150～200g的大鼠。每组用两种性别的动物至少各5只。

原则上以动物出现严重中毒症状和/或个别动物出现死亡为最高剂量，一般可取1/2LD_{50}。急性毒性受试物最大给予量无死亡时，则以受试物最大给予量或5g/kg（体重）为最高剂量，以下设3～5个剂量组。另设溶剂对照组和阳性对照组。阳性对照物可用环磷酰胺40mg/kg（体重）经口给予。

3. 操作步骤

（1）标本制备：采用经口灌胃给受试物法，根据细胞周期和不同物质的作用特点，可先做预试，定取材时间，常用30小时给受试物法。即两次给受试物间隔24小时，第二次给受试物后6小时，颈椎脱臼处死动物。取胸骨或股骨，用止血钳挤出骨髓液与玻片一端的小牛血清混匀，常规涂片。或用小牛血清冲洗股骨骨髓腔制成细胞悬液涂片，涂片自然干燥后放入甲醇中固定5～10分钟，当日固定后保存。将固定好的涂片放入Giemsa应用液中，染色 10～15 分钟。立即用 pH6.8 的磷酸盐缓冲液或蒸馏水冲洗晾干，写好标签，置干燥器中保存。

（2）阅片：选择细胞完整、分散均匀、着色适当的区域，在油镜下观察。以有核细胞形态完好作为判断制片优劣的标准。观察嗜多染红细胞的微核，采用 Giemsa 染色法，嗜多染红细胞呈灰蓝色，成熟红细胞呈粉红色。典型的微核多为单个的、圆形、边缘光滑整齐、嗜色性与核质一致，呈紫红色或蓝紫色，直径通常为红细胞的 1/20～1/5。

用双盲法阅片，每只动物计数 1000 个嗜多染红细胞，观察含有微核的嗜多染红细胞数，微核率以千分率表示。观察嗜多染红细胞与成熟红细胞（PCE/RBC），可作为细胞毒性指标之一，一般计数 200 个嗜多染红细胞。

4. 结果评定

一般采用卡方检验、泊松分布、或双侧 t 检验等统计方法进行数据处理，并按动物性别分别统计。试验组与对照组相比，试验结果微核率有明显的剂量反应关系并有统计学意义时，即可确认为阳性结果。若统计学上有显著性差别，但无剂量反应关系时，则须进行重复试验，结果能重复者可确定为阳性。

（八）骨髓细胞染色体畸变试验

染色体是细胞核中具有特殊结构和遗传功能的小体，当化学物质作用于细胞周期 G1 期和 S 期时，诱发染色体畸变，而作用于 G2 期时，诱发染色单体畸变。给试验的大、小白鼠腹腔注入秋水仙素，抑制细胞分裂时纺锤体的形成，以便增加中期分裂相细胞的比例，并使染色体丝缩短、分散、轮廓清晰。在显微镜下观察染色体数目和形态。

1. 主要试剂

（1）0.1% 秋水仙素：置于棕色瓶中，冰箱保存。

（2）pH7.4 磷酸缓冲液：取 9.47g 磷酸氢二钠（Na_2HPO_2）溶于 1000ml 蒸馏水中配成 66.7 mmol/L 浓度，取 49.07g 磷酸二氢钾（KH_2PO_4）溶于 1000ml 蒸馏水中配成 66.7 mmol/L 浓度，将 80ml 磷酸氢二钠溶液与 20ml 磷酸二氢钾溶液混合，调节 pH 至 7.4。

（3）Giemsa 储备液：取吉姆萨染料 3.8g，置玛瑙乳钵中，加少量甲醇研磨，逐渐加甲醇至 375ml 溶解后再加 125ml 纯甘油，于 37℃ 温箱保温 48 小时，在此期间摇动数次，放置 1～2 周过滤备用。

（4）Giemsa 应用液：取 1ml 储备液加入 10ml pH7.4 磷酸缓冲液。

2. 操作步骤

（1）动物处理：取健康成年大、小鼠，按 LD_{50} 的 1/4、1/8、1/16，也可用最大耐受剂量为最高剂量，下设 3 个剂量，经口给予受试物 2～4 次，每次间隔 24 小时，在末次给受试物后 18～24 小时取样。另设阴性对照（溶剂对照）及阳性对照组。每组两个性别的动物数各不少于 5 只。必要时可先用一个剂量的 3 只动物，于给受试物后 6、24、48 小时分别处死动物取材，以选择处死动物的最适时间。在一次给受试物时也可每个剂量组用 15 只动物，于 6、24、48 小时后分别各处死 5 只动物取样。

（2）取样：处死动物前 2～4 小时，按 4mg/kg（体重）腹腔注入秋水仙素。大鼠断头处死，小鼠颈椎脱臼处死。取股骨，去附着的肌肉，剪去两端骨骺，用带针头的注射器吸取 2～4ml 2.2% 柠檬酸钠溶液，将骨髓洗入 10ml 离心管中，反复冲洗数次直至股骨断面由红色变粉色，然后以1000～1500r/min离心10分钟，弃去上清液。离心后的沉淀物加入4ml 0.075mol/L氯化钾溶液，混匀后在37℃水浴或恒温箱中放置10～20分钟，再以1000～1500r/min离心，弃去上清液。

（3）固定：将新配制甲醇-冰乙酸固定液4ml沿管壁加入样品中，10～15分钟后，用吸管将细胞团块打碎继续固定10～15分钟，以1000 r/min离心10分钟弃去上清液，再加固定液4ml静置20分钟后离心，弃去上清液，用吸管混匀制成0.5～1.0ml细胞悬液。

（4）制片：先将洗净的载玻片保存于冰水中备用。自冰水中取出载玻片，倾斜30°放置，立即吸取细胞悬液在玻片的1/3处滴3滴，轻吹细胞悬液扩散平铺于玻片上。每个样品制2～3张玻片，空气中自然干燥。临用时取Giemsa贮备液1ml加磷酸缓冲液10ml，置染色缸中，将涂片浸于染液中染色15分钟左右，取出玻片用水冲洗，空气中自然干燥。

（5）镜检：在低倍镜下检查制片质量，制片应为全部染色，而各个染色体分散，互不重叠，长短收缩适中，两条单体分开，清楚地显示出着丝点位置，染色体呈红紫色。用油镜进行细胞中期染色体分析。

（6）指标观察：每只动物分析100个中期相细胞，每个剂量组不少于1000个中期相细胞。观察项目为染色体数目、结构的改变以及内复制现象（包膜内特殊形式的多倍化），用卡方检验法进行统计学处理。

观察染色体数目的改变包括：

①非整倍体：亚二倍体或超二倍体。

②多倍体：染色体成倍增加。

观察染色体结构的改变包括：

①断裂：损伤长度大于染色体的宽度。

②微小体：较断片小而呈圆形。

③有着丝点环：带有着丝点部分，两端形成环状结构并伴有一双无着丝点断片。

④无着丝点环：成环状结构。

⑤单体互换：形成三辐体、四辐体或多种形状的图像。

⑥双微小体：成对的染色质小体。

⑦裂隙：损伤的长度小于染色单体宽度。

⑧非特定性型变化：如粉碎化、着丝点细长化、黏着等。

（九）果蝇伴性隐性致死试验

隐性基因在伴性遗传中的交叉遗传特征，即雄蝇的X染色体传给F1代雌蝇，又通过F1代传给F2代雄蝇。位于X染色体上的隐性基因能在半合型情况下于雄蝇中表现出来。

据此，利用眼色性状由X染色体上的基因决定，并与X染色体的遗传相关联的特征来作为观察在X染色体上基因突变的标记，故以野生型雄蝇（红色圆眼，正常蝇）染毒，与Basc（Muller-5）雌蝇（淡杏色棒眼，在两个X染色体上各带一个倒位以防止F1代将处理过的父系X染色体和母系染色体互换）交配，如雌蝇经受试物处理后，在X染色体上的基因发生隐性致死，则可通过上述两点遗传规则于F2代的雄蝇中表现出来，并以眼色性状为标记来判断试验的结果，即根据孟德尔分类反应产生4种不同表型的F2代，有隐性致死时在F2代中没有红色圆眼的雄蝇。

1. 培养基

大小试管和海绵塞洗净后于120℃条件下干燥消毒2小时后备用。取蔗糖26g和琼脂3g加水200ml，再取玉米粉34g、酵母粉4g加水至150ml。将蔗糖和琼脂煮沸溶解后倒入玉米粉、酵母粉混匀煮沸，然后加丙酸2ml搅匀，分装于试管内备用。

2. 操作步骤

开始羽化后，清除管内所有成蝇，则在6～12小时内收集的雌蝇即为处女蝇。将处女蝇放入新试管，一管中不超过25只，以免过分拥挤。雄蝇用3～4天龄的野生型黑腹果蝇，雌蝇用Basc（Muller-5）品系3～5天龄的处女蝇。

受试物接触方法常用溶液饲养。受试物溶解后用1%～5%的蔗糖水溶液稀释成不同浓度，试管内放入一团手纸，加入1ml受试液使纸充分湿透，放入饥饿4小时的雄蝇进行喂饲，新配制的培养基冷却到55℃时，倒入受试物，快速磁搅拌2分钟。接触受试物时间1～3天。按2天、3天、3天间隔求出LD_{50}值，然后按1/2 LD_{50}或LD_{50}为大剂量，1/5～1/10 LD_{50}为小剂量，另设阴性（或溶剂）及阳性（2 mmol/L MMS）对照组。

为检测受试物对哪一期性生殖细胞最敏感，将雄蝇在接触受试物后按2天、31天、3天间隔（分别表示对精子、精细胞和精母细胞的效应）与处女蝇交配。即每一试管以一只经处理过的雄蝇按上述程序顺次与2只处女蝇交配，再以所产F1代按雌与雄（1∶1或1∶2）进行F1－F2交配。12～14天后观察F2代，孵育温度为25℃。每一个试验组至少应有3000个样本数。

3. 结果判定

对F2代结果的判断标准如下：

①每一试管在多于20个仔代（雌及雄）中，没有红色圆眼的野生型雄蝇为阳性，属致死突变。如有2只以上的红色圆眼的野生型雄蝇者为阴性。

②每一试管如确少于20个仔代或只有一只野生型雄蝇的可疑管，需进行F3代的观察。

③不育为仅存雄、雌亲本而无仔蝇者。

根据受试染色体数（即F1代交配的雌蝇数减去不育数和废管数）与致死阳性管数求出致死率。

试验组与对照组的致死率按Kastenbaum and Bowman方法进行统计。

（十）鼠伤寒沙门菌/哺乳动物微粒体酶试验（Ames试验）

鼠伤寒沙门菌的突变型（即组氨酸缺陷型）菌株在无组氨酸的培养基上不能生长，在有组氨酸的培养基上可以正常生长。但如在无组氨酸的培养基中有致突变物存在时，则沙门菌突变型可回复突变为野生型（表现型），因而在无组氨酸培养基上也能生长，故可根据菌落形成数量，检查受试物是否为致突变物。某些致突变物需要代谢活化后才能使沙门氏菌突变型产生回复突变，代谢活化系统可以用多氯联苯（PCB）诱导的大鼠肝匀浆（S-9）制备的S-9混合液。

1. 主要培养基与试剂

（1）培养基

1）营养肉汤培养基：取2.5g牛肉膏、5g胰胨（或混合蛋白胨）、2.5g氯化钠和

1.3g 磷酸氢二钾（$K_2HO_4 \cdot 3H_2O$），加 500ml 蒸馏水并加热溶解，调 pH 至 7.4，分装后经 103kPa，20 分钟灭菌，置普通冰箱保存备用，保存期不超过半年。

2）营养肉汤琼脂培养基：取 1.5g 琼脂粉加上述营养肉汤培养基 100ml，加热融化后调 pH 为 7.4，103 kPa，20 分钟灭菌。营养肉汤琼脂培养基用作基因型鉴定的结晶紫敏感试验、抗氨苄青霉素和四环素试验、紫外线敏感性试验以及细菌活力鉴定等。

3）底层培养基：

①磷酸盐贮备液：取 17.5g 磷酸氢钠铵（$NaNH_4HPO_4 \cdot 4H_2O$）、10g 柠檬酸（$C_6H_8O_7 \cdot H_2O$）、50g 磷酸氢二钾（K_2HPO_4）和 1g 硫酸镁（$MgSO_4 \cdot 7H_2O$），加蒸馏水至 100ml，经 103 kPa，20 分钟灭菌。应注意的是，硫酸镁要待其他试剂完全溶解后再缓慢加入继续溶解，否则易析出沉淀。

②40% 葡萄糖溶液：取 40g 葡萄糖加蒸馏水至 100ml，55 kPa，20 分钟灭菌。

③1.5% 琼脂培养基：取 6g 琼脂粉加蒸馏水 400ml，融化后，103 kPa，20 分钟灭菌。

④底层培养基：需在无菌条件下操作，趁热（80℃）在灭菌琼脂培养基中（400ml）加入 8ml 磷酸盐贮备液和 20ml40% 葡萄糖液，充分混匀，待冷却至 80℃左右时倒入平皿，每皿（φ90mm）25ml，37℃培养过夜以除去水分及检查有无污染。

4）顶层培养基：

①顶层琼脂：取 3g 琼脂粉、2.5g 氯化钠加蒸馏水至 500ml。

②0.5mol/L 组氨酸-生物素溶液（诱变试验用）：取 30.5mg D-生物素（相对分子质量 224）和 17.4mg L-组氨酸（相对分子质量 155），加蒸馏水至 250ml。

③顶层培养基：加热融化顶层琼脂，每 100ml 顶层琼脂中加 10ml 10.5mol/L 组氨酸-生物素溶液，混匀后分装在 100ml 三角瓶中，103kPa，20 分钟灭菌。用时融化分装于小试管，每管 2ml，在 45℃水浴中保温。

（2）试剂

1）0.8% 氨苄青霉素溶液（鉴定菌株用，无菌配制）：称取氨苄青霉素 40mg，用 0.02mol/L NaOH 溶液稀释至 5ml，保存于冰箱中。

2）0.1% 结晶紫溶液（鉴定菌株用）：称取 100mg 结晶紫，溶于 100ml 无菌水中。

3）L-组氨酸溶液和 0.5mol/L D-生物素溶液（鉴定菌株用）：称取 0.4043g L-组氨酸和 12.2mg D-生物素，分别溶于 100ml 蒸馏水中，103 kPa，20 分钟灭菌，保存于 4℃冰箱中。

4）0.8% 四环素溶液：称取 40mg 四环素，用 0.02mol/L 盐酸稀释至 5ml，保存于 4℃冰箱中。适用于四环素抗性试验和氨苄青霉素-四环素平板。

5）氨苄青霉素-四环素平板用培养液：往 910ml 底层培养基中依次加入 20ml 磷酸盐贮备液、50ml 40% 葡萄糖溶液、10ml 0.4043% 组氨酸水溶液、6ml 0.5 mol/L 生物素、3.15ml 0.8% 氨苄青霉素溶液和 0.25ml 0.8% 四环素溶液，混合均匀。四环素仅在使用对四环素有抗性的 TA102 时加入，这些成分均已分别灭菌或无菌制备。供氨苄青霉素平板（用作 TA97、TA98、TA100 菌株的主平板）和氨苄青霉素-四环素平板（用作 TA102 菌株的主平板）用。

6）组氨酸-生物素平板用培养液：往 914ml 底层培养基中依次加入 20ml 磷酸盐贮备液、50ml 40% 葡萄糖溶液、10ml 0.4043% 组氨酸水溶液和 6ml 0.5mol/L 生物素，混合均匀。这些成分均已分别灭菌。

7）二甲基亚砜：光谱纯，103kPa，20分钟灭菌。

8）S-9辅助因子（10%S-9混合液）：

①0.4mol/L氯化镁（$MgCl_2$）溶液：称取3.8g$MgCl_2$，加蒸馏水稀释至100ml。

②1.65mol/L氯化钾（KCl）溶液：称取12.3g$MgCl_2$，加蒸馏水稀释至100ml。

③0.2mol磷酸盐缓冲液（pH7.4）：每500ml由400ml 28.4%磷酸氢二钠（Na_2HPO_4）溶液和60ml27.6%磷酸二氢钠（$Na_2HPO_4 \cdot H_2O$）溶液混合而成，调pH至7.4，经103 kPa，20分钟灭菌或滤菌。

④辅酶Ⅱ（氧化型）溶液：准确称取辅酶Ⅱ，用无菌蒸馏水溶解配制成0.02mol/L溶液，-20℃以下低温保存。

⑤葡萄糖-6磷酸钠盐溶液：称取葡萄糖-6-磷酸钠盐，用无菌蒸馏水溶液配制成0.05mol/L浓度，-20℃以下低温保存。

⑥10%S-9混合液（临用时配制）：取6ml 0.2mol/L磷酸盐缓冲液（pH7.4）、0.2ml 1.65mol/L氯化钾溶液、0.2ml 0.4mol/L氯化镁溶液、1ml 0.05mol/L葡萄糖-6-磷酸盐溶液、1.6ml 0.025mol/L辅酶Ⅱ溶液和1ml肝S-9液混匀，置冰浴中待用。

2. 活化系统（S-9与S-9混合液）的制备

用哺乳动物如大鼠，经诱导剂处理，取肝组织制备匀浆，9000g离心，上清液为S-9组成，与辅助成分以适当比例组成S-9混合液，用作试验中的代谢活化系统。

（1）大鼠肝微粒体S-9组分的诱导与制备：选健康雄性成年SD或Wistar大白鼠，体重150g左右，周龄约5~6周。将多氯联苯（Aroclor1254或国产PCB-五氯）溶于玉米油中，浓度为200mg/ml，按500mg/kg（体重）无菌操作一次腹腔注射，5天后断头处死动物，取出肝脏称重后，用新鲜冰冷的0.15mol/L氯化钾溶液连续冲洗肝脏数次，以便除去能抑制微粒体酶活性的血红蛋白。每克肝（湿重）加0.1mol/L氯化钾溶液3ml，连同烧杯移入冰浴中，用消毒剪刀剪碎肝脏，在玻璃匀浆器（低于4000 r/min，往复1~2分钟），或在组织匀浆器（20000 r/min，1分钟）中制成肝匀浆。以上操作需注意无菌和局部冷环境。

将制成的肝匀浆在低温（0~4℃）高速离心机上，以9000g离心10分钟，吸出的上清液为S-9组分，分装于无菌冷冻管或安瓿中，每安瓿2ml左右，最好用液氮或干冰速冻后置-80℃低温保存。

S-9液制成后，经无菌检查，蛋白质含量测定（Lowry），每毫升蛋白质含量应不超过40mg为宜，因过量蛋白质将会抑制回复突变率。并经间接致癌物（诱变剂）鉴定其生物活性合格后，贮存于深度低温下或冷冻干燥，保存期不超过1年。

（2）S-9混合液的配制：S-9混合液由S-9液和辅助因子（S-9混合液制剂）组成，辅助因子按Ame's（1983配方），低温（-20℃）贮存。混合液临用时新鲜无菌配制，或过滤除菌。一般按1:9配成10%混合液。用每皿0.5ml S-9混合液（含20~50μl S-9液）测定其对已知阳性致癌物（诱变剂）的生物活性，确定最适用量，或者按一般用量，即每皿0.5ml S-9混合液（含S-9液50μl）。S-9液活性和用量应在报告中予以说明。

3. 菌株的鉴定与保存

采用四株鼠伤寒沙门菌突变型菌株TA97、TA98、TA100、TA102。TA97和TA98可检测各种移码型诱变剂，TA100 可检测引起碱基对置换的诱变剂。TA102 能检出其他测试菌株不能检出或极少检出的某些诱变剂，如甲醛、各种过氧化氢化合物和丝裂霉素 C 等交联剂。一般用来测试受试物诱变性时，必须通过四个菌株的检测，必要时可增加 TA1535、TA1537 和 TA104 任一菌株。

菌株特性应与 Ames 试验标准相符，见表 6－1。突变性菌的某些特性易丢失或变异，遇到下列情况应鉴定菌株的基因型：

①在收到培养菌株后。

②当制备一套新的冷冻保存株或冷冻干燥菌株时。

③当每皿自发回变数不在正常范围时。

④当对标准诱变剂丧失敏感性时。

⑤使用主平板传代时。

⑥投入使用前。

鉴定前先要进行增菌培养，即在 5ml 营养肉汤培养基中接种贮存菌培养物，于 37℃振荡（100 次/分钟）培养 10 小时或静置培养 16 小时备用。

（1）组氨酸缺陷型的鉴定：加热融化底层培养基两瓶（一瓶不加组氨酸，一瓶加组氨酸），不加组氨酸者每 10ml 底层培养基中加 0.5mg 分子 D-生物素 0.6ml；加组氨酸者每 100ml 底层培养基中加 L-组氨酸（每 100ml 中含 0.4043g）1ml 和 0.5mg 分子 D-生物素 0.6ml，冷却至 50℃左右，各倒入两个平皿。

表 6－1　菌株生物学特性鉴定标准结果

菌株	基因型					自发回变
	组氨酸缺陷	脂多糖屏障缺陷	r 因子（抗氨苄青霉素）	抗四环素	uvrb 修复缺陷	菌落数（s-9）
ta97a	+	+	+	－	+	90～180
ta98	+	+	+	－	+	30～50
ta100	+	+	+	－	+	120～200
ta102	+	+	+	+	－	240～320
说明	“＋”表示需要组氨酸	“＋”表示抑制带	“＋”表示具有 r 因子	“＋”表示有四环素抗性	“＋”表示无修复能力	

取有组氨酸和无组氨酸培养基平皿各一个，按菌株号顺序各取一白金耳菌液划线（直线）接种在培养基表面，37℃培养 48 小时。当四株菌在有组氨酸培养基平皿表面各长出一条菌膜，无组氨酸培养基平皿上除自发回变菌落外无菌膜，说明受试菌株确为组氨酸缺陷型。

（2）脂多糖屏障缺陷的鉴定：加热融化营养肉汤琼脂培养基，取菌液 0.1ml 移入平皿，迅速将营养肉汤琼脂培养基（冷却至 50℃左右）适量倒入平皿均匀，平放凝固。将无菌滤纸片一片放入已凝固的培养基平皿中央，用移液器在滤纸片上滴加 0.1% 结晶紫溶液 10ml，37℃培养 24 小时，每个菌做一个平皿。阳性者在纸片周围出现一个透明的抑制带，说明存在 rfa（深粗型）突变。这种变化允许某些大分子物质进入细菌体内并抑制其生长。TA97、TA98、TA100 和 TA102 均有抑制带，野生型鼠伤寒沙门菌没有抑制带。

（3）R 因子的鉴定：加热融化营养肉汤琼脂培养基，冷却至 50℃左右，适量倒入平皿中，平放凝固，用移液器吸 0.8% 氨苄青霉素 10μl，在凝固的培养基表面依中线涂成一条带，待氨苄青霉素溶液干后，用接种环与氨苄青霉素带相交叉划线接种要鉴定的菌株，并且接种一个不具有 R 因子的菌株作为氨苄青霉素抗性的对照（一个平皿可同时鉴定几个菌株），37℃培养 24 小时。

4 个菌株经过 24 小时培养，在氨苄青霉素带的周围依然生长不受抑制，即有抗氨苄青霉素效应，证明它们都带有 R 因子。

（4）四环素抗性的鉴定：用移液器各吸取 5 ~10μl 0.8% 四环素溶液和 0.8% 氨苄青霉素溶液，在营养肉汤琼脂培养基平皿表面依中线涂成一条带，待四环素和氨苄青霉素液干后，用接种环与四环素和氨苄青霉素带交叉划线接种 TA102 和一种有 R 因子的菌株（作四环素抗性的对照），37℃培养 24 小时。

TA102 菌株生长不受抑制，对照菌株有一段生长抑制区，表明 TA102 菌株有抗四环素效应。

（5）uvrB 修复缺陷型的鉴定：在营养肉汤琼脂培养基平皿表面用接种环划线接种需要的菌株，接种后的平皿的一半用黑纸覆盖，在距 15W 紫外线灭菌灯 33cm 处照射 8 秒，37℃培养 24 小时。对紫外线敏感的三个菌株（TA97、TA98、TA100）仅在平皿没有照射过的一半生长，具有野生型切除修复酶的菌株 TA102 仍能生长。

（6）自发回变率的测定：准备底层培养基平皿 8 个，融化顶层培养基 8 管，每管 2ml，在 45℃水浴中保温。在每管顶层培养基中，分别加入待鉴定的测试菌株的菌液 0.1ml，一式二份，轻轻摇匀，迅速将此试管的内容物倾入已固化的底层培养基平皿中，转动平皿，使顶层培养基均匀分布，平放固化，37℃培养 48 小时计数菌落数。每一株的自发回变率应落在正常范围内。

（7）菌株的保存：鉴定合格的菌种应保存在深低温（如 -80℃）或加入 9% 光谱级 DMSO 作为冷冻保护剂，保存在液氮条件下（-196℃），或者冷冻干燥制成干粉，4℃保存。除在液氮条件下，保存期一般不超过 2 年。主平板贮存在 4℃，2 个月后丢弃，TA102 主平板保存 2 周应该丢弃。

4. 受试物剂量、溶剂和特殊处理

受试物最低剂量为每平皿 0.2μg，最高剂量为 5mg，或为溶解度允许浓度，或饱和浓度，或对细菌产生最小毒性浓度。每种受试物在允许最高剂量下用 4 个（含 4 个）以上剂量，每个剂量间隔不超过 5 倍，每个剂量应做 3 个平皿，否则应说明选定剂量的理由。溶剂可选用水、二甲基亚砜（每皿不超过 0.4ml），或其他溶剂（毒性剂量以下），无论选用什么溶剂均应无诱变性。

若遇特殊样品作非常规处理时应在报告中说明，对以下几种情况可作如下处理：

①含组氨酸样品：根据食品中测得的组氨酸含量若能诱发回变率的增高可加设组氨酸平行对照组；或将检品经 XAD-Ⅱ树脂柱过滤洗脱预处理。

②食品包装材料及其制品成分：根据材料或制品的组成成分，可分别采取过筛抽提、蒸发残渣等技术处理。

③挥发性样品：可采用真空干燥器处理等方法。

④天然植物材料：可按植物化学方法制备粗制品或纯制品。

5. 试验操作

Ames 试验可分为平板掺入法、预培养平板掺入法及点试法等：

（1）平板掺入法：取营养肉汤培养基 5ml，加入无菌小三角瓶或无菌试管中，将主平板或冷冻保存的菌株培养物接种于营养肉汤培养基内，37℃振荡（100 次/分钟）培养 10 小时至对数增长期，每毫升不少于（1～2）$\times 10^9$ 个活菌数，培养瓶可用黑纸包裹，以防光线照射细菌。取底层培养基平皿若干个，融化顶层培养基分装于无菌小试管，每管 2ml，在 45℃水浴中保温。

在保温的顶层培养基中依次加测试菌株新鲜增菌液 0.1ml，混匀，加受试物 0.05～0.2ml（需活化时加 10% S-9 混合液 0.5ml），再混匀，37℃培养 48 小时观察结果。另做一阳性对照和空白对照，不加测试物只加标准诱变剂（见表 6－2）或溶剂，如二甲基亚砜（光谱纯或分析纯），其他方法同上。

表 6－2 标准诱变剂在平板掺入中的试验结果

诱 变 剂	剂量／μg·皿$^{-1}$	s-9	每皿回变菌落数			
			ta97a	ta98	ta100	ta102
柔毛霉素	6.0	–	124	3123	47	592
叠氮钠Ⅱ1.0	1.5	–	76	3	3000	186
icr-191	1.0	–	1640	63	185	0
链黑霉素	0.25	–	inh	inh	inh**	2230
丝裂霉素 c	0.5	–	inh	inh	inh	inh
2，4，7-三硝基芴铜	0.2	–	8377	8244	400	16
4-硝基-磷-苯撑二胺	20.0	–	2160	1599	798	0
4-硝基喹啉-n-氧化物	0.5	–	528	292	4220	287
甲基磺酸甲酯	1.0（μl）	–	174	23	2730	6586
敌克松	50.0	–	2688	1198	183	895
2-乙烯氨基芴	10.0	+	1742	6194	3026	261
苯并（a）芘	1.0	+	337	143	936	255

* 所列数值代表 his＋回变菌落数值，取自剂量反应的线性部分，对照值已扣除，用 PCB 诱导的大鼠肝 S-9（20μl/皿）活化 2-AF 和苯并（a）芘。

** inh：指链霉素在无毒性范围（小于 0.25μg）内没有检出诱变性，每 0.005μg 在 TA100 引起的回变菌落数小于 70；丝裂霉素对 uvrB 菌株是致命的。

（2）预培养平板掺入法：预培养对于某些受试物可取得较好效果。因此可根据情况确定是否进行预培养。在加入顶层琼脂前，先进行以下预培养步骤：在试验中，将受试物（需活化时加入 10% S-9 混合液）和菌液，37℃培养 30 分钟，或 30℃培养 30 分钟，然后再加 2ml 顶层琼脂，其他同上述平板掺入法。

（3）点试法：前面的操作方法同平板掺入法，之后在水浴中保温的顶层培养基中依次加入测试菌株增菌液0.1ml（需要时加10%S-9混合液0.5ml），混匀，迅速倾入底层培养基上，转动平皿，使顶层培养基在底层上均匀分布。平放固化后取无菌滤纸圆片（直径为6mm），小心放在固化的顶层培养基的适当位置上，用移液器取适量受试物（如10μl），点在纸片上，或将少量固体受试物结晶加到纸片或琼脂表面，37℃培养48小时观察结果。另做阳性对照和空白对照。将加受试物改加标准致突变物（见表6－3和表6－4）或溶剂（如二甲基亚砜），其他步骤同上。

6. 结果的判定和报告

对于掺入法的结果以直接计数培养基上长出回变菌落数的多少而定，如在背景生长良好条件下，受试回变菌落数增加一倍以上（即回变菌落数≥2×空白对照数），并有剂量反应关系或至少某一测试点有可重复的并有统计学意义的阳性反应，即可认为该受试物为诱变阳性。

对于点试法，如在受试物点样纸片周围长出较多密集的回变菌落与空白对照相比有明显区别者，可初步判定该受试物为阳性，但应该用掺入法试验来确证。

出报告时，阳性结果至少应做三次测试，阴性结果至少进行二次测试，才能对受试物作出判定。受试物的诱变性要用平板掺入试验来确证。报告中应注明试验条件和附上全部结果资料，对结果有疑义者，需经统计分析，同一样品必须包括活化和非活化的结果，剂量单位为微克每平皿，特殊例外。结果记录和报告格式及样式见表6－3、6－4、6－5及表6－6、6－7。

表6－3　　标准诱变剂在点试中的试验结果

诱 变 剂	剂量／μg·片$^{-1}$	s-9	ta97a	ta98	ta100	ta102
柔毛霉素	5.0	－	－	＋	－	＋＋
叠氮钠Ⅱ1.0	－	±	－	＋＋＋＋	－	－
ICR-191	1.0	－	＋＋＋＋	＋	＋＋	＋
丝裂霉素c	2.5	－	inh	inh	inh	＋＋＋
2，4，7-三硝基芴铜	0.1	－	＋＋	＋＋＋＋	＋＋	＋＋
4-硝基-磷-苯撑二胺	20.0	－	＋＋	＋＋＋	＋	＋
4-硝基喹啉-n-氧化物	10.0	－	±	＋＋	＋＋＋＋	＋＋＋
甲基磺酸甲酯	2.0（μl）	－	＋	－	＋＋＋	＋＋＋＋
敌克松	50.0	－	＋＋＋＋	＋＋＋	＋＋	＋＋＋
2-乙烯氨基芴	20.0	＋	＋＋	＋＋＋＋	＋＋＋	＋
黄曲霉毒素b_1	1.0	＋	－	＋＋	＋＋	－
甲基硝基亚硝基胍	2.0	－	－	－	＋＋＋	－

［注］①每皿回变菌落数（扣除自发回变）的符号；－为＜20；＋为20～100；＋＋为100～200；＋＋＋为200～500；＋＋＋＋为＞500。

②柔毛霉素和叠氮钠溶解在水中，其他所有化合物溶解在DMSO中。用PCB诱导的大鼠肝S-9（20μl/皿）活化2-AF。柔毛霉素在点试中产生最低效应，应作平板掺入试验（见表6-3）。

③缩写：ICR-191——2-甲氯基-6-氯代-9-［3-（2-氯乙基）氨基丙胺］吖啶-2盐酸；inh——因诱变

剂毒性引起的生长抑制。

表 6－4　推荐用于平板掺入与点试中的标准诱变剂

方　法	s-9	ta97a	ta98	ta100	ta102
点试	−	敌克松	敌克松	叠氮钠	敌克松
	+	2-氨基芴	2-氨基芴	2-氨基芴	
掺入	−	敌克松	敌克松	叠氮钠	敌克松
	+	2-氨基芴	2-氨基芴	2-氨基芴	

表 6－5　Ames 试验点试法结果式样

组　别	剂量／(mg/皿)	ta97 −(S_9)	ta97 +(S_9)	ta98 −(S_9)	ta98 +(S_9)	ta100 −(S_9)	ta100 +(S_9)	ta102 −(S_9)	ta102 +(S_9)
受试物	5	−	−	−	＋＋	＋＋＋	＋	＋＋	＋＋
	0.5	−	−	＋	＋	＋＋＋	＋	＋＋	＋＋
	0.05	−	−	−	＋	＋＋＋	＋	＋＋	＋＋
	0.005	−	−	−	−	＋＋	＋	＋	＋
自发回变		−	−	＋	−	＋	＋	＋	＋
溶剂对照		−	−	−	−	＋	＋	＋	＋
阳性物对照		＋＋	＋＋	＋＋	＋＋	＋＋	＋＋	＋＋	＋＋

注:点试法结果为每皿回变菌落数(用符号表示)。

表 6－6　Ames 试验掺入法结果式样

组　别	剂量／(mg/皿)	ta97 −(S_9)	ta97 +(S_9)	ta98 −(S_9)	ta98 +(S_9)	ta100 −(S_9)	ta100 +(S_9)	ta102 −(S_9)	ta102 +(S_9)
受试物	5	9±3	9±2	82±23	142±27	456±120	95±17	159±38	172±59
	0.5	7±3	8±2	82±23	62±19	426±102	75±28	141±24	132±25
	0.05	6±2	8±3	12±5	72±15	327±95	80±16	118±30	121±23
	0.005	3±1	3±2	11±4	17±6	154±41	26±14	79±18	72±9
自发回变		5±3	5±2	46±7	13±7	43±9	51±10	89±22	78±29
溶剂对照		9±3	9±2	11±4	13±5	53±13	49±21	73±18	57±13
阳性物对照		197±33	197±33	184±41	179±36	175±21	182±35	179±46	188±51

注:掺入法结果为每皿回变菌落数(平均值±标准差)。

表 6－7　Ames 试验结果报告表

送样单位＿＿＿＿＿＿样品名称（中文）＿＿＿＿＿（英文）＿＿＿＿＿

送样日期＿＿＿＿＿＿＿＿＿＿＿＿＿＿＿＿＿＿＿＿＿＿

方法:（常规平板掺入、预培养、点试、其他）

菌株＿＿＿＿＿＿＿＿生物学性状＿＿＿＿＿＿＿＿＿＿菌浓＿＿＿＿＿＿＿＿

试样最小毒性剂量＿＿＿＿＿＿＿＿＿＿溶解度＿＿＿＿＿＿＿＿＿＿＿＿＿

溶剂及量＿＿＿＿＿＿＿＿＿＿＿＿＿＿＿＿＿＿S-9 来源＿＿＿＿＿＿＿＿＿

＿＿＿＿＿＿＿＿＿＿＿＿＿蛋白含量＿＿＿＿＿＿＿＿＿＿活性＿＿＿＿＿＿＿

＿＿＿＿＿＿＿＿＿＿＿＿＿＿＿＿＿＿＿用量度＿＿＿＿＿＿＿＿＿

结果:

（十一）日容许摄入量（ADI）的制定

日容许摄入量（acceptable daily intake，ADI）是指人类每日摄入某物质直到终生，而不产生可检测的对健康产生危害的量，以每千克体重可摄入的量表示，即 mg/(kg 体重·天)。

无作用量（no-observed-effect level，NOEL）是指通过动物试验，以现有的技术手段和检测指标未观察到与受试物有关的毒性作用的量。

安全系数（safety factor）是根据无作用量（NOEL）计算日容许摄入量（ADI）时所用的系数，即将 NOEL 除以一定的系数得出 ADI。所用安全系数的值取决于受试物毒作用的性质、受试物应用的范围和用量、适用的人群以及毒理学数据的质量等因素。

1. 制定方法

ADI 系将 NOEL 除以合理的安全系数计算得出。

（1）NOEL 的确定：NOEL 的确定取决于测试系统的选择、剂量设计、测试指标代表性及方法灵敏度。

（2）安全系数的应用：鉴于从有限的动物试验外推到人群时，存在固有的不确定性，在考虑种属间和种属内敏感性的差异、实验动物与接触人群数量上的差别、人群中复杂疾病过程的多样性、人体摄入量估算的困难程度及食物中多种组分间的可能的协同作用等基础上，有必要确定一定的安全性界限，常用的方法是使用安全系数。

安全系数一般定为 100，即假设人较试验动物对受试物敏感 10 倍，人群内敏感性差异为 10 倍。安全系数主要是根据经验而定的，而不是固定不变的，用安全系数制订 ADI 也不是简单的数学计算。安全系数的确定要根据受试物的性质、已有的毒理学资料的数量和质量、受试物的毒作用性质，以及受试物在实际应用的范围、数量、适用人群等诸种因素，作相应的增大或减小。只有在全部资料综合分析的基础上，才能确定适宜的安全系数。

2. 一些特例

（1）类别 ADI（group ADI）：如果毒性作用类似的几种化合物用作或用于食品，则应对该化合物制订类别 ADI 以限制其累加摄入。制订类别 ADI 时，有时可根据该组化合物的平均 NOEL，但常用该化合物中最低的 NOEL，同时还考虑个别化合物研究的相对质量和试验周期。

（2）无 ADI 规定（ADI not specified）：根据已有资料（化学、生化、毒理学等）表明某种受试物毒性很低，且其使用量和人膳食中的总摄入量对人体健康不会产生危害，则可不必规定具体的 ADI。但符合这一要求的物质必须有良好的生产规范制约，并不得用于掺假、掩盖食品质量缺陷或导致营养不平衡。

（3）暂定 ADI（temporary ADI）：当某种物质的安全资料有限，或根据最新资料对已制订 ADI 的某种物质的安全性提出疑问，如要求进一步提供所需安全资料的短时期内，有充分的资料认为在此短时期内使用该物质是安全的，但同时又不足以确定长期食用安全时，可制订暂定 ADI 并使用较大的安全系数（通常为 100 ×2），还需规定暂定 ADI 的有效期限，并要求在此期间经过毒理学试验结果充分证明该受试物是安全的，暂定 ADI 值改为 ADI 值；如毒理学试验结果证明确有安全问题，撤销暂定 ADI 值。

（4）不能提出 ADI（no ADI allocated）：当安全性资料不充足，或认为在食品中应用是不安全的，或未制订特性鉴别及纯度检测的方法与规格说明时，不对受试物提出ADI值。

（十二）体外哺乳类细胞（V79/HGPRT）基因突变试验

细胞在正常培养条件下，对6-TG的毒性作用敏感，不能生存，在致癌物和致突变物作用下，某些细胞X染色体上控制次黄嘌呤鸟磷酸核糖转移酶（HGPRT）的结构基因发生突变，不能再产生HGPRT，从而使突变细胞对6-TG具有抗性作用。这些突变细胞在含有6-TG的选择性培养液中能继续分裂并形成集落。根据突变集落形成数，计算突变率以判定受试物的致突变性。

1. 主要试剂

（1）培养液：采用MEM（Eagle）基础培养液或DMEM培养液，补以10%小牛血清及适量抗生素（青霉素、链霉素）。

（2）磷酸缓冲液（无钙、镁PBS）：取200mg磷酸二氢钾（KH_2PO_4）、2.89mg磷酸氢二钠（$Na_2HPO_4 \cdot 12H_2O$）、200mg氯化钾和8mg氯化钠（NaCl），加1000ml蒸馏水混合溶解，进行高压消毒，条件是121℃，103 kPa，20分钟。

（3）胰蛋白酶-EDTA溶液：用无钙、镁PBS配制，胰蛋白酶的浓度为0.05%，EDTA的浓度为0.02%，胰蛋白酶与EDTA溶液按1:1混合，-20℃贮存。

（4）受试物：最好能溶于培养液，也可溶于二甲基亚砜（DMSO），其浓度应低于0.5%（体积分数）。

（5）阳性对照物：可根据受试物的性质和结构选用不同的阳性对照物，例如甲基磺酸乙酯（EMS）、丝裂霉素C（MMC）、甲基硝基亚硝基胍（MNNG）、苯并芘（BP）等。

（6）6-TG：用0.5%碳酸氢钠溶液配成1.0mg/ml，4℃贮存。

（7）大鼠肝微粒体S-9组分：按Ames试验程度制备。

2. 操作步骤

（1）细胞准备：使用中国仓鼠肺（V79）细胞株。为减少自发突变率，正式试验前先将野生型细胞群体中存在的自发HGPRT突变体选择性杀灭，方法是将野生型细胞接种于含次黄嘌呤及胸腺嘧啶、甲氨蝶呤、甘氨酸的MEM培养液中培养1周，然后重新接种于MEM培养液中。将5×10^5个细胞接种于直径为100mm平皿中，于37℃、5%二氧化碳培养箱中放置24小时。

（2）接触受试物：吸去培养液，PBS洗两次，加入无血清培养液及一定浓度的受试物，（需代谢活性者同时加入大鼠肝微粒体组分），置于培养箱中2小时，结束后吸去含受试物的培养液，用PBS洗细胞两次，换入含10%血清的培养液，继续培养19~22小时。

（3）表达：接触受试物的细胞继续培养19~22小时后用胰酶-EDTA消化，待细胞脱落后，加入含10%血清培养液终止消化，混匀，放入离心管中以800~1000 r/min的速度离心5~7分钟，弃去上清液，制成细胞悬液，计数，以5×10^5个细胞接种于直径为100mm的平皿，3天后分传一次，仍接种5×10^5个细胞培养3天。

（4）细胞毒性测定：将上述首先消化计数后的细胞每皿接种200个，每组5个皿，37℃，5%二氧化碳条件下培养7天，固定，Giemsa染色，计数每皿集落数，以相对于溶剂对照组的集落形成率表示细胞毒性，即以溶剂对照的集落形成率为100%（1.00），求出各检品试验组的相对值。

(5) 突变体的选择及集落形成率的测定：表达结束后，消化细胞，每组 5 个皿，每皿接种 5×10^5 个细胞，待细胞贴壁后加入 6-TG，终浓度为 5μg/ml，放入培养箱培养 8 ~ 10 天后固定，Giemsa 染色，统计每皿集落数，并计算突变率。同时另做集落形成率测定，每皿接种 200 个细胞，不加 6-TG，每组 5 个皿，7 天后固定染色，计算集落形成率。

3. 结果判定

若阴性对照中，集落形成率低于 50%，结果应不予采用。各实验室选用的阳性对照突变率有一定范围，若受试物的结果为阴性或弱阳性时，阳性对照的诱变率应达正常值的下线以上，否则结果不能成立。当突变率为自发突变率的 3 倍或 3 倍以上，或至少在 3 个浓度范围内突变率有随浓度递增而升高的剂量反应关系时，可判定为阳性。

(十三) 小鼠睾丸染色体畸变试验

不同周期的雄性生殖细胞对化学物质的敏感不同，多数情况下化学诱变剂诱发染色体畸变必须经过 DNA 复制期，故在前细线期处理，第 12 ~ 14 天采样，以观察作用于前细线期引起的精母细胞染色体畸变效应。

1. 实验动物

选用健康成年雄性小鼠，体重 25 ~ 30g，每组 5 只。设阴性（溶剂）对照组、阳性对照组及 3 个受试物剂量组。慢性物可用丝裂霉素 C（1.5 ~ 2mg/kg，腹腔注射，一次）或环磷酰胺（40mg/kg，腹腔注射，每天一次，连续 5 天）。阳性对照组在同一个实验室同一品系动物仅做一次即可，如调换操作人员，应重新再做。受试物的三个剂量组可根据急性经口 LD_{50}，选用可使受试动物出现轻度中毒症状、体重略有下降、不引起动物死亡的剂量为高剂量，以其 1/2、1/4LD_{50}为中、低剂量。

2. 操作步骤

(1) 取样：采用灌胃法给予受试物，每天 1 次连续 5 天。各组均于第一次给予受试物后的第 12 ~ 14 天将受试动物处死制片。动物处死前 6 天腹腔注射秋水仙素 4 ~ 6mg/kg（体重）[按 0.1 ~ 0.2ml/10g（体重）给受试物]。秋水仙素宜当天新鲜配制。以颈椎脱臼法处死小鼠，取出两侧睾丸，去净脂肪，于低渗液中洗去毛和血污，放入盛有适量 1% 柠檬酸三钠或 0.4% 氯化钾溶液的小平皿中。

(2) 制片：用眼科小镊子撕开睾丸被膜，轻轻地分离开曲细精管，室温下低渗，低渗时间一般以 20 ~ 40 分钟为宜。仔细吸尽低渗液，加固定液（甲醇：冰乙酸 = 3：1）10ml，固定 20 分钟。吸尽固定液，加 60% 冰乙酸 1 ~ 2ml，待大部分曲细精管软化后，立即加入倍量的固定液，打匀、移入离心管，以 1000r/min 离心 10 分钟。弃去大部分上清液，每个样本制片 2 ~ 3 张，空气干燥或微热烘干，用 1:10Giemsa 液（pH6.8）染色 20 ~ 40 分钟。

(3) 畸变分析：在低倍镜下按顺序寻找背景清晰、分散良好、染色体收缩适中的中期分裂相，然后在油镜下进行分析。染色体的结构畸变中，除了可见到裂隙、断片、微小体外，还要做如下分析。

① 相互易位：相互易位涉及非同源染色体间末端断片的交换，它需要二次断裂和修复，有染色体间的易位和性染色体与染色体间的易位。染色体易位时能产生环状的多价体

或链状多价体，如一次易位可形成环状四价体、链状四价体、三价体加上一个单价体（cⅢ + Ⅰ）；若二次、三次或四次易位，则可观察到六价体、八价体或十价体。性染色体与染色体的易位，可以有 X 染色体或 Y 染色体与染色体易位。在对照成年动物中自发易位率极低，低于0.01%，老年动物可稍有增加。

② X-Y 和染色体的单价体：也称早熟分离，对照动物 X-Y 单价体较常见，约有0～10%。因 X 和 Y 染色体是长臂的远端，非同源的片段相接。X、Y 的分离常可引起不育。染色体的单价体是由于不联会（同源片段间配对合子的缺失），或联会消失（由于交叉失败而分离）而造成，它们在对照组运动中较少见，因为交叉在双线期形成，正常配对的联合一直到中期Ⅰ末。其常发生于最小一对染色体中。

3. 结果判定

试验组与阴性对照组的断片、易位、畸变细胞率、染色体单价体、性染色体单价体等分别按 Kastenbaum 和 Bowman 所述方法进行统计处理，如 P 小于0.05，则可以认为有显著意义。

（十四）小鼠精子畸变试验

小鼠精子畸形受基因控制，具有高度遗传性，许多常染色体及 X、Y 性染色体基因直接或间接地决定精子形态。精子的畸形主要是指形态的异常，已知精子的畸形是决定精子形成的基因发生突变的结果。因此形态的改变提示有关基因及蛋白质产物的改变。小鼠精子畸形试验可检测环境因子对精子的生成、发育的影响，而且对已知的生殖细胞致突变物有高度敏感性，故本试验可用作检测环境因子在体内对生殖细胞的致突变作用。

1. 主要试剂

1%～2%伊红染色液：称取伊红1～2g，溶于100ml 蒸馏水备用。

2. 实验动物

6～8 周龄（体重25～35g）小鼠，设1 个阴性对照（溶剂）组，1 个阳性对照组及3 个试验组，每组至少有5 只存活动物。阳性物可采用环磷酰胺40～60mg/（kg · d）或甲基磺酸甲酯（MMS）50mg/（kg · d），丝裂霉素 C（MMC）1.0～1.5mg/（kg · d）。最高剂量可取最大耐受量，或分别取1/2、1/4 和1/8 LD_{50}作为剂量组，经口给予，连续5 天。

3. 操作步骤

（1）动物处死时间：各种致突变物作用于精子的不同发育阶段，可在接触某种致突变物后不同时间出现精子畸形。故有条件时，可给予受试物后第1、4、10 周处死动物，检查精子形态。因为大部分化学致突变物对精原细胞后期或初级精母细胞早期的生殖细胞较为敏感，故一般均是于首次给受试物后的第35 天处死。

用颈椎脱臼法处死小鼠，取出两侧附睾，放入盛有适量生理盐水（1ml）的小烧杯中或放入盛有2ml 生理盐水的平皿中。用眼科剪将附睾纵向剪1～2 刀，静置3～5 分钟，轻轻摇动。用四层擦镜纸或合成纤维血网袋过滤，吸滤液涂片。于空气中干燥后，用甲醇固定5 分钟以上干燥。用1%～2%伊红染色1 小时，用水轻冲，干燥。

（2）镜检：在低倍镜下（用绿色滤光片）找到背景清晰、精子重叠较少的部位，用高倍镜顺序检查精子形态，计数结构完整的精子。精子有头无尾（轮廓不清）或头部与其他精子或碎片重叠，或明显是人为剪碎者，均不计算，每只运动至少检查1000 个精子。

精子畸形，主要表现在头部，其次为尾部，畸形类型可分为无钩、香蕉形、胖头、无定形、尾折叠、双头、双尾等。异常精子均应记录显微镜的坐标数，以备查询。并分别记录异常类型，以便统计精子畸形率及精子畸形类型的构成比。

判断双头、双尾畸形时，要注意与两条精子的分部重叠相鉴别，判断无定形时要与人为剪碎及折叠相鉴别。

4. 结果判定

每个剂量组应分别与相应的阴性对照组进行参数统计方法比较，如用 Wilcoso 秩和检验法评价精子畸变阳性的标准是：畸变率至少为阴性对照组的倍量或经统计有显著意义，并有剂量反应关系。

一般阴性对照组的精子异常率为 0.8% ~3.4%，供参考。但应有本实验室所用实验动物的自发畸变率作参考。

二、功能学评价方法学

功能学就是运用药理学的方法来研究食品营养保健功能的一种方法学研究。最近几年对功能学的方法也有越来越多的探索和讨论，通过功能学的研究也提示了许多鲜为人知的食品保健功能，为开发、完善我国营养保健食品的生产提供了良好的理论依据。目前功能学研究已表明，较多的中药材、野生动植物均有较好的营养保健功效，如对大蒜的提取物的研究证明了其抗肿瘤和降血压作用，银杏叶的提取物、杜仲叶均对心血管系统有较好的保健作用。这些作用的揭示均需依赖功能学的实验来加以证明。

目前我国颁布实施的《中华人民共和国食品卫生法》第二十三条、第二十四条均规定了具有特定保健功能的食品作为食品卫生法调整的对象；卫生部于 1996 年 6 月 1 日实施的《保健食品管理办法》将保健食品纳入法制管理的轨道，其中一项重要内容就是在报批保健功能食品以前，必须进行有关功能学的评价试验。

保健食品的功能学的评价适用于评价食品的免疫调节、延缓衰老、改善记忆、促进生长发育、抗疲劳、减肥、耐缺氧、抗辐射、抗突变、抑制肿瘤、调节血脂、改善性功能等作用。卫生部卫监发［1996］第 38 号关于下发《保健食品功能学评价程序和检验方法》等 4 个文件的通知中也规定了评价食品保健作用的人体试食试验规程。对进行保健作用评价的食品需提供受试物的物理、化学性质（包括化学结构、纯度、稳定性等）等有关资料，受试物必须是规格化的产品，同时要提供受试物安全性毒理学评价的资料，即受试物必须是已经过食品安全性毒理学评价确认为安全的物质。

为了对各种保健食品所具有的功能进行试验，有必要先了解各项试验常用方法，以便与保健食品可能具有的功能相一致。目前选用的功能学试验项目、试验原则和结果判定的要求如下：

（一）免疫调节作用

1. 试验项目

（1）动物试验

①脏器/体重比值：胸腺/体重比值；脾脏/体重比值。

②细胞免疫功能测定：ConA 诱导小鼠脾淋巴细胞转化试验（MTT）法；二硝基氟苯

诱导小鼠（DTH）迟发性变态反应。

③体液免疫功能测定：溶血空斑试验（玻片法）；血清凝集素测定法。

④单核-巨噬细胞功能测定：小鼠碳粒廓清试验；小鼠腹腔巨噬细胞试验（半体内法）。

⑤NK 细胞法定性测定。

（2）人体试验

①细胞免疫功能测定：PHA 人外周血淋巴细胞转化实验；结核菌素（OT）皮肤试验。

②体液免疫功能试验：B 淋巴细胞表面 Ig（SmIg）测定；单向免疫扩散法测定 IgG、IgA、IgM。

③单核-巨噬细胞功能测定：NK 细胞活性测定。

2. 试验原则

要求选择 1 组能够全面反映免疫系统各方面功能的试验，其中的细胞免疫、体液免疫和单核-巨噬细胞功能 3 个方面至少各选择 1 种试验，在确保安全的前提下，尽可能进行人体试食试验。

3. 结果判定

在 1 组试验中，受试对象对免疫系统某方面的试验具有增强作用而对其他试验无抑制作用，可以判定该受试物具有此方面的免疫增强效应；对任何一项免疫试验具有抑制作用，可判定该受试物具有免疫抑制效应。

（二）延缓衰老作用

1. 试验项目

（1）必做项目

①生存试验：小鼠生存试验法；大鼠生存试验法；果蝇生存试验法。

②过氧化脂质含量测定：肝组织中 LPO 的测定；血浆中 LPO 的测定。

③超氧化物歧化酶活性测定：四氮唑蓝还原法（肝胞浆液 SOD 测定）；邻苯三酚还原法（红细胞 SOD 测定）。

（2）备选项目：小鼠脑组织中单胺氧化酶活性测定；脂褐质含量测定。

（3）人体试验：血清 LPO 测定；血清 SOD 测定（微量邻苯三酚自氧化法）；血清中 GSH-PX 活力测定。

2. 试验原则

因衰老机理尚未完全明了，故应采用尽可能多的试验方法，以保证试验结果的可信性，必要时可将动物试验与人体试验相结合以综合评价。

3. 结果判定

若必做项目中 3 项均为阳性（生存试验、过氧化脂质试验、超氧化物歧化酶测定），即可判定该受试物具有延缓衰老的作用。若必做项目中 3 项均为阳性，备选项目中有 1 项为阳性，即可判定受试物具有较强延缓衰老的作用。若必做项目中 3 项均为阳性，备选项目中 2 项为阳性，即可判定受试物具有强延缓衰老的作用。若必做项目中 3 项均为阳性，备选项目中 2 项为阴性，即可判定受试物具有强抗衰老的作用。

（三）增强记忆作用

1. 试验项目

（1）首选项目：跳台试验；避暗试验；穿梭箱试验；水迷宫试验。

（2）备选项目：味觉厌恶试验；嗅觉厌恶试验；Sidman 回避试验；Y 型迷宫试验；T型迷宫试验；操作式条件反射试验。

2. 试验原则

（1）应采用1组（2个以上）行为学实验方法，以保证实验结果的可靠性。

（2）行为学实验常用动物为小鼠、大鼠、猫、鸽、猴等，应2个种属的动物进行实验。实验应保证每组小动物数不少于10只，大动物数不少于6只，且雌雄各半。

（3）实验应设低、中、高3个剂量组和阴性对照组，必要时可设阳性对照组以期发现可能的剂量-反应关系。

（4）实验应通过训练前、训练后及重测验前3种不同的给受试物方法观察其对学习记忆全过程（记忆获得、记忆巩固、记忆再现）的影响，给受试物的时间可分为急性（1次性）或亚急性（1个月）两种。

（5）实验结果应有良好的重现性，每项指标至少应取得2次以上的一致结果方可证实受试物的作用。

（6）有条件的实验室在应用行为学指标的同时，应注意采用若干神经生理、神经生化和神经病理的指标，并极力探索它们之间的相关性，以增强行为学指标的客观性和有效性。

（7）行为学实验室的实验环境（噪音、光照、温度、湿度等）应达到行为学实验的标准。观察者应经过有关训练。各种行为变化记录要标准化。

（8）必要时可按照有关规定进行人体试食试验，实验项目参见韦氏成人智力表（WATS）和韦氏记忆量表（WMS）。

3. 结果判定

若首选项目中2项或2项以上的指标为阳性（可以为学习记忆全过程即记忆获得、记忆巩固、记忆再现中的2项），具2次或2次以上为重复实验均取得一致的结果，可以认为该受试物有促智作用；若1项阳性，可任选备选项目中的1项试验，若后者亦为阳性，可认为该受试物有促智作用，反之则无此作用。

（四）促进生长发育的作用

1. 试验项目

（1）胎仔情况：活胎数、雌雄比例、死胎数、分娩胎仔总数。

（2）体重及食品利用率：记录出生后及生后4、7、14、21、30、60日幼鼠的体重，计算断乳后幼鼠的食物利用率。

（3）发育指标：记录耳郭分离、门齿萌出、开眼长毛时间。

（4）神经反射指标：平面翻正、前肢抓力、悬崖回避、嗅觉定位、听觉警戒。

2. 试验原则

(1) 常用动物主要为大鼠和小鼠，实验时应保证每组受孕动物不少于10只，或断乳鼠不少于10只。

(2) 实验应设低、中、高3个剂量组和阴性对照组，必要时可设阳性对照组，以期发现可能的剂量-反应关系。

(3) 给受试物的时间可根据具情况选择在母鼠孕期、哺乳期或仔鼠断乳至成年期。

(4) 实验环境（如噪声、光照、温度、湿度等）应稳定并达到行为学试验的要求。观察者应经过有关训练，各种行为变化的记录要标准化。

3. 结果判定

若试验项目中3项以上（含3项）指标均为阳性，则认为有促进生长发育的作用。

(五) 抗疲劳作用

1. 试验项目

(1) 必做项目：负重游泳实验；爬杆试验。

(2) 必备项目：游泳实验。

2. 试验原则

根据受试物的性质和作用特点，分别选择急性及亚急性的试验方法，必要时可测定血乳酸、血糖、血清尿素氮、血红蛋白以及磷酸肌酸（CP）等指标，以增加试验结果的灵敏度和可靠性。

3. 结果判定

(1) 急性试验：若必做项目的2项试验均为阳性，说明该受试物具有抗疲劳作用。如必做项目的1项为阳性，则需加做备选项目，若备选项目亦为阳性，经初步评价后，根据受试物的重要性和可能摄入量等再做出决定。必要时进行亚急性试验。若备选项目为阴性，则需进行亚急性试验。若必做项目均为阴性，备选项目亦为阴性，也可直接进行亚急性试验。

(2) 亚急性试验：若必做项目的2项试验均为阳性，则说明该受试物具有抗疲劳作用。若其1项阳性，备选试验亦为阳性，经初步评价后作出决定。若备选试验为阴性，认定其抗疲劳作用可疑，应进行重复试验，依其结果进行判定。必做项目的2项试验均为阴性，则说明该受试物无抗疲劳作用。

(六) 减肥作用

1. 试验项目

(1) 大鼠肥胖动物模型法。

(2) 减肥食品的人体试食试验法。

2. 试验原则

动物试验与人体试验相结合，综合进行评价。

3. 结果判定

(1) 大鼠肥胖动物模型法：若结果为阳性时，可初步判定该受试物具有减肥作用。结果为阴性时，可初步判定该受试物没有减肥作用。

（2）减肥食品的人体试食试验法：结果为阳性时，可判定该受试物对人体具有减肥作用。结果为阴性时，则判定该受试物对人体无减肥作用。

（七）保护心血管系统的作用

1. 试验项目

（1）抗心功能不全：离体豚鼠心脏灌流试验。

（2）抗心肌缺血：对垂体后叶素引起急性心肌缺血的保护作用。

（3）抗心律失常：对 $Bacl_2$ 诱发室性心律失常的影响；对氯仿麻醉诱发小鼠心室颤动的作用。

（4）抗血小板聚集和实验性血栓形成：对 ADP 诱导家兔血小板聚集的影响；抗试验性血栓形成实验。

（5）抗缺氧试验：对小鼠常压耐缺氧实验的影响；对异丙肾上腺素增加小鼠耗氧量的影响。

（6）降血脂试验：对高脂血症大鼠血脂的影响。

2. 试验原则

心血管系统结构复杂，功能受多种因素影响，必须选择 1 组有代表性的能够反映心血管系统各方面功能的测试方法以期对该受试物做出综合评价。

3. 结果判定

（1）若 6 项试验中有 1 项试验结果为阳性，则认为受试物具有改善心血管系统方面功能的作用。

（2）若 6 项试验中有 4 项或 4 项以上试验结果为阳性，则认为该受试物能较全面地改善心血管系统功能的作用。

（八）抗辐射作用

1. 试验项目

（1）亚急性试验：30 日存活率试验；外周血象和骨髓象检查。

（2）慢性试验：外周血象和骨髓象检查；外周淋巴细胞染色体畸变；外周血淋巴细胞微粒试验；淋巴细胞转化试验；精子畸形试验。

2. 试验原则

由于电离辐射对机体作用的时间和空间分布不同，其所致效应的主要表现形式也各异，这一点是选择指标的依据。辐射的生物学效应表现为近期效应和远期效应，与此相适应，抗辐射的检验方法也分为亚急性试验和慢性试验两个阶段。

3. 结果判定

（1）以亚急性试验中小鼠 30 日存活试验作为初筛的首选指标，若为阳性结果，则说明该受试物可能有抗辐射作用，继续进行亚急性试验中的外周血象和骨髓有核细胞计数试验，若为阳性结果，则可初步认为有抗辐射作用。

（2）若经慢性试验的各项指标均为阳性，则基本可确定受试物有抗辐射作用。若试验结果不一致，则认为可能有抗辐射作用，其可靠性尚需进一步验证。

（九）预防肿瘤的抗突变作用

1. 试验项目

（1）必做项目：修改的 Ames 试验；修改的小鼠骨髓细胞微核试验；BALB/C3T3 细胞转化试验；动物移植肿瘤试验。

（2）备选项目：CHL 细胞周期阻断法微核试验；V79 细胞基因突变试验。

2. 试验原则

抗癌抗突变作用本身机理复杂，仅凭个别试验结果难以得出确切结论。因此，在选择试验项目时，应采用体内与体外试验、微生物与细胞学试验相结合的原则，必要时可按有关规定进行人体试食试验。

3. 结果判定

（1）抗突变试验必做项目的 2 项结果为阳性，表示该受试物可能具有抗突变作用。若 1 项阳性则需加做备选项目中的任一项目，若后者亦为阳性，则认为该受试物有抗突变作用，反之则无此作用。

（2）抗癌试验 1 项或 1 项以上结果为阳性，提示该受试物可能具有抗癌作用，反之则无此作用。

（3）抗癌抗突变作用的综合判定：2 项抗突变试验和 1 项抗癌试验结果均为阳性，表示该受试物可能具有抗癌抗突变作用；2 项抗突变试验阳性而抗癌试验阴性，仅表示该受试物可能具有抗突变作用；抗突变试验阴性而抗癌试验阳性，则表示该受试物可能具有抗癌作用。

第四节　营养保健食品的工艺学研究

营养保健食品的生产根据不同的配方和食品的不同形式具有不同的工艺流程，在本节中简要介绍常见的营养保健食品的几种主要工艺流程。

一、营养液的制作工艺

1. 植物性原料的制作

以传统既是食品又是药品的原料制作营养液时，先将这些原料进行挑选，再用水进行煎煮提取。具体工艺流程如下：

原料→挑选→煎煮 1～2 小时→过滤→煎煮液备用。再用其他一些配料，如白砂糖、蜂蜜、酸味剂、防腐剂等用水溶解、过滤后，与上述煎煮液混合，再按比例加水至一定容量，过滤后灌装，再用蒸气或沸水消毒半小时，经灯检、贴标签后，包装检验出厂。

2. 动物性原料的制作

对一些以中华鳖、乳鸽等动物性食品为原料制作营养液时，这些动物性食品首先应经过酶解工艺，使蛋白质大分子变成肽或游离氨基酸，再与植物性原料的提取物和其他配料调配成最终产品，灌装后经消毒、检验后出厂。流程如下：

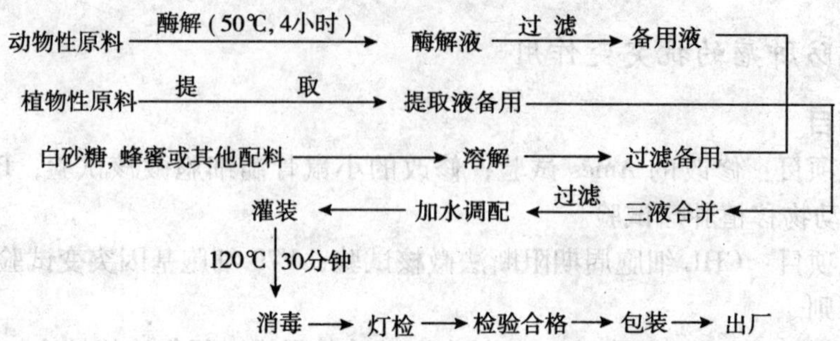

3. 其他工艺流程

还有一些提取方法，因为原料中的有效成分不能被通常的水煎煮提取方法提取，必须使用酒精等食用级的有机溶剂提取，提取后再将酒精回收利用，提取液再经调配制成产品。

二、胶囊、丸、片剂的制作工艺

胶囊、丸、片剂的制作方法和工艺根据不同的原料而不同，以下仅介绍几种常用的方法。

对以植物原料为主制成的胶囊产品，传统的工艺是将植物原料挑拣后烘干，粉碎后灌入胶囊壳中。也有一些工艺是先提取，制成浸膏后烘干、粉碎，再灌入胶囊壳中。

对以动物性原料为主制成的胶囊食品，工艺流程如下：

动物性原料→清洗剂→－198℃→低温冷冻干燥→粉碎后装胶囊。

也有利用普通的加温烘干法经烘干后粉碎装胶囊。

片剂的制作工艺较简单，其主要流程如下：

原料→挑拣→用不同方法提取或粉碎→搅拌均匀→压片→包装。

丸剂的制作，通常是用提取的方法，主要流程如下：

原料→提取→浓缩液→装胶丸。

三、其他食品的制作工艺

包括饮料、糕点、茶叶等食品在内的一些营养保健食品，其制作工艺与传统的食品加工相类似。对于不同的饮料，为了提取有效成分，可以采用与中药制剂相类似的方法。

四、生物型食品的制作

各种不同的生物型食品（如乳酸杆菌）具有不同的制备方法，总的原则是应根据不同微生物的要求，选择不同的培养基，经培养增菌后采用冷冻干燥法，用于制备胶囊、丸等食品用。

五、保健食品开发中的新技术

随着保健食品的发展，各种食品制作的新工艺、新技术也不断应用。目前主要应用的新技术有膜分离技术、超临界分离技术、生物工程技术、冷冻干燥技术、低温粉碎技术、基因工程技术等。

1. 膜分离技术

主要用于饮料工业。有超滤、反渗透、电渗析、液膜等技术。超滤系利用人工合成膜在较高的压力下或真空状态对物质进行分离，包括蛋白质的提取分离和矿泉水的净化。反渗透是借助于半渗透膜，通过一定的压力，使提取物与水分离，如牛奶、果汁、蔬菜汁。此技术也用于饮料工业上的水质净化。电渗析是在外电场的作用下，利用离子交换膜对离子具有不同选择通透性而使阴阳离子分开，从而达到提取和分离物质的目的。

2. 超临界分离技术

利用某些溶剂的临界温度和临界压力来分离多组分的混合物，以达到提取有效功能因子的目的。如提取茶叶中的茶多酚等。

3. 生物酶解工程

为了使一些动物或植物性物质达到液化，从而做成各种饮料或营养液，就必须使用生物酶解技术。如中华鳖、乌梢蛇、眼镜蛇等先用一定压力、一定温度蒸煮后，再用蛋白酶在80℃左右恒温酶解一定时间，蛋白质就被酶解成多肽和氨基酸，达到液化。植物性原料可以用淀粉酶或果胶酶液化。

4. 冷冻干燥技术

将食品在极低温度下，用真空环境使食品原料中的水分蒸发。这种方法可以保持食品中的大部分营养素。目前在食品工业上的应用越来越广泛。同时也可以在低温冷冻干燥后进行粉碎，如市售有龟鳖丸之类的产品就是采用这些技术。

5. 基因工程技术

目前该技术正在研究和开发。利用基因工程技术，能使优良性状的遗传因子转移或结合到另一个品种上或通过改变 RNA 和 DNA 的遗传信息，产生一个新品种，从而达到提高产品质量，扩大食品资源的目的。

第五节 保健食品中添加剂的使用

食品添加剂在营养保健食品中应用相当广泛。所谓食品添加剂，系指在食品生产、加工、保藏等过程中所加入和使用的化学合成物质或天然物质。目前，食品添加剂的种类越来越多，还有很多新的品种不断出现，但这些物质在产品中必须不影响食品营养价值，并且有防止食品腐败变质，增强食品感官性状或提高食品质量的作用。当然，食品添加剂的使用必须科学、合理，因为这些物质并不是食品中固有的，如果无限制地使用，也可能引起各种毒性反应。因此，在开发营养保健食品时，应注意合理使用食品添加剂，同时要严格按照《食品添加剂卫生管理办法》和 GB2760-86《食品添加剂使用卫生标准》要求，不得超过使用范围和使用量。

食品添加剂中还有一类为营养强化剂，我国习惯上也常将营养强化剂列入食品添加剂的范畴。目前，营养强化剂的使用和管理是根据《营养强化剂卫生管理办法》和 GB14880-94《食品营养强化剂使用卫生标准》。在 GB14880 中，详细规定了营养强化剂的使用量、使用范围，主要包括的营养素有氨基酸类（如赖氨酸、牛磺酸）、维生素（包括维生素 B_1、B_2、C、A、D、E、K、B_{12}、B_6 等多种维生素）、微量元素和无机盐（包括铁、锌、钙、碘、硒、镁、铜、锰）。目前尚有些新的营养强化剂品种也在不断地被开发应用。

一、食品添加剂的使用原则

食品添加剂的使用一般应符合以下几条原则：

（1）食品添加剂本身原则上是经过规定的《食品安全性毒理学评价程序》证明在使用限量范围内对人无害，也不应含有其他有害杂质；对食品的营养成分不应有破坏作用。结合我国目前的审批制度，新的食品添加剂应经过全国食品添加剂标准化技术委员会的讨论通过才能列入 GB2760-86 的使用卫生标准。任何食品添加剂的生产必须有生产许可证。因此，在保健食品开发中使用食品添加剂时，应查明所使用的食品添加剂是否允许使用，产品有无生产许可证。

（2）食品添加剂在进入人体后，最好能参加人体正常的物质代谢；或能被正常解毒过程解毒后全部排出体外；或因不能被消化道吸收而全部排出体外。这样，食品添加剂才能不会在体内蓄积而对机体产生危害。目前，食品界正在大力开发人体正常代谢中间产物的衍生物作为食品添加剂的新品种。

（3）食品添加剂在达到一定加工目的后，最好能在以后的加工、烹调过程被破坏或排除，使之不被摄入人体，则会显得更为安全。

（4）食品添加剂应有严格的质量要求，因此必须制订国家标准或行业标准。因有各种困难没有国标或行业标准的，生产企业可制订相应的企业标准。

（5）食品添加剂不得作为掩盖食品的缺陷或作为伪造手段。如用色素、香精、糖精等制作所谓的“橘子原汁”等。

二、食品添加剂允许使用种类

我国目前允许使用的食品添加剂种类较多，有防腐剂、抗氧化剂、漂白剂、酸味剂、凝固剂、发色剂、疏松剂、增稠剂、消泡剂、甜味剂、着色剂、乳化剂、抗结剂、品质改良剂及其他等 15 类。这些添加剂在开发不同的营养保健食品时用法各异，下面简要介绍一些常见的食品添加剂。

1. 防腐剂

在营养保健食品中，尤其为饮料类应用较为普遍。目前常用为三种，即：苯甲酸及其钠盐，山梨酸及其钾盐，丙酸钙。苯甲酸在酸性环境中，对多种微生物有明显的抑菌作用，其最适 pH 为 2.5～4.0，一般以 pH4.5～5.0 为宜。苯甲酸进入机体后，在生物转化过程中，与甘氨酸结合形成马尿酸或与葡萄糖醛酸结合形成葡萄糖苷酸并全部从尿中排出体外，苯甲酸不在人体蓄积。山梨酸防腐作用的适宜 pH 范围较苯甲酸为广，以在 pH5～6 以下使用为宜，对真菌、酵母菌和需氧细菌均有抑制作用。山梨酸为一种不饱和脂肪酸，在体内可直接参加正常脂肪代谢，最后被氧化为二氧化碳和水，因此几乎没有毒性。山梨酸和苯甲酸在不同食品中的使用量各不相同，但最大使用量为 1g/kg。丙酸钙主要对真菌、需氧芽孢杆菌及革兰氏阴性杆菌有效，pH5～6 时较为适宜，丙酸钙可认为是食品的正常成分，也是人体代谢的正常中间产物，故毒性也不大。

2. 抗氧化剂

在以脂肪酸提取物和油脂提取物作为保健食品原料时，通常使用抗氧化剂。目的是为了防止油脂变质。抗氧化剂的作用主要包括两方面：第一是阻断 RH·→R·或 ROO·（自由基）+H·这个反应，使其不能产生更多的 R·，使其变为：ROO·+AH（抗氧化剂）→ROOH+A·。第二是抗氧化剂直接与 O_2 氧化而使油脂的氧化减弱。我国允许使用的抗氧化剂有 BHA（丁基羟基茴香醚）、BHT（二丁基羟基甲苯）、PC（没食子酸丙酯），目前又有一些更为安全的抗氧化剂发展起来。如 D-异抗坏血酸钠、维生素 E 等。尤其是维生素 E、A、C，因其又是人体必须的维生素，所以在保健食品的开发中被更多地用作抗氧化剂。

3. 甜味剂和食用酸

我国允许使用的甜味剂主要指糖精、甘草、甜菊糖、AK 糖、阿斯巴甜等。这些甜味剂均认为对人体无毒无害。除糖精外，其他 12 种甜味剂的使用量均可按生产需要量添加。甜味剂主要用于一些老年人的保健食品，如低糖食品、糖尿病人专用食品等。

食用酸在食品中主要用于调节口味和防腐，一般不限制用量，因为这些食用酸能参加体内正常代谢，包括有柠檬酸、酒石酸、苹果酸、偏酒石酸、乳酸、醋酸及磷酸。

4. 香精

香精的种类很多，大部分为复合型的食品添加剂，即香精单体配合而成。其中有的香精单体有毒，有的无毒，因此必须控制香精单体的质量。香精的成分一般较复杂，多由一些酯类或醛类溶于酒精或油类等溶剂中配制而成。由于所用原料及配方比例不同，配制的香精就会具有不同的气味，如香蕉、柠檬、橘子、芒果等味的香精。

第六节　中药化妆品的研发

一、中药化妆品的含义

中药化妆品在我国源远流长，历史悠久，它是以中药为主要成分的化妆品。能够在清洁、美化、修饰人体面部、皮肤、牙齿、毛发等部位的同时，利用中药的有效药物成分，对人体肌肤、牙齿、毛发起一定程度的滋补营养、保健康复的作用，甚至可以对某些皮肤疾病起辅助治疗作用。例如，人参、珍珠、紫河车、芦荟、红花、薏苡仁等多种中药均可添加到各类化妆品中，制成人参胎盘膏、人参珍珠霜、芦荟系列化妆品等。化妆品中的这些中药大都有利于促进皮肤新陈代谢，调节皮肤免疫机能，有助于皮肤抵御外邪侵扰，延缓其衰老。

二、中药化妆品的分类

化妆品的分类形式很多，主要有：

（一）按作用特点分类

（1）清洁类：是指去除面部、皮肤、毛发、口腔、牙齿的脏污的化妆品。如清洁霜、清洁奶液、净面涂膜、牙膏、洗发香波、含漱水等。

(2) 保护类：是指保护面部、皮肤、毛发柔软光滑，以抵御风寒、烈日、紫外线辐射，防止皮肤开裂等的化妆品。如奶液、雪花膏、防晒霜、发乳等。

(3) 营养类：是指营养面部、皮肤毛发使其增加组织活力，保护皮肤角质层的含水量，减少皮肤细小皱纹以及促进毛发生理机能的化妆品。例如：人参营养霜、丝肽营养霜等。

(4) 治疗卫生类：如雀斑霜、粉刺霜、去头屑洗发水、生发水等。

(5) 美化类：是指美化面部、皮肤及毛发给人以清新焕发美感的化妆品。如：粉底霜、粉饼、唇膏、香水、喷发胶、指甲油等。

事实上，目前化妆品的作用特点日趋多样化，中药保健化妆品更是常常集清洁、美化、营养、保健及治疗为一身，各种作用相互交错，所以很难将其归于某一类。

(二) 按使用部位分类

可分为护肤类、发用类、美容类、健美类等。

(1) 护肤类：指那些能营养皮肤或治疗某些疾病的化妆品。如：薏米雪花膏、当归冷霜、杏仁蜜等。

(2) 发用类：指能起调理、柔软、营养头发，防止头发脱落，促进头发生长，治疗头发创伤和头发疾病等作用的化妆品。如：人参香波、薏米发油、首乌发乳等。

(3) 美容类：指用来修饰面部、美化容颜、营养及治疗面部肌肤的化妆品。如：人参防皱霜、黄芪祛斑霜、中草药面膜等。

(4) 健美类：指含有适量的具有特殊功能的药物，既防止皮肤晒斑，又要达到适度晒黑的化妆品。如：防晒霜、抗皱霜、健美减肥霜等。

(三) 按制作工艺剂型分类

可分为以下十类：

(1) 乳化剂：如润肤霜、营养霜、雪花膏、奶液、发乳等。
(2) 混悬剂：如香粉蜜、增白粉蜜等。
(3) 粉剂：如香粉、爽身粉、痱子粉等。
(4) 膏剂：如洗发膏、护发素等。
(5) 水剂：如化妆水、香水、花露水、祛臭水、收缩水等。
(6) 油剂：如发油、防晒油、浴油等。
(7) 锭剂：如唇膏、眼影膏等。
(8) 块状剂：如粉饼、酮脂等。
(9) 胶剂：如指甲油、面膜、发胶等。
(10) 其他：如喷雾发胶、摩丝、唇线笔等。

(四) 按不同年龄性别分类

按不同年龄性别分为：

儿童用化妆品、老年用化妆品、青年用化妆品、男士用化妆品、女士用化妆品。

（五）按皮肤、毛发属性分类

可分为：

（1）中性化妆品：杏仁霜、华姿营养霜等。

（2）油性化妆品：华姿营养蜜、紫罗兰粉底霜、柠檬蜜等。

（3）干性化妆品：如杏仁蜜、华姿粉底霜。

（六）按化妆品使用时间季节分类

可分为冬用型、夏用型以及早霜、午霜、晚霜等。

综上所述，可见化妆品种类繁多，且各类用途相互交叉渗透，同时也看出中药保健化妆品实质上也是中医药皮肤保健学体系中的一部分。

三、中药化妆品的研制开发思路

随着世界性回归大自然热潮的掀起，化妆品市场已由合成型向纯天然疗效型方向迅速发展。各国相继推出草药化妆品、纯天然植物化妆品以及生物工程化妆品，掀起了研制、使用及推广天然化妆品的又一高潮。我国中医药学历史悠久，且资源极为丰富，现代研究结果表示：许多中草药及动物制品具有确切的防治皮肤病、防裂、防晒、增强皮肤营养和防止紫外线辐射的功能。对于多脂、干燥、皲裂、色斑、粉刺、皱纹等皮肤病有明显的效果；同时还能促进皮肤、毛发中毛细血管血液的循环，提高皮肤、毛发的营养供应，而达到增强皮肤弹性，减少皮肤角化与色素沉着，防止皮肤及头发功能减退的作用，取到美容、延缓衰老的目的。这样的中药有很多，常见的有人参、当归、田七、首乌、珍珠、芦荟等，可见开发中药化妆品有着广阔前景。

研制开发中药化妆品应发挥我们的传统优势，以中医药理论为指导原则，时刻把握住国际市场的发展趋势和潮流，并结合国内市场的需求，广泛借助现代科学技术、方法手段，应用现代的最新科研成果，从多方面、多角度、多层次地对保健产品进行深入、系统的研究和开发。选题要有新颖性、可行性、实用保健性，并具有传统特色。概括起来，可着重从以下几个方面入手：

（1）发挥传统优势，深入挖掘古方、民间验方及现代名老中医的多年临床经验处方。

（2）随着体育事业的发展，积极开发运动员专用的中药保健化妆品系列。如：保持运动员机体水分、营养的营养润肤化妆品；活血化瘀，防护肌肉拉损、撞伤的化妆品。

（3）随着经济水平的提高和旅游事业的蓬勃发展，应抓住机遇，积极开发旅游者专用的化妆品系列。如防风、防晒、防老、防热、防暑、防蚊虫叮咬等化妆品种。

（4）老年、儿童及妇女专用系列化妆品的开发，可依据不同年龄段人的生理特点及侧重面而研制开发系列品种。

（5）我们中华民族是个大家庭，由56个民族所组成，其风俗习惯各异，因而应积极开发适合于不同消费市场、消费层次及不同地区、不同民族、不同习惯的化妆品。

（6）针对常见皮肤病和不同病种、病人的需求，研制开发专用特殊疗效的化妆品。如：祛狐臭化妆品、治疗粉刺化妆品、生发剂等。

另外，美国生物学家预言：21世纪将是香料时代。香味作为治病手段之一，正日益受到国际医学界的关注。目前已确认156余种香味对疾病有效。美国、日本等西方国家纷纷着手研制专门用于治病的香味，旨在“味到病除”，但在我国尚未引起足够的重视。在现代生活中，香味化妆品不但给我们快感、美感，同时还可以起到医疗保健作用，实为一举两得，大有发展前景。例如：檀香可调整大脑皮层兴奋与抑制过程的紊乱，使之功能恢复正常，适用于神经衰弱病人，因而利用檀香的香味，可研制开发适合于神经衰弱病人使用的系列化妆品。香味化妆品尚处于起步阶段，其前景十分美好，早日进行研制、开发和生产必将有利于对未来市场的占领。

四、中药化妆品的设计要点

（一）中药化妆品的特点

1. 护肤化妆品

（1）清洁皮肤用化妆品：在考虑清洗皮肤污垢时，首先应了解下列条件：一是清洗对象物（基质）及黏附在其上面的污垢；二是使用的洗液及溶质；三是温度及涂擦方法。

清洗皮肤时，清洗的对象物（即基质）是人体皮肤，黏附在上面的污垢基本上是皮脂和角质层碎片及其氧化分解物（污垢），或是与之粘在一起的美容化妆品的残留物，因此与通常的洗涤、清洗不同。若是单纯地除去污垢，只要提高洗净力即可，但由于清洗对象是有生命力的皮肤，所以脱脂力不能太强，即必须考虑人体皮肤的生理作用，不能由于清洗而损伤皮肤，应考虑尽量在不影响皮肤前提下有效地除去脏污物，这就是设计要点。

①洗面膏（泡沫清洁剂）：洗面膏是以清洁皮肤为目的面部专用清洁用品，它兼有肥皂的优良洗净力与清洁霜的保护皮肤功能。

②清洁霜：肥皂及泡沫清洁剂的洗净力是利用表面活性剂使表面张力下降，而清洁霜的洗净力则是利用其基质成分的溶剂（溶解）作用。清洁霜通常是用油相成分与水相成分按适当比例混合而成，以使残留于皮肤上的美容化妆料、污垢、汗渍等油溶性和水溶性成分分别溶入油相成分中和水相成分中，然后使用擦去或用水洗等方法除去污垢。使用清洁霜的洗净方法具有如下特征：一是在中性或弱酸性（皮脂pH范围）中进行洗净；二是不会除去过多的新鲜皮脂，具有润肤效果；三是不必用水，因此不论何时何地都能简便地进行，且不损伤皮肤，是粗糙皮肤也能使用的温柔型洗面剂。不仅对皮肤作用温柔，而且在去除、清洗油性化妆料和积在皮脂腺上的污垢方面，具有比肥皂更佳的效果。

测试洁净效果有多种方法，有用美容化妆品残留于皮肤上的某一成分移行至清洁剂中的程度进行定量，亦有根据吸光度（明度）等测定，还有以紫外线照射进行荧光测定等。

（2）化妆水

①种类和功能：化妆水一般是呈透明液状，通常是在用洗面剂等洗净黏附于皮肤上的污垢后，为给皮肤的角质层补充水分和保湿成分，以及调整皮肤生理作用为目的而使用的。市售化妆水按其使用目的及功能可进行详细分类，一般的性质要求是符合皮肤生理，保持皮肤健康，使用时有爽感并有优异的保湿效果以及透明的美好外观。化妆水的种类有：柔软性化妆水：以保持皮肤柔软、湿润为目的；收敛性化妆水：抑制皮肤分泌过多油分，收敛而调整皮肤；洗净用化妆水：对简单化妆的卸妆等具有一定程度的清洁皮肤作用；其他（外观不同）：多层式，油分、保湿剂、水等分层，使用时须摇匀，性质处于化

妆水与乳液之间。还有炉甘石、氧化锌、皂土等粉末与樟脑酚等配合，使用时亦须摇匀的称为炉甘石露蜜，用于减轻夏日经日晒后皮肤热感等。

②化妆水的品质：化妆水的功能如前所述基本点在于保湿、柔软。当然，不同种类之间多少有些差异，也有各自要求洗净效果和收敛效果。质量的好坏取决于安全性以及是否能充分完成各自的目的、功能。保湿性、柔软性等目前可采用医学电子技术手段进行各式各样的体内测试或采用角质层在玻璃试管内进行测试等作为使用效果的评价手段。

化妆水是用油分（润肤剂）、香料、药剂等经增溶后制成的，从热力学看属稳定体系，但温度变化、日光、微生物、金属离子的影响、异物混入等外界因素可破坏其平衡，而常产生沉淀、混浊、变色及分离等现象。在各种温度条件下（－10℃～50℃）稳定性（特别是透明性）的确认试验（也包括浊度值控制）、pH 值、比重、黏度、色调（光曝露试验及褪色试验仪的照射试验）等必须经过种种历时变化的加速试验作严格的检查。

（3）膏霜类

①种类和功能：为使皮肤，特别是处于最外层的角质层保持适度的水分，天然亲水性保湿成分（N. M. F.）及皮脂成分和细胞脂质起重要的作用。膏霜类则是以极宽广的比率补充水分与油分的代表性护肤品（即基础化妆品）。随着近代化妆品的发展，优异表面活性剂的开发，结合胶体化学及流变学的发展，人们已能开发出外观和使用性能卓越，且稳定性良好的膏霜和乳液等多种乳化制品。

②膏霜的质量：膏霜的质量首先要看其是否能充分达到其功能和目的，当然质量基准根据不同的种类是有所差异的。最普通的润肤霜（营养霜、夜霜）来说，应能补充合乎肌质的适度油分、保湿成分和水分等，辅助自身的保湿机构以适应外部环境条件的变化，如温度、湿度等减轻皮肤由于洗涤等引起脱脂等人为造成的负担，以保持皮肤正常的健康状态。当然这就必须让各种性质的肌肤选用相适应的制品。这种保湿柔软效果的试验与水相同，采用体外角质层的黏弹性试验，目前正以医用电子技术研究体内测试方法。当然同时也须重视实际使用测试的结果。就促进皮肤血行、皮肤赋活效果的按摩霜来说，不能只靠单纯的涂抹，还须在皮肤上施加相当摩擦力，在其应力与时间等关系中改变着胶体系（乳化系）的状态，而摩擦方式对其效果的发挥有着微妙关系，与润肤霜相比，按摩霜的质量特性还含有动力因素而变得复杂。此外，上述清洁霜的洗净效果上加上动态质量评价，则其设计难度更大。

以上是从功能方面对膏霜类作的评论，而实际使用时，高安全性是不可少的条件。这一点也可以说是任何一种化妆品都必须具备的条件。尤其是膏霜类须留在皮肤上，而不像美容化妆品那样最后是要擦净的，又是油分量较多的制品，因此在质量设计上须包括恰当的品种配备和适合于使用者肌肤性质的正确使用方法。

膏霜是一种乳化剂，最终制品大致上固化呈半固体状。与液体的乳液相比，稳定的范围较广，而在做高温、低温以及用高低温反复交替循环的加速试验的同时，还必须充分注意室温货架上的历时变化情况。对消费者来说，膏霜类乳化的标准有如下特征：①外观洁白美观，富有光泽；②手感良好，易于挑出；③在皮肤上延伸性好；④对皮肤具有亲和性；⑤使用后持续湿润，而无黏腻感。上述特征可以说是一般润肤霜所要求的质量特性。基于上述使用特性拟定的配方结构，经过硬度（有时是黏度）和乳化粒子的检验，再进行流变性的测试（黏弹性等），并严格进行种种加速试验、防霉试验、安全性试验、香味恶化试验等，最后通过实际使用测试后才能作为商品进行正式生产。特别须从安全性、稳定性、使用效果等的各个方面进行质量评价。

(4) 乳液

①种类和功能：乳液的性质处于化妆水与膏霜之间，除特例外含油量较少。由于是液状物，因此搽在皮肤上延展性好，易与皮肤亲和，使用感触也好。补充角质层水分方面接近化妆水，由于含有油分因而用作简便的护肤品。像膏霜那样用于洗净及按摩方面的目的，其功能是弱的，可以说大多用作皮肤的保湿。与膏霜类同样，乳液也有用于不同部位的制品。如发乳、体用、手用、腿用的露液等，均具有各自的调理效果。

②乳液的质量：乳液的质量要求与膏霜类相似，首先要看其是否赋有充分的皮肤保湿功能，当然安全性要高，使用时的快感也是重要的。要达到上述质量必须充分掌握油相成分的组成和物性，以及以乳化液黏度为主的流变特性。由于乳液与膏霜不同，外相不是固体状，因此对稳定性必须特别加以注意。良好的乳液一般应有如下特性：一是具有适度的黏性；二是搽于皮肤易于展开溶化；三是使用后不发黏而有持续湿润感。

(5) 面膜

①种类和功能：面膜是很早以前就已被使用的一种化妆品，它是用粉末制成的泥状到流动性的胶状物。其原理是利用粉末或皮膜物质（主要是水溶性高分子）来保持水分，把这些物质以适当的厚度涂于皮肤表面，经一定时间使其干燥，在这期间，皮肤角质层水分取得来自面膜的水分和在遮蔽下来自皮下的水分而使其保持柔软。而且在皮膜剂或粉末的干燥过程中，会给予皮肤适度的张紧，干燥后能暂时提高皮肤温度，促进血液运行。面膜还具有吸附作用，在干燥剥去时能同时除去皮肤上的污垢，而起到很好的洁肤作用。对去除老化了的角质层有很强的作用，每周以使用 1 ~2 次为宜（除特殊情况外）。面膜按形状可分成 3 类：一是胶状面膜：主要成分包括皮膜剂、增溶剂、醇、保湿剂，为透明或半透明的胶状物，一般形成皮膜可剥离，其中也有皮膜形成性能较差而采用擦拭或冲洗的。二是浆状面膜：主要成分包括粉末、皮膜剂、保温剂、油分，为不透明浆状物，有形成皮膜的，也有因粉末含量多，采用擦拭或冲洗的。由于油分及保温剂用量较多，用后较湿润。三是粉状面膜：主要成分包括粉末、油分、分散剂，以粉末为主体，使用时用水等均地溶解后再用，皮肤有爽感和强的张紧感，适于夏令使用，其中有形成皮膜的，大多使用后用水冲洗。

②面膜的质量：面膜的黏度不仅与使用性关系密切，而且与整个制品的稳定性有关，因此不仅在设计时须选择适当的范围，还须充分注意其放置中的变化。类型不同，其质量评价的项目多少也有差异，主要的要求如下：外观的透明性（浊度）、油分与水分的分离程度、黏度、拉线性涂敷的方便性，皮膜强度，皮膜各种物性，干燥时间，皮肤紧绷感程度，干燥后容易剥离性，剥离后皮肤的湿润感，污垢的脱落程度，冲洗型水洗的方便性等。

良好的面膜剂首先应是既安全又稳定：使用时有易于涂抹的适当黏度；能给予皮肤适度的张紧感；在适当的短时间内干燥；易剥离（皮膜型）、易脱落（擦拭型或冲洗型）；用后持续保有湿润快感。

2. 美容化妆品

美容化妆品主要是涂敷于脸面及指甲等部位而赋予色彩，由此使肤色改变，添加阴影以增强立体感，使部分色彩突出，或隐蔽皮肤的缺陷，以使容貌光彩焕发而使用的化妆品。

(1) 美容化妆品的分类：根据使用目的，美容化妆品可作如下分类：

①粉底霜。

②胭脂、唇膏（口红）。

③眉目用品。

④指甲用品。

⑤香粉类。

(2) 美容化妆品的着色剂：美容化妆品的形态着色剂，可以是原来的粉状赋予皮肤色彩，但大多使用颜料及染料等着色剂。压缩成块状，或是分散在油性基质及乳化物中，使用目的相同的制品，也可制成不同的形态。

(3) 美容化妆品的性能要求：美容化妆品一般应具备如下性能：

①制品色泽宜人：外观颜色均匀，接近涂敷色；涂敷色不应由于光源种类不同而发生显著变化。

②化妆效果良好：能达到期待的化妆效果；涂膜的黏附性良好；备有适合于制品性能的涂敷用具。

③稳定性良好：放置中不发生变色、发臭、分离、变形等质量劣化；配备具有能保持制品质量不变的容器。

④安全性高：对皮肤、黏膜等无刺激；不含有害物质；无微生物污染。

(4) 美容化妆品的原料：美容化妆品的主要原料有颜料、染料、金属皂等粉体原料及其分散剂。着色颜料与白色颜料用于调整制品的色调及覆盖力。基质颜料是覆盖力小的白色颜料，用于稀释着色颜料，使其着色浓淡适宜及调整使用感触。金属皂用于提高白粉等粉末制品对皮肤的黏附力，并有助于颜料在油中的分散。

制作基剂的原料有油脂、蜡、碳氢化合物、合成酯、脂肪酸、高级脂肪醇等油性原料，乙醇、多元醇、水溶性高分子等水性原料及表面活性剂等。组合这些原料能制得各种形态的美容化妆品。

3. 头发用化妆品

(1) 烫发液：烫发的历史可以追溯到古代埃及。据文献资料记载，约公元前3000年，埃及人将黏土涂于头发上，经太阳晒干后作人工卷发。此后经过希腊、罗马文化一直发展到今天。使用药品烫发，据说是1872年在巴黎由马尔塞尔哥拉德发明的。可是此项发明是基于热烫，必须通电加热，会使烫发者产生热的痛苦及电线带来的束缚感。因此未必让使用者满意。1830年斯皮克孟发明使用亚硫酸钠加热到40℃左右烫发的方法，确认了所谓冷烫的可能性。到40年代，发现具有SH基的药品在常温下对切断胱氨酸结合有效，特别是巯基乙酸盐的出现，为制造冷烫液提供了可能的条件，解除了电烫的顾虑。至于巯基乙酸盐的安全性问题，刚提出时曾经议论纷纷，当时的结论是只要正确使用对人体是无害的。此后在世界各国广泛地普及了使用巯基乙酸盐的冷烫法，盛况至今不衰。

现在除巯基乙酸盐外，还有使用半胱氨酸作为还原剂。目前，在日本“烫发液剂基准”中规定的烫发液有4种：①巯基乙酸及其盐类为主要成分的二浴式冷烫液剂；②半肌氨酸为主要成分的二浴式冷烫液剂；③巯基乙酸及其盐类为主要成分的加温二浴式烫发液剂；④巯基乙酸及其盐类为主要成分的一浴式冷烫液剂。此外未收入烫发液剂基准中的有烫发液的定形液等，其成分以亚硫酸盐、碳酸盐为主，加温后可发生持久的波形，但其成波能力差。

（2）染发剂：使用染发剂的目的，一是老年性白发的染黑，二是为改变容貌、配合美容化妆及服饰而进行的。根据这两项使用目的，染发剂可分为白发染发剂与修饰染发剂两种。最近在销售一种使白发更具光泽的白发染发剂，即所谓修饰白发染发剂。大部分染发剂是氧化染发剂，而其染发化妆效果的魅力正在逐年增加。染发剂从仅使头发表面着色到真的染色，有种种不同的制品，有仅按脱色剂给染发剂分类的。但从广义规定来说，染发剂是能改变头发色调的制品。

染发剂中所谓真的染色，是指使头发接触含有头发能吸收的染料组成物，进行染色后染液中的染料浓度降低。水洗时能抵抗染料的脱除。理想的染发能染及髓质，实际上有时染料在头发内部还尚未均匀分布就已停止了染发操作，此时染发的程序仅仅涉及毛发表皮及其部分内部皮质的表面染色，即所谓处在环染状态。这种状态在染发的最初期都会发生，温度低，染料内部的扩散迟缓，这种现象就更加显著。染料要侵入头发内部的皮质层、髓质层，就必须通过会妨碍染料及药剂向内部扩散的头发小皮层，尤其是外表皮层，头发状态的好坏一般取决于头发小皮层的状态，因此毛发状态的好坏对染料的扩散速度具有重要的影响。

Wilmdman 用分子径不同的各种化合物染发，用显微镜观察染色状态，其结果是：对自然毛发，在 36℃ 下最大约达 0.6nm 的染料分子时能渗透到头发内部。Holmes 的实验表明有效直径小于 0.6nm 的染料，在用水膨润过的头发上能迅速扩散，但对大于 1nm 的有效直径的染料的扩散却异常迟缓。经过烫发、脱色等化学处理的受过损伤的头发，0.7～0.8nm 左右的染料有可能渗透，若经过预处理，或同时以碱剂还原剂作用，调整染色助剂至适当的条件，或采用高温处理等方法，则 0.8nm 以上的分子直径也能达到渗透。但在这种场合，须注意染得色泽深浅不匀、损伤毛发、污染头皮等问题。

（3）整发剂：润发脂从其构成成分可以分成植物性和矿物性两种。形状有胶状的固溶体到稍干固的半固体，可用于增加头发光泽及头发定型。润发脂的起源据说是在作为采集花香香料时的一种方法中用牛脂、猪油等油脂吸收花香而得的香脂，称为“pomade”。

植物性润发脂具有黏性和较好的延展性而适宜于粗硬的头发。头发细而软的则多用黏性小的矿物性润发脂。使用后的洗发性一般以植物性的易于洗去。植物性润发脂是胶状或半固体的固溶体，呈半透明状，具有光泽，由于其触变性和特有的黏稠性，因此具有良好延展性。主要成分是木蜡与蓖麻油。木蜡与其他油脂相比，组织较细密，其硬度及黏度的性质则在于成分中所含碳原子数。蓖麻油是具有黏稠性的油脂，其中含蓖麻油酸三甘油酯 85%～95%，在溶解性、流动性、可塑性方面均具特性。

（4）养发剂：养发香水是在乙醇溶液中加各种养发成分制成的，用于头部对头皮及养发有效的液状制品。具有促进头皮的血液循环，提高皮肤功能、营养发根、防止脱发、去除头屑和头发的污垢、止痒、杀菌、消毒等作用，能保护头发免遭细菌侵入。

养发制品可分成化妆品与疗效化妆品两类。配用与一般化妆品有区别的特殊成分（生发剂）的场合，按化妆品质量基准作为“疗效化妆品”，为确保其安全性，在成分的种类及配用量方面有严格规定。

作为疗效化妆品的生发剂在下列三方面有规定：①使用目的的范围与基本剂型；②功能或效果的范围；③成分及配用量。作为功能、效果是指预防脱发、防止头屑、瘙痒、促进生发等。由于脱发、生发在医学上还尚有许多不明之处，特别是脱发原因比较复杂，有内分泌异常、头发生长周期紊乱、自律神经系的失调、血液循环不良、营养不良，以及遗传性、老年性（老化）等多种原因，从这一意义上来说，养发剂有美容的一面，而且是有助于促进头发的正常机能，具有保健性质的头发制品。

（二）中药化妆品的制备工艺

1. 增溶、乳化、分散

不同种类的化妆品都使用表面活性剂。一般香波和洗脸膏霜类配入的表面活性剂比例较大，大体上配入量在百分之几以下，就会使整体性状受到大的影响。在实际消费条件下，香波是用水稀释而发挥效果。灵活使用表面活性剂，即使配入量较少也可发挥作用，是化妆品生产中重要的技术之一。其中，将不溶于水的油、香料、杀菌防腐剂等完全溶解于水而制成化妆水（增溶），将水和油（液体）均匀而细微地混合而制成膏霜（乳化），使固体细粉末稳定于水中而不沉淀成为悬浊体（分散）等三点尤为重要。

（1）增溶

1）与增溶有关的表面活性剂水溶液的性质：表面活性剂的分子结构内普遍存在着大的亲油基和亲水基，这两者的平衡如何可决定是水溶性还是油溶性。表面活性剂在水中的溶解状态与一般的溶质大不相同，这是由于在连接疏水性大的亲油基同时，由分子另一端的亲水基而溶于水，而亲油基则有脱离周围水分子群的倾向。因此，亲油基在水的表面定向朝着空气层（降低表面张力、发泡性），在油/水界面则定向朝着油层（降低表面张力、乳化），在疏水固体表面也同样排列（湿润、使粉末分散），在水溶液中亲油基聚集在一起。反之，油溶性的表面活性剂在非水液体中，其亲水基相互接近。

2）化妆品与增溶：以往为得到透明的化妆水，采用乙醇作溶剂，现今则多用增溶性大的非离子表面活性剂“Tween”等来制备增溶系列化妆水。乙醇在水中有抑制胶束形成的倾向，特别是用量大于40%时，用乙醇溶解，对胶束的增溶则是优越的，在10%～20%溶液里可与增溶剂合并使用。

含表面活性剂的化妆水比乙醇产品泡沫丰富，且稍有黏感，由选择的保湿剂进行调节，而非离子表面活性剂也具保湿剂功能。因是不挥发成分，故须注意皮肤的安全性和气味。

香料一般是多种成分混合使用，每一香料品种的结构各不相同。几种单品香料和调和香料品种的增溶倾向有报道。除了表面活性剂自身的气味外，一般每种香料的挥发性由于增溶而与乙醇、水系不同，因而香气的品质也各不相同。

如上所述，必须注意某种防腐剂的增溶或配入乳化剂会降低效力。工厂生产时大规模的增溶操作中，溶解过程相当重要。为了预防因时间一长而发生沉淀，应改变溶解方法、顺序、温度等条件以确保增溶。最好再作精密过滤。通常是将待增溶的物质（有时是增溶剂），溶解于适量的乙醇或丙二醇中，在搅拌下加于水相中，然后再搅拌一会儿进行过滤。

（2）乳化：

1）化妆品和乳化：皮肤通过涂油，可在干燥、寒冷时保护皮肤，根据这种体验，以有水共存的乳浊液形态，可将油涂成薄膜而大大改善触感。

乳浊液是互不相混的两种液体中有一种成为小滴，分散于另一液体中的一种物质。成为小滴的一种叫内相，小滴分散的对象叫外相。用作化妆品乳浊液的两种液体，肥皂及其表面活性剂作为乳化剂使用。另外，有时出于某种目的而将乳浊液分离成两种液体，这叫破乳。

2）乳浊液的分类：

①根据粒子大小分类：上面所说的增溶体系的分散粒子，是溶解了增溶物质的胶束，但乳浊液的粒子比它大。在变成大粒子的前阶段，乳浊液的透明性是大的。这种乳浊液叫微乳浊液。

化妆品用的乳浊液，其微粒几乎都在 0.25 ~ 5μm 的范围，化妆品之外的粒径可达 10μm 以上。

②根据乳浊液的浓度分类：内相量比外相量少得多时，可得到几乎接近于外相黏度状态的乳浊液，称奶液（milklotion）。随着内相量的增加而成为一般黏稠的乳浊液，有流动性的称乳浊液（milkcream），无流动性的则称膏霜（cream）。

③乳浊液的类型：由水和油组成乳浊液时，根据内相是水还是油，可得不同的乳浊液。内相是油组成时，称水包油型（O/W），水分散于油中时，称油包水型（W/O）。但根据乳化条件，可得 O/W 型乳浊液，单单是液体油和水的场合极少，几乎都含有在常温下是固体的蜡类，而在乳化过程中被加热熔融为液体，也可在制造后作为固体粒子分散于乳浊液内。另外，在美容化妆品体系中加入无机颜料而成分散系的，都不合严密的乳浊液定义。然而由于乳化操作是制造过程的重点，所以一般作乳浊液处理。

3）乳浊液的成分：

①油相成分：一般作为油相成分的，除液体石蜡、角鲨烷等液体油和石蜡、鲸蜡等固体蜡外，还用羊毛脂、凡士林等膏状油脂和蜡。

②水相成分：研究用乳浊液的水相多采用蒸馏水，但化妆品中还添加作保湿剂用的丙二醇和甘油等。此外，根据化妆品种类还可加入无机或有机的碱或盐进行乳化。特殊配方中，为了保护胶体（稳定剂）和在皮肤上形成膜而加入水溶性高分子和果胶等黏液质。

③乳化剂：从乳化剂的历史来看，化妆品乳浊液的乳化起始于肥皂。而后盛行单甘油酯和肥皂合并使用。随着乳化技术的确立，化妆品的乳浊液几乎全由非离子表面活性剂进行乳化。用非离子表面活性剂为乳化剂来制备化妆品的乳浊液有其特殊的适用性，不仅产品的外观、状态、使用特性优越，而且易于组成刺激性低、安全性高的配方，生产过程的稳定性和再现性也良好。

阴离子型、阳离子型两性表面活性剂都可作乳化剂使用，可是不大用于与皮肤直接接触的化妆品乳浊液的乳化，而只是用于洗涤用和头发用的清洗剂。

④其他成分：化妆品乳浊液的成分中，赋香剂和保存剂是必不可少的。赋香剂用香料和芳香精油，但在配入乳浊液时，应注意启盖时表面逸出的香气和涂于皮肤时的香气，与所用的香料、芳香精油可有相当差异，这是常见的现象。

作为保存剂的防腐、防霉剂有各种使用规则，须经确认后方可使用。

除此之外，还可添加特殊成分，如各种药效成分、色素及染料、紫外线吸收剂、无机或有机颜料等的乳浊液。

4）乳浊液的制法：

①乳化操作：实际操作时的乳化方法可分成以下基本类型：

水中乳化剂法 将表面活性剂溶解于水相，一边强烈搅拌，一边将油相加入。适合于O/W（水包油）型使用。

油中乳化剂法 将表面活性剂溶解于油相：搅拌时将油相加入水中，得O/W（水包油）型；将水相加入油相中，得W/O（油包水）型，也可使其转相成O/W（水包油）型。

新生皂法 广泛用于肥皂的乳化，脂肪酸溶解于油相，碱溶解于水相，两者混合后在油水界面生成肥皂（乳化剂）。可用于O/W（水包油）或W/O（油包水）的任何一种类型的乳化。

交替加入法 在表面活性剂内交替地每次加入少量水相和油相，同时进行搅拌。

其他方法 在水相和油相内分别加入表面活性剂混合，然后机械混合两相而形成乳浊液。

以上五种类型各有其特点，化妆品乳浊液的生产多采用油中乳化剂法和新生皂法。

②乳化装置：乳化是使内相细密地分散于外相中，所以要使用具有剪切力能使粒子分散的机械装置进行。具有剪切力的机械有以下几种：

叶片 以大的搅拌叶片低速搅拌。

中速搅拌 用涡轮、螺旋桨型等的叶片混合。

均质混合器 采用高速旋转的高剪切力。

胶体磨 能产生强大剪切力的装置，有回转板式等。

也可使用其他能源的方法：

超声波 通过振动分散粒子，有时可根据条件促使破乳。

电能 赋予电位差，使粒子飞散分裂。

5）乳浊液的稳定性

①乳浊液状态在放置中的变化：乳浊液不同于水溶液和增溶体系，是超过了某一界限的大粒子分散，在热力学上属不稳定体系。因此，乳浊液的油滴在放置中可引起下述状态变化：

奶油化 由于比重差分离而浓缩；

凝聚 粒子相互附着形成聚合体；

合一 二个粒子成一个粒子；

分层 最后分成油和水。

但实际上，除此之外，化妆品乳浊液还有以下诸多因素：

个体析出 加入油相的蜡类等，慢慢变成固体，形状、大小起变化。

化学变化 由于加水分解等变化而引起状态的变化。

微生物增殖 因真菌之类的微生物增殖而引起状态变化。

蒸发、脱气泡 水分等挥发性成分在表面的蒸发，生产中混入的气泡合一或消失而发生的状态变化。

②稳定性评价：研究用的有如下几种方法：

粒度分布测定法 检测粒子的大小和数量的变化。

相分离测定法　检测相分离的速度大小。

电容率（电、介常数）测定　通过电容率的变化检测奶油化的浓度变化。

多滴法　检测不定期油滴的合并速度。

流变学法　检测黏度、黏弹性的经时变化。

(3) 分散

1) 化妆品和分散

除了液体中有液体微粒分散的乳浊液外，还有液体中固体微粒分散的体系和气体中液体微粒分散的体系（气溶胶）等被应用。

2) 粉体的一般性质

①粒子的大小：粉体一旦被粉碎成微粒，各个粒子（一次粒子）有凝聚成宛如一个粒子的情况，这叫二次粒子。通常，所得到的原料粉体因形成二次粒子，因此需要把它分散成一次粒子，并使其分散状态稳定。

②粒子表面的亲水性：无机颜料、有机颜料等其表面极性各不相同，亲油性和亲水性也有差异。测定这一程度的方法有表面面积法，即利用表面积 SN_2（由 N_2 气吸附在粉体表面上求得）和表面积 SH_2（通过水分子吸附求得）之比作为亲水性尺度的方法。

此外，当各种液体湿润各种粉体时的润湿热大时，则此粉体与一般液体的亲和性也大而容易润湿。

③粒子表面的变化：粉体粉碎时产生的新表面活性强，除空气中的氮气、氧气、二氧化碳外，对水蒸气等吸附极强。而且根据保存条件还可以从空气中吸附各种溶剂的蒸气、氨气等，所以即使同一牌号的粉体，其表面性质也显著不同，而要考虑必需的处理。

以上是由于吸附而引起的表面变化，此外，也有引起化学变化的。

④粉体的电荷：空气中的粉体带有静电，当它分散于溶剂中，由于各种离子的吸附及在非水系溶剂也受微量水的影响而带电。因此，固体表面一产生电荷，就会引集相反的电荷而中和，使整个体系成中性，而界面附近仍有电荷分布。这被称为界面双重层电荷。

（三）化妆品和流变学

化妆品是直接涂敷于身体的用品，所以使用方便、美容化妆的舒适感及其效果是决定化妆品价值的一大重要因素。因而采用流变学方法对化妆品的特性、舒适感和效果作出正确评价是必要的。以化妆用膏霜为例，用指尖蘸上膏霜，薄薄涂于皮肤表面，此时膏霜这一物质是依靠于手指的力使其变形流动，扩展于皮肤表面时的力学现象和皮肤感受刺激的关系等必须了解。

化妆品的流变学可通过对黏性、弹性、硬度、屈服值、黏弹性等进行客观的测定，阐明其流变学特性。化妆品因消费者的使用目的不同而有不同触感。为达到使用目的及化妆效果不得不采用各式各样的产品形态。

流变学性质上最单纯的是黏性和弹性。水、甘油、动植物油、液体石蜡等液体被称为牛顿液体，只要稍微加力就流动而消耗能量。另一方面，橡胶和弹簧有弹性而无黏性。弹性是固体的特征，理想的弹性体叫固体，它的性质是一受力变形，一退力就恢复原状。化妆品中也有作为单纯黏性和弹性都有的黏弹性体，表现出复杂的流变学性质。

多数化妆品属半固体分散系，即分散物质在分散介质中分散成胶态、微粒或粗粒状。

化妆品的流变学就是用流变学方法阐明这类物质的特性。即：①化妆品的客观特性与主观感觉相应，阐明结构成分的相关性和内部结构，有助于提高质量。②关于产品的黏稠性，则探究配方变化对其影响，有助于生产过程中对施加变形或剪切力的混合机、充填机、输送机等的生产单元操作和机械设备进行设计和选择。③可以保持技术管理、质量管理、贮藏方面稳定性的标准。④可解决从产品生产到消费者使用这一阶段的问题。因化妆品种类繁多，其内容也相当复杂，所以目前对客观性评价和探求物理性质比较困难，还需积累许多材料和数据。

五、中药化妆品的安全性评价

化妆品安全性评价程序和方法包括 5 个阶段，共 16 个实验：

第一阶段（急性毒性和动物皮肤、黏膜试验）：

包括急性皮肤毒性试验；急性经口毒性试验；动物皮肤刺激试验；动物眼睛刺激试验；动物皮肤变态反应试验；动物皮肤光毒性和光变态反应试验。

第二阶段（亚慢性毒性试验和致畸试验）：包括亚慢性皮肤毒性试验；亚慢性经口毒性试验；致畸试验。

第三阶段（致突变、致癌短期生物试验）：包括鼠伤寒沙门菌回复突变试验（Ames 实验）；体外哺乳动物细胞染色体畸变率检测试验；哺乳动物骨髓细胞染色体畸变率检测试验；动物骨髓细胞微核试验；小鼠精子畸形检测试验。

第四阶段（慢性毒性和致癌试验）：包括慢性毒性试验；致癌试验。

第五阶段（人体激发斑贴试验和试用试验）。

凡属于化妆品新原料，必须进行五个阶段的试验；凡属于含药物化妆品必须进行动物急性毒性试验，皮肤黏膜试验和人体试验。但是根据化妆品所含成分的性质、使用方式和使用部位等因素，可分别选择其中几项，甚至全部试验项目；凡属于化妆品新产品必须进行动物急性毒性试验，皮肤、黏膜试验和人体试验。但是根据化妆品所含成分的性质、使用方式和使用部位等因素，可分别选择其中几项，甚至全部试验项目。

第七章 保健品的评价

随着科技发展和社会进步以及生活水平的不断提高，人们对于自身的健康也日益关注。与此同时，大量保健食品通过各种渠道进入人们的视野和生活，对于保障人们身体健康和丰富日常生活起到了积极作用。但是，对于那些夹杂着各种各样矛盾的健康知识和纷至沓来的各种保健品，又使得消费者眼花缭乱和无所适从。根据保健协会提供的数据显示，涉及 2025 家企业的 2951 个保健食品中，有 767 个问题产品和 806 家问题产品企业。根据调查数据，问题产品的零售终端 64% 集中在药房。2005 年 7 月 1 日，国家食品药品监督管理局公布了《保健食品注册管理办法》，专家预测 30% 的保健食品将面临退市，也就是说今天我们在市面上所见到的保健食品有近 1/3 将不复存在，那么消费者将怎样才能在这纷繁复杂的信息中去伪存真，保护自己，拥有健康呢？因此，必须对保健品的宣传及效果进行系统评价。

第一节 保健品宣传评价

保健食品因其特定的保健功能能使一些亚健康的人群恢复健康，在一定程度上提高生命质量，所以越来越受到人们的青睐。据调查，尽管人们了解保健食品的途径有很多，其中还是以最传统的“电视、广播”为主，约占 74%，有 49% 是来自于“报纸、杂志”的宣传，35% 来自于“亲戚、朋友、同学、同事”的推荐和介绍，其他方式仍然不是人们了解保健食品的主流。由此可见，电视和报纸的宣传，仍然是人们获得保健品信息的主要方式。

宣传的最基本功能就是认识功能。一方面当人们很难及时买到自己需要的东西时，通过商品知识宣传介绍，能帮助消费者认识和了解各种保健品的名称、性能、用途、使用和价格等项内容，从而起到传递信息，沟通产销，指导消费的作用。另一方面适宜的保健品宣传，能诱导消费者的兴趣和感情，引起消费者购买该商品的欲望，直至实现消费者的购买行动。合适的宣传是企业的一项重要竞争策略。当一种新的保健品上市后，如果消费者不了解它的名称、性能、用途，就很难打开销路，特别是在市场竞争激烈，产品更新换代大大加快的情况下，企业通过大规模的宣传，能使消费者对本企业的产品产生吸引力，这对于企业开拓市场是十分有利的。

为了让人们更好地了解保健食品，以便合理地选用，适当应用现代化的新闻媒体实事求是地进行保健食品的广告宣传，这是件既可促进消费，又能增进健康的好事。不过这种宣传不能背离国家食品药品监督管理局所批准的产品文书的范围。然而，近年来一些广告主（保健食品生产经营单位）和广告经营者、广告发布者为了拓宽销路，或追逐经济效益，有意制造轰动效应，加上广告审批机构审批管理不善等多方面原因使得许多保健食品的失实广告随处可见，以致产生很坏的影响。

保健食品的失实广告有多种表现形式，其目的是蒙骗广大消费者，推销其产品，以期取得最大利润。较为常见的是利用我国传统的“营养与食疗”“中医中药”有关理论，大肆宣扬保健食品中的某种成分的保健和治疗作用。例如，灵芝的抗癌、梨的止咳作用等等。其宣传内容往往大大超出卫生部批准的保健食品功效范围。他们除了通过各种新闻媒体外，还利用举办所谓讲座、分发传单、现场促销等形式进行宣传活动，以此误导消费者。另外，保健食品标签与说明书存在的问题也非常突出。2002 年 7 月 16 日，我国卫生部、经贸委、工商管理总局、食品药品监督管理局联合发文（卫法监发［2002］172 号）“关于开展保健食品的专项整治工作的通知”提出：“保健食品市场出现了一些突出问题，有的保健食品大肆进行虚假广告宣传，甚至违法宣传产品具有治疗作用”。的确，全国各地各种新闻媒体中保健食品失实广告屡见不鲜。而多数失实广告是在产生了严重影响后才得到有关方面的重视。据报道，购买保健食品的肿瘤患者中，70%是被严重失实的广告误导。保健食品生产商凭借广告批文，打着“抗癌极品”“黄金组方”的旗号大肆宣传、欺诈和误导消费者，把没有任何治疗作用的保健食品吹捧为包治百病的神药。肿瘤患者因其错误诱导，延误治疗时机，造成病情加重，甚至死亡的病例并不鲜见。一些保健品自吹具有“减肥养颜”功能，其能“靶向”减肥，使用这种产品减肥，“不节食，不腹泻，靶向捆绑燃烧脂肪，并且细胞产生记忆因子，不反弹。”所幸的是，这则违法广告不久就被当地执法部门查处。后来发现，该产品的批文、健字号、商标全是假的。这样的广告出笼，无疑会对人们造成很大的影响。现在，社会上肥胖者很多，需要养颜的也大有人在，人们购买、食用这种产品不但没有减肥的效果，反而由于人们对其的依赖，不注意节食、运动，会造成更加肥胖，从而影响身体健康。另外在经济上也造成了不必要的损失。当前一些保健食品企业在广告中强调，保健食品能全面增加大脑营养，从根本上解决学生注意力不集中等问题，提高智力和理解力，提高学习成绩，一味夸大产品功效，将考生及家长引向不科学的消费。其实，这又是一种误导宣传。这些保健食品广告存在的严重问题，在社会和消费者中造成了不良影响。

部分保健食品广告严重失实的原因是多种多样的。归纳起来不外乎有下面几方面的原因：

1. 保健食品生产经营单位过分追逐经济效益而忽视人们身体健康

一些广告主不是把主要精力用在新产品的开发、提高产品的质量上，而是急功近利，不择手段，在产品的标签、说明书上大做文章，通过失实广告欺骗消费者，从而达到大量推销产品牟取暴利的目的。他们往往敢于花大量资金用于食品广告宣传，甚至搞非法广告活动，不遗余力夸大产品功能做虚假宣传，误导了消费者，混淆了保健食品的真实含义。保健品市场陷入一个“夸大、虚假”的恶性循环怪圈中，品牌持续性发展则早已被抛到云外。十几年来，我国保健品行业已经先后涌现出 3000 多个保健食品品牌，但是许多著名保健食品品牌恰恰都是因为营销策略中涉及非诚信行为被媒体曝光而毁于一旦。更糟糕的是，这种周而复始的现象就这样在保健食品领域一直恶性循环，造假手段层出不穷。与传统的食品业相比，保健食品行业整体浮躁。众多保健食品企业急功近利，宁愿花几亿元在广告宣传上，也不愿潜心培育自己的产品品牌。于是“一年吃倒一个品牌”的故事不断在保健食品行业上演。

2. 广告审批、管理欠完善

目前，保健食品广告的审批、管理的形式需要调整。按1993年国家工商管理局、卫生部联合发布的《食品广告管理办法》的规定，食品生产经营者（广告主）在各类新闻媒体发布食品广告前，应先获得由地区以上卫生监督机构签发的《食品广告证明》后才能申请办理广告批文。1995年，《中华人民共和国广告法》颁布施行，上述这项规定不像药品首先需要经过主管部门审查批准方可申请办理广告批文那样明确了。所以，也许是这个原因有些地区发布食品广告不需要《食品广告证明》了。《食品卫生法》、《保健食品管理办法》中都对保健食品标签、说明书和广告内容作出了有关规定，显然卫生行政部门有权对这些方面进行监督管理。但现在该项权力没有了，监督的力度也削弱了。从当前发布的如此之多的失实广告来看，暴露出目前广告审批、管理中的弊病。

3. 广告经营者、广告发布者以经济利益为重，对失实广告负面效应认识不足

广告通常可以通过广播、电视、报刊、杂志、户外宣传等多种形式发布。责任心不强、经济利润的诱因等多种因素都可以促使失实广告的出笼。这些单位往往通过大量的广告宣传获得可观的经济收入。许多单位都以广告收入的增加，经济效益明显为荣。所以，如果置广大的消费者的利益而不顾，注重自身的经济效益，忽视失实广告负面效应，再加上执法机构把关不严，失实广告就会轻易出笼。

4. 执法机构对失实广告查禁、处罚力度不够

对失实广告查禁、处罚尽管有法可依，但是，执法人员往往对失实广告的危害性认识不足，有的认为其只是文字游戏上的问题。所以，对于一般的广告失实问题也就听之任之，只有当其影响很坏时才查禁。

宣传有利于人们对保健品的了解。作为保健食品的消费者，群众的营养保健知识决定了他们的购买行为。因此，消费者要通过自我学习，或通过社区医疗服务机构医务人员的指导，参加营养协会、保健食品协会开展的多种形式的营养保健宣传活动等方式，来掌握正确的营养知识，从而对保健食品有效性有正确的评价。而作为保健食品企业和广告经营商则应该洁身自好，不要做不实宣传以误导消费者。

第二节　保健品效果评价

关于保健食品，大家都不陌生。无论是在商场还是药店，或是超市货架柜台上，保健食品都赫然醒目地存在。尤其是到了节假日，各种保健品都会被裹以精美包装争相上架，成为热门的馈赠礼物。

保健食品不是用于治疗疾病的药品，也不是普普通通用于充饥的食品，而是由天然营养成分和特殊活性物质所构成的、对人体具有某种或多种特定功能的食品。在过去20年间，随着国民经济的迅速发展，中国人的食物消费发生了很大变化。尽管中国人的膳食组成仍然是以植物性食物为主体，但动物性食物和油脂的消费已经出现了大幅度上升，而谷类和薯类等植物性食物的消费却呈下降趋势。中国人膳食结构的变化，再加上环境等因素的影响，不少人已呈现亚健康状态。所以，了解保健品的功能是非常必要的。

1996 年我国卫生部制订的《保健食品功能学评价程序和检验方法》中列有保健食品 12 个功能项目，包括免疫调节、延缓衰老、改善记忆、促进生长发育、抗疲劳、减肥、耐缺氧、抗辐射、抗突变、抑制肿瘤、调节血脂、改善性功能。2003 年卫生部颁布的《保健食品检验与评价技术规范》共列有 27 个功能项目，包括增强免疫力、辅助降血脂、辅助降血糖、抗氧化、辅助改善记忆、缓解视疲劳、促进排铅、清咽、辅助降血压、改善睡眠、促进泌乳、缓解体力疲劳、提高缺氧耐受力、对辐射危害有辅助保护、减肥、改善生长发育、增强骨密度、改善营养性贫血、对化学性肝损伤有辅助保护、祛痤疮、祛黄褐斑、改善皮肤水分、改善皮肤油分、调节肠道菌群、促进消化、通便、对胃黏膜损伤有辅助保护等功能。其中去掉了原来的抗突变、抑制肿瘤及改善性功能的项目。原来的免疫调节功能改为增强免疫力功能，延缓衰老功能改为抗氧化功能，调节血脂功能改为降血脂功能，改善记忆功能改为辅助改善记忆功能，促进生长发育功能改为改善生长发育功能，抗疲劳功能改为缓解体力疲劳功能，耐缺氧功能改为提高缺氧耐受力功能，抗辐射功能改为对辐射危害有辅助保护功能（具体内容参见第六章）。其余为新增功能项目。这些功能主要由皂苷、膳食纤维、腺苷、红景天苷、芦荟苷、大蒜素、蛋白质、胡萝卜素、维生素 B_1、维生素 E、茶多酚、丙酮不溶物、脂肪酸、免疫球蛋白、氨基酸、蚓激酶、角鲨烯、总黄酮、褪黑素、10-羟基葵烯酸、洛伐他汀及其他矿物质等已确定的功效成分及其他未确定的功效成分作用引起的。

在具有上述效果的保健食品中，有些能保护机体的正常功能，有些则能促进机体功能的正常或超常发挥，有些能延缓机体各项功能的下降趋势，有些能调节机体出现的不正常生理指标，有些能对抗或抑制外界不良因素对机体的侵害，有些能作为某些疾病治疗过程中或身体康复过程中的良好辅助食品，有些能改善生理上的不适状态，有些能增强机体的应激能力，有些产品则还具有美容功能。总之，保健食品的效果是很多的，随着保健食品功能的开发与增加，其效果也在不断的增加。

关于保健食品具有何种效果，一般是由保健食品申报企业在申报资料功能学评价报告中注明属于现在保健品中何种大类，而且功能学评价报告必须由卫生部指定的功能学检验机构出具。对于现在国家保健品大类中未列入的功能，由申报者提供试验方法并经评审委员会认可之后，也可新申报，但管理比较严格。若是进口食品，还需要提供出产国或国际组织的有关标准及生产、销售国（地区）有关卫生机构出具的允许生产销售的证明。国产保健食品经各省食品卫生评审委员会初审合格后，再由卫生部食品卫生评审委员会评审。进口保健食品直接由卫生部食品卫生评审委员会评审。根据保健品的评价程序，应该说现在市场上已有的保健品在审批时所送审的材料大多是真实的。其保健效果也应该可信。不过各保健品生产企业在保健品的批准文号获得之后，其生产工艺和检测标准是否和审批时送审材料所载一致则未可知。部分保健食品生产企业为保证其保健品的效果，不惜冒天下之大不韪添加严禁加入的化学成分而受到药检和药监部门查处，以致被取消批准文号。

无可否认的是，我们需要保健食品，不管是对身体有益也好，心理抚慰也好。而我们要求的，也仅仅是它们能不辜负自己的名称，真正地保护人们的健康。但是，生产厂家和销售商片面夸大保健食品的医疗功效却是一种普遍现象。保健食品是一类特殊食品，它不同于一般食品而又有别于药品，具有调节机体功能的保健作用。由于保健食品不是药品，不能治病，人们对之必须有正确的认识，而厂家也不能夸大其医疗功效，更不能把一个普通的保健食品说成是包治百病的灵丹妙药。如一家单位生产的补血剂，实际作用是增加血色素，但该公司却宣传为可治贫血、改善睡眠、有助于提高儿童智力、有利于增强体质、能抵抗感冒等，俨然成了一种百病包治的药物。据悉，在卫生部不久前发出的《关于制止保健食品夸大宣传保健功能的紧急通知》中，指出一些保健食品经营企业在产品标签、说明书、包装、宣传材料和新闻媒体上擅自夸大其产品的保健功能，有的宣传有治疗作用，以所谓“典型病例”明示或暗示有治癌、抗癌作用及神奇减肥等功能，故意混淆产品和药品的区别。有的甚至以卫生部的名义或知名专家名义进行广告宣传，以此来误导和欺骗消费者。

有人做过关于保健食品的问卷调查。调查中有40%的人表示自己曾经购买过保健食品，其余60%的人表示从未买过。这个比例，要远远大于预想。因为，在我们经常听到的声音里，有很多是对保健食品的质疑。当电视里、报纸上各种保健食品广告铺天盖地袭来之时，各种揭露劣质假冒保健食品的消息也接踵而来。1998年国家质量技术监督局在全国抽查了603家企业的1700多种保健食品，合格率为80%，质量令人担忧。有些保健食品生产企业规模小，起点低，科技投入少，设备简陋，效率低下。以北京为例，只有33%的生产厂家符合《保健食品良好生产规范》，其余一半的企业仍在压片、造粒、罐装等环节上采取手工操作。企业的资金投向有偏差，现多数经费投入广告和宣传报道，对产品研制，特别是对售后食用效果追踪研究明显不足。保健食品，在很多人的心中，与欺骗画上了等号。在这种情况下，有40%的人曾经购买过保健食品，的确是一个不小的数字。它也明确地表明人们对于健康的强烈渴望。

保健品在保健方面确实有它的独特作用，但是我们应正确看待，不能任意夸大保健品的功效，误导消费者。消费者在选用营养保健品时，也应持科学、冷静、求实的态度，防止选择不当，误购误用。如果选用时没有把握，应该征求医生的意见。

第三节　我国目前对保健品监管中存在的问题和对策

毫无疑问，随着生活水平的提高和人们对自身健康问题的日益关注，保健品的需求量将越来越大，保健品市场的前景也将越来越看好。但是，我们也应清楚地看到，由于我国保健品生产企业受到技术条件和研发资金的限制，目前不少保健品技术含量低、产品质量良莠不齐、产品市场鱼龙混杂的现象仍然严重。同时，由于保健产品审批与市场监督脱节、企业广告形式五花八门、使得广大消费者对保健品真假莫辨从而导致上当受骗的情况比比皆是。因此，在此种情况下，建立对保健品科学的监管体系显得尤为重要。

一、保健食品监管中存在的问题

1. 食品安全审批和监管体制还没有形成统一的强势权威

2003 年以前，我国的保健食品监管由卫生部负责，2003 年成立国家食品药品监督管理局，很大程度上说就是为了解决我国食品药品监管体制的多头管理问题，所以保健食品审批权于 2003 年 9 月由卫生部转移到国家食品药品监督管理局，但保健食品的监管权却依然由卫生部负责。这种监管体制架构显然不利于保健食品的全流程监管，容易出现监管的脱节现象，容易给不法商人以可乘之机，也增加了监管行动的时间成本和协调成本。

2. 保健食品监管存在“重审批，轻监管”倾向

每一种保健食品上市前都要经过严格的审批程序，但是缺乏对市场的定期监管。审批只是确保食品安全的第一步，更重要的还在于其后的监管。保健食品监管部门除了严格依照《保健食品管理办法》严格依法审批之外，理应特别注重日常的监管工作，如定期从市场随机提取样品，按审批时的要求进行系统的检查，并将检查结果定期公布在媒体上，对不合格的企业和产品从严处理，甚至可以撤销批准文号等，以保证保健食品的功效和使用安全。

3. 有关部门对保健食品监管行为缺乏政策敏感性

2003 年国家食品药品监督管理局成立，标志着我国政府宏观公共政策价值基点的重新选择，体现了“以人为本，全面协调”的科学发展观。在科学发展观的指导下，保健食品监管部门完全可以在保健食品的审批权移交的过程中采取主动措施，将 1996 年至 2003 年批准的 4589 种国产保健食品作一次重新审批或者复查。这可以借鉴国外的例子，美国 1962 年通过的《柯佛瓦·哈里斯药物修正案》（KEFAUVER-HARRIS DRUG AMENDMENTS）要求自 1938 年至 1962 年间仅在药物安全基础上通过审批上市的 4000 多种药物，必须重新进行有效性实验，以证明产品的效能，否则不得继续销售。

4. 对检测机构资格条件的限制有可能造成监管垄断

根据现行的《保健食品管理办法》和《卫生部健康相关产品检验机构认定与管理办法》，保健食品的检测由卫生部和省级卫生行政部门认定的检验机构承担。这种做法有可能造成监管的垄断，不利于消费者利益的保护。

5. 相关法规的严重滞后

现行的《保健食品管理办法》是 1996 年由于卫生部颁发的，监督主体是卫生行政部门，而 2003 年国家食品药品监督管理局成立至今仍未作出修改，使得食品药品监督管理部门无法可依，造成监管主体的缺失，因此加强对保健食品的监督管理，健全法律是当前最紧要的事情。

6. 对保健食品法规和保健食品知识的宣传有待加强

要加强对保健食品生产经营企业的法制教育，大力宣传《食品卫生法》和《保健食品管理办法》，使其正确认识保健食品的定义、与药品的区别、审批程序及产品标识等规定，指导协助辖区内食品生产企业保健食品的申报工作，鼓励和引导保健食品的开发。同时要大张旗鼓地宣传保健食品的知识，指导群众正确认识保健食品，合理选购和食用保健食品。倡导社会监督，促进保健食品质量提高，推动保健食品事业的发展。当代中国的保健食品行业要重新获得群众的青睐，除了依靠行业自律外，更应该注重从整体上加大管理力度。

二、对保健食品监管中存在问题的对策

1. 建立完整的评价体系

一是要从原料种植保证安全性。应从产地控制其产品质量，包括对产地的水源、土壤质量，使用的栽培原料等进行全面研究和量化分析。二是要从原料采收、保存过程保证安全性。分析、杜绝采收过程中可能的污染源，规范原料存放条件，防腐、防污染。三是要从加工过程保证安全性。工艺实行 GMP 操作，保持操作过程环境清洁。配料合理，不添加违禁成分。四是要从运输保鲜保证安全性。完善成品保存环境，分析存储及运输过程中可能的污染源。

2. 开展多种植物成分的混合安全性的评价

大多保健食品使用多种原料，具备各自的食用效果。它们除了一般生理作用的营养效果外，还含有多种药效成分，但是保健食品的食用效果是否是这些有效成分所起的作用，这些有效成分混合应用是否安全，应认真研究。

3. 严格审批程序

（1）原料审批：建立原料相应种植标准，促使保健食品原料的种植遵循 GAP（中药材生产质量管理规范）生产标准，从产地控制其产品质量，包括对产地的水源、土壤质量、使用的栽培原料等的全面研究和量化分析。

（2）加工过程审批：实行 GMP 操作。

（3）配料审批：对配料进行安全分析。

（4）产品功能性审批：对保健食品的 27 种保健功能进行严格试验。

4. 提高检测技术

二恶英（Dioxin）的检测分析是当今食品安全和环境科学领域最困难和最前沿的技术，我国已成为国际食品法典委员会有关二恶英标准的 7 个起草国之一。中国牵头起草的树果中黄曲霉素污染技术规范目前已被国际食品法典委员会采纳。农、兽药残留快速检测技术虽取得重要进展，但仍需进一步提高。

5. 完善成分鉴定

开发保健食品所用的原料，对其所含的营养素之外的常规成分的安全性也必须确认。在确认特定成分的安全性时，必须利用适合食品添加物的严格的试验方法。其他一些与健康有关的成分也应该进行各种安全性试验，食品原材料中的特殊成分对生物体功能的影响也要进行基本的检查，并且环境污染成分如重金属、真菌、致病菌也要检测。

6. 使用方法的明确

保健食品并不代表着人人适用，它只适用于亚健康人群和不同年龄人群，也不是吃得越多效果就越好。保健食品都具有一定的摄入限量，超过限量会导致不同程度的中毒症状或累积性中毒，甚至死亡。故对保健食品的使用方法必须明确界定。

“食品 21 世纪，花钱买健康”已成为一种时尚。《中国大趋势》一书的作者温元凯将医药保健品、中草药列入“中国未来十大投资热点”。透过我国保健食品发展的大趋势，不难看出保健食品行业正蕴藏着无限生机。然而，面对未来食品安全问题已成为一个世界

性问题而受到世界各国的普遍关注。保健食品作为一种维护身体健康的食品，其安全性更为重要。国内企业更多的是把眼光盯着有效成分的含量，因而忽略了对其安全性的考虑。但国外企业首先关注的就是产品的农药残存和重金属及有毒元素含量。可见安全是其成为合格产品的第一道门槛。我国加入 WTO 后，随着农产品进口关税降低和市场开放度扩大，国外高质量的食品对我国食品市场的冲击将越来越大，质量低劣的食品特别是安全性差的食品根本无法参与国际竞争。因此，开发安全有效的保健食品对加入世贸组织后迎接新挑战、推动富民强国具有十分重要的意义。我们一定要加强保健食品安全意识，防患于未然，确保保健食品走健康发展之路。

下篇

防治亚健康的常用保健品

一、清利咽喉类

1. 保健品名称：川奇牌利咽含片

（1）批准文号：国食健字 G20040873。

（2）保健功能：清咽润喉（清咽）。

（3）适宜人群：咽部不适者。

（4）不适宜人群：无。

（5）功效成分/标志性成分含量：每 100g 含：异嗪吡啶 8.74mg。

（6）主要原料：草珊瑚、胖大海、乌梅、薄荷脑、薄荷油、山梨醇。

（7）食用方法及食用量：每日 6 次，每次 1 片。

（8）生产厂家：江西川奇药业有限公司。

2. 保健品名称：日益牌川贝雪梨膏

（1）批准文号：国食健字 G20060661。

（2）保健功能：清咽。

（3）适宜人群：咽部不适者。

（4）不适宜人群：血糖偏高者。

（5）功效成分/标志性成分含量：每 100g 含：绿原酸 9.8mg。

（6）主要原料：川贝母、雪梨、金银花、天冬、麦冬、苦杏仁、北沙参、蜂蜜、薄荷脑、蔗糖、山梨酸钾。

（7）食用方法及食用量：每日 3 次，每次 20g。

（8）生产厂家：珠海众仁生海洋生物工程技术开发有限公司。

3. 保健品名称：新态牌艾维片

（1）批准文号：国食健字 G20060407。

（2）保健功能：清咽。

（3）适宜人群：咽部不适者。

（4）不适宜人群：少年儿童。

（5）功效成分/标志性成分含量：每 100g 含：粗多糖 1.22g、总黄酮 0.135g。

（6）主要原料：薄荷脑、茶多酚、胖大海提取物、蜂胶、麦芽糊精、山梨醇、硬脂酸镁。

（7）食用方法及食用量：每日3次，每次1片。

（8）生产厂家：南京中脉科技发展有限公司。

4. 保健品名称：蒲金牌利咽爽片

（1）批准文号：国食健字G20041061。

（2）保健功能：清咽。

（3）适宜人群：咽部不适者。

（4）不适宜人群：婴幼儿。

（5）功效成分/标志性成分含量：每100g含：绿原酸80mg。

（6）主要原料：蒲公英、金银花、麦冬、胖大海、薄荷油、柠檬酸、木糖醇、果糖、硬脂酸镁。

（7）食用方法及食用量：1.5g/片：每日3次，每次2片；3.0g/片，每日3次，每次1片。

（8）生产厂家：北京博士安医药生物技术有限公司。

5. 保健品名称：江绿牌甘草良咽糖

（1）批准文号：国食健字G20060562。

（2）保健功能：清咽。

（3）适宜人群：咽部不适者。

（4）不适宜人群：无。

（5）功效成分/标志性成分含量：每100g含：甘草酸594mg。

（6）主要原料：甘草浸膏、乌梅、青果、罗汉果、薄荷脑、薄荷油、白砂糖、液体葡萄糖。

（7）食用方法及食用量：每日6次，每次1粒。

（8）生产厂家：江西天天草珊瑚药业有限公司、江西江绿药业有限公司。

6. 保健品名称：凉桑牌胖大海糖

（1）批准文号：国食健字G20060564。

（2）保健功能：清咽。

（3）适宜人群：咽部不适者。

（4）不适宜人群：无。

（5）功效成分/标志性成分含量：每100g含：总黄酮90.9mg。

（6）主要原料：胖大海、乌梅、菊花、橘红、薄荷脑、薄荷油、白砂糖、液体葡萄糖。

（7）食用方法及食用量：每日8次，每次1粒。

（8）生产厂家：江西天天草珊瑚药业有限公司、江西江绿药业有限公司。

7. 保健品名称：海龙王牌橘红膏

（1）批准文号：国食健字G20060010。

（2）保健功能：清咽。

（3）适宜人群：咽部不适者。

（4）不适宜人群：无。

（5）功效成分/标志性成分含量：每100ml含：柚皮苷184.4mg。

（6）主要原料：橘红、茯苓、苦杏仁、薄荷、胖大海、菊花、金银花、麦芽糖饴、蔗糖、蜂蜜、苯甲酸。

（7）食用方法及食用量：每日3次，每次15ml。

（8）生产厂家：广州海龙王保健品有限公司。

二、调节免疫类

1. 保健品名称：乐人牌灵芝孢子胶囊

（1）批准文号：国食健字G20070369。

（2）保健功能：增强免疫力。

（3）适宜人群：免疫力低下者。

（4）不适宜人群：少年儿童。

（5）功效成分/标志性成分含量：每100g含：粗多糖500mg、灵芝三萜5.0g。

（6）主要原料：破壁灵芝孢子粉。

（7）食用方法及食用量：每日2次，每次4粒。

（8）生产厂家：北京奥达康医药科技有限责任公司。

2. 保健品名称：非得牌海参软胶囊

（1）批准文号：国食健字G20070371。

（2）保健功能：增强免疫力、缓解体力疲劳。

（3）适宜人群：免疫力低下者、易疲劳者。

（4）不适宜人群：少年儿童。

（5）功效成分/标志性成分含量：每100g含：氨基酸6142mg、粗多糖1320mg。

（6）主要原料：海参、紫苏油、蜂蜡、明胶、甘油、水、氧化铁黑。

（7）食用方法及食用量：每日1次，每次5粒，宜清晨空腹服用。

（8）生产厂家：大连非得生物产业有限公司。

3. 保健品名称：川奇牌复合氨基酸胶囊

（1）批准文号：国食健字G20040944。

（2）保健功能：免疫调节。

（3）适宜人群：免疫力低下者。

（4）不适宜人群：少年儿童。

（5）功效成分/标志性成分含量：每100g含：氨基酸总量29.01g。

（6）主要原料：复合氨基酸粉、淀粉、山梨酸钾。

（7）食用方法及食用量：每日3次，每次2粒。

（8）生产厂家：江西川奇药业有限公司。

4. 保健品名称：川奇牌铁锌氨基酸口服液

（1）批准文号：国食健字G20040792。

（2）保健功能：增强免疫力。

（3）适宜人群：免疫力低下者。

（4）功效成分/标志性成分含量：每100ml含：氨基酸总量6.07g、铁20.0mg、锌

21.2mg。

(5) 主要原料：复合氨基酸、葡萄糖酸亚铁、葡萄糖酸锌。

(6) 食用方法及食用量：每日3次，每次2支，空腹服用。

(7) 生产厂家：江西川奇药业有限公司。

5. 保健品名称：美创牌逸休胶囊

(1) 批准文号：国食健字G20070341。

(2) 保健功能：改善睡眠、增强免疫力。

(3) 适宜人群：睡眠状况不佳者，免疫力低下者。

(4) 不适宜人群：少年儿童。

(5) 功效成分/标志性成分含量：每100g含：总皂苷1.02g。

(6) 主要原料：人参、酸枣仁、茯苓、远志。

(7) 食用方法及食用量：每日2次，每次3粒。

(8) 生产厂家：大连美创药业有限公司。

6. 保健品名称：天佑牌双歧寡糖粉

(1) 批准文号：国食健字G20070339。

(2) 保健功能：增强免疫力。

(3) 适宜人群：免疫力低下者。

(4) 不适宜人群：无。

(5) 功效成分/标志性成分含量：每100g含：婴儿双歧杆菌4.0×10^8cfu、低聚果糖96g。

(6) 主要原料：婴儿双歧杆菌、低聚果糖、谷氨酸钠、脱脂奶粉。

(7) 食用方法及食用量：每日2次，每次3袋，冲服。

(8) 生产厂家：大连润生堂生物科技工程有限公司。

7. 保健品名称：江绿牌铁锌钙氨基酸口服液

(1) 批准文号：国食健字G20070350。

(2) 保健功能：增强免疫力。

(3) 适宜人群：免疫力低下者。

(4) 不适宜人群：无。

(5) 功效成分/标志性成分含量：每100ml含：钙1230mg、铁33.6mg、锌30.4mg、氨基酸总量3075mg。

(6) 主要原料：葡萄糖酸钙、乳酸钙、葡萄糖酸亚铁、葡萄糖酸锌、复合氨基酸粉、乳酸、白砂糖、水。

(7) 食用方法及食用量：每日3次，每次1支。

(8) 生产厂家：江西天天草珊瑚药业有限公司、江西江绿药业有限公司。

8. 保健品名称：令达牌令达胶囊

(1) 批准文号：卫食健字（1999）第0503号。

(2) 保健功能：延缓衰老、免疫调节。

(3) 适宜人群：中老年人、免疫力低下者。

(4) 不适宜人群：少年儿童。

(5) 功效成分/标志性成分含量：每100g中含：总黄酮300mg。

(6) 主要原料：黄芪、淫羊藿、党参、枸杞子。

(7) 食用方法及食用量：每日1~2次，每次2~4粒。

(8) 生产厂家：江西其雄医药保健研究所。

9. 保健品名称：如一堂牌灵芝破壁孢子粉胶囊

(1) 批准文号：卫食健字（2002）第0128号。

(2) 保健功能：免疫调节。

(3) 适宜人群：免疫力低下者。

(4) 不适宜人群：少年儿童。

(5) 功效成分/标志性成分含量：每100g含：中链脂肪酸11g。

(6) 主要原料：中链脂肪酸油、低芥酸菜籽油、蔗糖脂肪酸酯。

(7) 食用方法及食用量：可作为烹调油、凉拌油以及饭桌上调料油使用。每日15ml。

(8) 生产厂家：泰安市中信灵芝科技开发有限公司。

10. 保健品名称：永延牌合益胶囊

(1) 批准文号：国食健字G20070377。

(2) 保健功能：增强免疫力。

(3) 适宜人群：免疫力低下者。

(4) 不适宜人群：痛风患者、少年儿童、孕期及哺乳期妇女、血尿酸高者、肾功能异常者。

(5) 功效成分/标志性成分含量：每100g含：核糖核酸59.5g。

(6) 主要原料：核糖核酸、叶酸、维生素C、淀粉。

(7) 食用方法及食用量：每日2次，每次2粒。

(8) 生产厂家：福建永延生物科技有限公司。

11. 保健品名称：紫薇星牌锌硒卵白蛋白胶囊

(1) 批准文号：国食健字G20070281。

(2) 保健功能：增强免疫力。

(3) 适宜人群：免疫力低下者。

(4) 不适宜人群：无。

(5) 功效成分/标志性成分含量：每100g含：蛋白质69.9g。

(6) 主要原料：卵白蛋白、乳酸亚铁、葡萄糖酸锌、富硒酵母、低聚异麦芽糖。

(7) 食用方法及食用量：每日2次，每次2粒。

(8) 生产厂家：汕头市紫薇星保健品厂有限公司。

12. 保健品名称：芝参牌芝参胶囊

(1) 批准文号：国食健字G20070275。

(2) 保健功能：改善睡眠、增强免疫力。

(3) 适宜人群：睡眠状况不佳者、免疫力低下者。

(4) 不适宜人群：少年儿童、孕妇。

(5) 功效成分/标志性成分含量：每100g含：总皂苷440.0mg、总黄酮530.0mg。

(6) 主要原料：灵芝、百合、桑椹、麦芽、山楂、丹参、酸枣仁、柏子仁、淀粉、硬脂酸镁。

（7）食用方法及食用量：每日1次，每次3粒，晚饭后服用。

（8）生产厂家：河北通络药业有限公司。

13. 保健品名称：金体善牌几丁聚糖胶囊

（1）批准文号：卫食健字（2003）第0352号。

（2）保健功能：免疫调节。

（3）适宜人群：免疫力低下者。

（4）不适宜人群：婴幼儿。

（5）功效成分/标志性成分含量：每100g含：几丁聚糖（脱乙酰度）85g。

（6）主要原料：几丁聚糖、食用淀粉。

（7）食用方法及食用量：每日早晚各1次，每次5粒。

（8）生产厂家：青岛金体善生物科技有限公司。

14. 保健品名称：益生牌益生菌粉

（1）批准文号：国食健字G20070234。

（2）保健功能：增强免疫力、调节肠道菌群。

（3）适宜人群：免疫力低下者、肠道功能紊乱者。

（4）不适宜人群：孕妇、乳母及体质过敏者。

（5）功效成分/标志性成分含量：每100g含：乳酸菌4.8×10^{8}cfu、双歧杆菌5.0×10^{8} cfu、低聚果糖64g。

（6）主要原料：嗜酸乳杆菌、婴儿双歧杆菌、低聚果糖。

（7）食用方法及食用量：每日2次，每次1袋。

（8）生产厂家：北京美迪生医药科技有限公司。

15. 保健品名称：益生牌益生菌粉（橘子口味）

（1）批准文号：国食健字G20070245。

（2）保健功能：增强免疫力、调节肠道菌群。

（3）适宜人群：免疫力低下者、肠道功能紊乱者。

（4）不适宜人群：孕妇、乳母及体质过敏者。

（5）功效成分/标志性成分含量：每100g含：乳酸菌4.0×10^{9}cfu、双歧杆菌5.0×10^{8}cfu、低聚果糖64g。

（6）主要原料：嗜酸乳杆菌、婴儿双歧杆菌、低聚果糖、橘子香精。

（7）食用方法及食用量：每日2次，每次1袋。

（8）生产厂家：北京美迪生医药科技有限公司。

16. 保健品名称：明安旭牌灵芝孢子油软胶囊

（1）批准文号：国食健字G20070263。

（2）保健功能：增强免疫力。

（3）适宜人群：免疫力低下者。

（4）不适宜人群：少年儿童。

（5）功效成分/标志性成分含量：每100g含：灵芝三萜6.2g、油酸51g、亚油酸23g。

（6）主要原料：灵芝孢子油、明胶、甘油、水。
（7）食用方法及食用量：每日1次，每次2粒。
（8）生产厂家：上海明安旭生物科技有限公司

17. 保健品名称：金日牌西洋参含片（无糖型）

（1）批准文号：国食健字G20070282。
（2）保健功能：缓解体力疲劳、增强免疫力。
（3）适宜人群：易疲劳者、免疫力低下者。
（4）不适宜人群：少年儿童。
（5）功效成分/标志性成分含量：每100g含：总皂苷1.5g。
（6）主要原料：西洋参、山梨醇、硬脂酸镁。
（7）食用方法及食用量：每日3次，每次1.2g，含食。
（8）生产厂家：厦门金日制药有限公司。

18. 保健品名称：平衡康牌灵芝蜂胶胶囊

（1）批准文号：国食健字G20070266。
（2）保健功能：增强免疫力。
（3）适宜人群：免疫力低下者。
（4）不适宜人群：少年儿童。
（5）功效成分/标志性成分含量：每100g含：粗多糖4.0g、总黄酮2.5g。
（6）主要原料：灵芝提取物、蜂胶、淀粉。
（7）食用方法及食用量：每日2次，每次2粒，以温开水送服。
（8）生产厂家：海南清华堂生物科技有限公司。

19. 保健品名称：精正牌福源颗粒

（1）批准文号：国食健字G20070269。
（2）保健功能：增强免疫力、改善睡眠。
（3）适宜人群：免疫力低下者、睡眠状况不佳者。
（4）不适宜人群：少年儿童。
（5）功效成分/标志性成分含量：每100g含：粗多糖26.6g、腺苷30.6mg。
（6）主要原料：灵芝、灵芝孢子粉、蝙蝠蛾拟青霉菌丝体粉、乳糖、糊精。
（7）食用方法及食用量：每日2次，每次2包，用少量温开水冲化后服用。
（8）生产厂家：四川精正生物科技有限公司

20. 保健品名称：幸福来牌灵芝孢子粉胶囊

（1）批准文号：卫食健字（1998）第346号。
（2）保健功能：免疫调节。
（3）适宜人群：体质虚弱及免疫力低下者。
（4）不适宜人群：儿童。
（5）功效成分/标志性成分含量：无。
（6）主要原料：灵芝孢子粉。
（7）食用方法及食用量：温开水送服，每日2次，每次5粒。
（8）生产厂家：天津钢管实业开发公司。

21. 保健品名称：南旦牌紫苏蜂胶软胶囊

（1）批准文号：国食健字 G20070312。

（2）保健功能：增强免疫力、辅助降血脂。

（3）适宜人群：免疫力低下者、血脂偏高者。

（4）不适宜人群：少年儿童。

（5）功效成分/标志性成分含量：每 100g 含：总黄酮 2.0g。

（6）主要原料：蜂胶、紫苏油、明胶、甘油、水。

（7）食用方法及食用量：每日 3 次，每次 2 粒。

（8）生产厂家：上海南旦生物科技有限公司。

22. 保健品名称：国珍牌破壁松花粉

（1）批准文号：国食健字 G20070244。

（2）保健功能：增强免疫力。

（3）适宜人群：免疫力低下者。

（4）不适宜人群：严重花粉过敏者。

（5）功效成分/标志性成分含量：每 100g 含：粗多糖 1620mg。

（6）主要原料：松花粉。

（7）食用方法及食用量：每日 1 次，每次 1 袋，温开水或调蜜冲服，亦可泡酒，饭前服用更佳。

（8）生产厂家：烟台新时代健康产业有限公司。

23. 保健品名称：纽倍乐牌蜂胶软胶囊

（1）批准文号：国食健字 G20070252。

（2）保健功能：增强免疫力。

（3）适宜人群：免疫力低下者。

（4）不适宜人群：无。

（5）功效成分/标志性成分含量：每 100g 含：总黄酮 4.12g。

（6）主要原料：蜂胶、聚乙二醇 400、明胶、甘油、水。

（7）食用方法及食用量：每日 2 次，每次 2 粒。

（8）生产厂家：深圳市永富兴商贸有限公司。

24. 保健品名称：日升益生堂牌培康源胶囊

（1）批准文号：国食健字 G20070250。

（2）保健功能：增强免疫力。

（3）适宜人群：免疫力低下者。

（4）不适宜人群：无。

（5）功效成分/标志性成分含量：每克含：嗜酸乳酸菌 7×10^{8}cfu、嗜热链球菌 5.2×10^{8} cfu。

（6）主要原料：嗜酸乳杆菌、嗜热链球菌、淀粉、麦芽糊精、脱脂奶粉。

（7）食用方法及食用量：每日早晚各 1 次，每次 2 粒。

（8）生产厂家：大连日升益生堂未来科技有限公司。

25. 保健品名称：喆龙牌喆龙口服液

（1）批准文号：国食健字 G20070262。

（2）保健功能：增强免疫力。

（3）适宜人群：免疫力低下者。

（4）不适宜人群：少年儿童。

（5）功效成分/标志性成分含量：每 100ml 含：总皂苷 20. 89mg、腺苷 0. 062mg。

（6）主要原料：西洋参、林蛙油、马鹿茸、蝙蝠蛾拟青霉菌丝体、山梨酸钾、冰糖、水。

（7）食用方法及食用量：每日 1 次，每次 1 瓶。

（8）生产厂家：天津市喆龙保健食品有限公司。

26. 保健品名称：庆仁牌钙铁锌氨基酸口服液

（1）批准文号：国食健字 G20070283。

（2）保健功能：增强免疫力。

（3）适宜人群：免疫力低下者。

（4）不适宜人群：无。

（5）功效成分/标志性成分含量：每 100ml 含：钙 1070mg、铁 35. 9mg、锌 29. 9mg、游离氨基酸总量 1490. 5mg。

（6）主要原料：葡萄糖酸钙、乳酸钙、葡萄糖酸亚铁、葡萄糖酸锌、复合氨基酸粉、乳酸、白砂糖、水。

（7）食用方法及食用量：每日 3 次，每次 1 支（或每日 30ml）。

（8）生产厂家：江西樟树市庆仁保健品有限公司。

27. 保健品名称：夕阳美牌核康元胶囊

（1）批准文号：卫食健字（2000）第 0649 号。

（2）保健功能：免疫调节。

（3）适宜人群：免疫力低下者。

（4）不适宜人群：痛风者。

（5）功效成分/标志性成分含量：每粒中含：核酸≥200mg。

（6）主要原料：核酸、维生素 C。

（7）食用方法及食用量：每日 2 次，每次 2 粒。

（8）生产厂家：深圳市金凯尔生物技术有限公司。

28. 保健品名称：百禾牌钙铁锌氨基酸口服液

（1）批准文号：国食健字 G20070287。

（2）保健功能：增强免疫力。

（3）适宜人群：免疫力低下者。

（4）不适宜人群：孕妇。

（5）功效成分/标志性成分含量：每 100ml 含：钙 816. 0mg、铁 26. 9mg、锌 24. 1mg、氨基酸总量 7. 4g。

（6）主要原料：葡萄糖酸钙、乳酸钙、葡萄糖酸亚铁、葡萄糖酸锌、复合氨基酸粉、乳酸、白砂糖、甜菊糖苷、水。

（7）食用方法及食用量：每日 2 次，每次 25ml。

（8）生产厂家：江西百禾药业有限公司。

29. 保健品名称：先农坛牌灵芝孢子粉胶囊

（1）批准文号：国食健字 G20070313。

（2）保健功能：增强免疫力、改善睡眠。

（3）适宜人群：免疫力低下者、睡眠状况不佳者。

（5）不适宜人群：少年儿童。

（5）功效成分/标志性成分含量：每 100g 含：粗多糖 1.4g、灵芝三萜 0.35g。

（6）主要原料：灵芝孢子粉、磷酸氢钙、微晶纤维素、羧甲淀粉钠。

（7）食用方法及食用量：每日 3 次，每次 2 粒。

（8）生产厂家：北京协和药厂。

30. 保健品名称：协和牌灵芝孢子粉片

（1）批准文号：国食健字 G20070306。

（2）保健功能：增强免疫力、改善睡眠。

（3）适宜人群：免疫力低下者、睡眠状况不佳者。

（4）不适宜人群：少年儿童。

（5）功效成分/标志性成分含量：每 100g 含：粗多糖 1.0g、灵芝三萜 0.25g。

（6）主要原料：灵芝孢子粉、磷酸氢钙、微晶纤维素、羧甲基淀粉钠、微粉硅胶、硬脂酸镁、羟丙甲纤维素、三乙酸甘油酯、丙烯酸树脂、邻苯二甲酸丁酯、蓖麻油、吐温－80。

（7）食用方法及食用量：每日 3 次，每次 2 片。

（8）生产厂家：北京协和药厂。

31. 保健品名称：好当家牌海参西洋参口服液

（1）批准文号：国食健字 G20070319。

（2）保健功能：增强免疫力。

（3）适宜人群：免疫力低下者。

（4）不适宜人群：少年儿童。

（5）功效成分/标志性成分含量：每 100ml 含：粗多糖 415mg、总皂苷 20.5mg、蛋白质 2.4g。

（6）主要原料：刺参、枸杞子、西洋参、赤藓糖醇、水。

（7）食用方法及食用量：每日 2 次，每次 30ml。

（8）生产厂家：山东好当家海洋发展股份有限公司荣兴食品厂。

32. 保健品名称：国珍牌松花钙奶粉

（1）批准文号：国食健字 G20070317。

（2）保健功能：增强免疫力。

（3）适宜人群：免疫力低下者。

（4）不适宜人群：花粉过敏者。

（5）功效成分/标志性成分含量：每 100g 含：总皂苷 77mg。

（6）主要原料：松花粉、乳粉、植物脂肪粉、碳酸钙。

（7）食用方法及食用量：每日2次，每次1袋，用50℃～60℃温开水冲调食用。

（8）生产厂家：山东省烟台新时代健康产业有限公司。

33. 保健品名称：仙芝楼牌灵芝孢子粉胶囊

（1）批准文号：卫食健字（2001）第0290号。

（2）保健功能：免疫调节。

（3）适宜人群：免疫力低下者。

（4）不适宜人群：无。

（5）功效成分/标志性成分含量：每100g中含灵芝粗多糖7000mg。

（6）主要原料：灵芝孢子粉、灵芝提取精粉。

（7）食用方法及食用量：每日2～3次，每次3～5粒。

（8）生产厂家：福建省浦城县兴浦灵芝场。

34. 保健品名称：丹蓝牌维微康口服液

（1）批准文号：国食健字G20070271。

（2）保健功能：增强免疫力。

（3）适宜人群：免疫力低下者。

（4）不适宜人群：无。

（5）功效成分/标志性成分含量：每100ml含：锌23.3mg、绞股蓝总皂苷25.1mg、β-胡萝卜素6.0mg。

（6）主要原料：乳酸锌、绞股蓝总皂苷、β-胡萝卜素、山楂、猕猴桃、甜菊糖苷、水。

（7）食用方法及食用量：每日2次，每次1瓶。

（8）生产厂家：贵阳润丰制药有限公司。

35. 保健品名称：必原牌蜂芝胶囊

（1）批准文号：国食健字G20070243。

（2）保健功能：增强免疫力。

（3）适宜人群：免疫力低下者。

（4）不适宜人群：少年儿童。

（5）功效成分/标志性成分含量：每100g含：维生素C 11.5g、维生素E 3.65g、β-胡萝卜素270mg。

（6）主要原料：灵芝提取物、蜂胶、维生素C、乳酸锌、维生素E、β-胡萝卜素、亚硒酸钠预混剂、淀粉。

（7）食用方法及食用量：每日1次，每次2粒，温开水冲服。

（8）生产厂家：咸阳利华药业有限公司。

36. 保健品名称：首创蜂胶露

（1）批准文号：卫食健字（1997）第043号。

（2）保健功能：免疫调节。

（3）适宜人群：免疫力低下者。

（4）不适宜人群：婴儿、孕妇。

（5）功效成分/标志性成分含量：每100g含：总黄酮≥20mg。

(6) 主要原料：蜂胶。

(7) 食用方法及食用量：每日3次，每次5滴，温开水（75℃左右）半杯冲饮，空腹饮用效果更佳。体质虚弱者用量酌加，但每日不超过30滴为宜（本品每瓶含量15ml，可食用15－30天）。

(8) 生产厂家：北京首创康华医药科技有限公司。

37. 保健品名称：金尔贝牌呈俊软胶囊

(1) 批准文号：国食健字G20070310。

(2) 保健功能：增强免疫力、辅助降血脂。

(3) 适宜人群：免疫力低下者、血脂偏高者。

(4) 不适宜人群：少年儿童。

(5) 功效成分/标志性成分含量：每100g含：α-亚麻酸53.36g、亚油酸14.26g。

(6) 主要原料：亚麻子、紫苏子、松子、核桃仁、葵花籽、明胶、甘油、水。

(7) 食用方法及食用量：每日2次，每次2粒，用温水送服。

(8) 生产厂家：宾川华宝生物科技开发有限公司。

38. 保健品名称：纽徕佛牌康康软胶囊

(1) 批准文号：国食健字G20070304。

(2) 保健功能：增强免疫力。

(3) 适宜人群：免疫力低下者。

(4) 不适宜人群：少年儿童。

(5) 功效成分/标志性成分含量：每100g含：大豆异黄酮14.8mg。

(6) 主要原料：大豆提取物、蜂蜡、大豆油、明胶、甘油、水。

(7) 食用方法及食用量：每日2次，每次2粒。

(8) 生产厂家：深圳市生命力科技发展有限公司。

39. 保健品名称：美迪生牌益生菌粉剂

(1) 批准文号：国食健字G20070367。

(2) 保健功能：增强免疫力、调节肠道菌群。

(3) 适宜人群：免疫力低下者、肠道功能紊乱者。

(4) 不适宜人群：孕妇、哺乳期妇女、婴幼儿及体质过敏者。

(5) 功效成分/标志性成分含量：每100g含：嗜酸乳杆菌 1.0×10^{8} cfu、长双歧杆菌 1.0×10^{8} cfu、低聚果糖64g。

(6) 主要原料：嗜酸乳杆菌、长双歧杆菌、低聚果糖。

(7) 食用方法及食用量：每日2次，每次2袋。

(8) 生产厂家：北京美迪生医药科技有限公司。

40. 保健品名称：美迪生牌益生菌粉剂（橘子味）

(1) 批准文号：国食健字G20070366。

(2) 保健功能：增强免疫力、调节肠道菌群。

(3) 适宜人群：免疫力低下者、肠道功能紊乱者。

(4) 不适宜人群：孕妇、哺乳期妇女、婴幼儿及体质过敏者。

(5) 功效成分/标志性成分含量：每100g含：嗜酸乳杆菌 1.0×10^{8} cfu、长双歧杆菌

1.0×10^{8}cfu、低聚果糖 64g。

(6) 主要原料：嗜酸乳杆菌、长双歧杆菌、低聚果糖、橘子香精。

(7) 食用方法及食用量：每日 2 次，每次 2 袋。

(8) 生产厂家：北京美迪生医药科技有限公司。

41. 保健品名称：同仁堂牌灵芝孢子粉提取物胶囊

(1) 批准文号：国食健字 G20080167。

(2) 保健功能：增强免疫力、改善睡眠。

(3) 适宜人群：免疫力低下者、睡眠状况不佳者。

(4) 不适宜人群：少年儿童。

(5) 功效成分/标志性成分含量：每 100g 含：粗多糖 1.3g、灵芝三萜 0.3g。

(6) 主要原料：灵芝提取物、灵芝孢子粉、磷酸氢钙、微晶纤维素、羧甲基淀粉钠。

(7) 食用方法及食用量：每日 3 次，每次 2 粒，吞食。

(8) 生产厂家：北京美迪生医药科技有限公司、北京同仁堂健康药业股份有限公司。

42. 保健品名称：总统牌灵芝孢子粉提取物片

(1) 批准文号：国食健字 G20080168。

(2) 保健功能：增强免疫力、改善睡眠。

(3) 适宜人群：免疫力低下者、睡眠状况不佳者。

(4) 不适宜人群：少年儿童。

(5) 功效成分/标志性成分含量：每 100g 含：粗多糖 0.95g、灵芝三萜 0.25g。

(6) 主要原料：灵芝提取物、灵芝孢子粉、磷酸氢钙、微晶纤维素、羧甲基淀粉钠、微粉硅胶、硬脂酸镁。

(7) 食用方法及食用量：每日 3 次，每次 2 片，吞食。

(8) 生产厂家：北京美迪生医药科技有限公司、北京同仁堂健康药业股份有限公司。

43. 保健品名称：爱啃一能牌松果菊维 C 胶囊

(1) 批准文号：卫食健字（2000）第 0230 号。

(2) 保健功能：免疫调节。

(3) 适宜人群：免疫力低下者。

(4) 不适宜人群：无。

(5) 功效成分/标志性成分含量：每 100g 含：松果菊提取物 50g、维生素 C 25g、锌 340mg。

(6) 主要原料：松果菊提取物、维生素 C、硫酸锌。

(7) 食用方法及食用量：每日 3 次，每次成人 3～4 粒，儿童 1～2 粒，饭后食用。

(8) 生产厂家：北京天惠药业股份有限公司、北京美诺保健食品厂。

44. 保健品名称：金日牌果维蛋白质粉

(1) 批准文号：国食健字 G20070348。

(2) 保健功能：增强免疫力。

(3) 适宜人群：免疫力低下者。

(4) 不适宜人群：学龄前儿童。

(5) 功效成分/标志性成分含量：每 100g 含：蛋白质 50g、钙 755mg、维生素 C

335mg、牛磺酸 82mg、维生素 E 30mg。

（6）主要原料：大豆分离蛋白、浓缩乳清蛋白、茯苓提取物、乳钙、维生素 C、牛磺酸、维生素 E 微囊、结晶果糖、低聚果糖、大豆磷脂。

（7）食用方法及食用量：每日 1 次，每次 20g，加入温水 150ml，搅拌均匀即可。

（8）生产厂家：厦门金日制药有限公司。

45. 保健品名称：德维喜牌德维喜片

（1）批准文号：国食健字 G20070344。

（2）保健功能：增强免疫力、缓解体力疲劳。

（3）适宜人群：免疫力低下者、易疲劳者。

（4）不适宜人群：少年儿童、孕妇。

（5）功效成分/标志性成分含量：每 100g 含：总皂苷 785mg、维生素 C 2.3g、左旋肉碱 13.5g。

（6）主要原料：西洋参提取物、左旋肉碱酒石酸盐、维生素 C、山梨醇、阿斯巴甜（含苯丙氨酸）、草莓香精、预胶化淀粉、硬脂酸镁。

（7）食用方法及食用量：每日 3 次，每次 2 片，含服。

（8）生产厂家：东北制药总厂。

46. 保健品名称：纽徕佛牌蛋白质粉

（1）批准文号：国食健字 G20070340。

（2）保健功能：增强免疫力。

（3）适宜人群：免疫力低下者。

（4）不适宜人群：无。

（5）功效成分/标志性成分含量：每 100g 含：蛋白质 78.4g。

（6）主要原料：大豆分离蛋白粉、乳清蛋白粉、大豆磷脂、阿斯巴甜（含苯丙氨酸）、鲜奶精。

（7）食用方法及食用量：每日 1 次，每次 10g。

（8）生产厂家：深圳市生命力科技发展有限公司。

47. 保健品名称：天地健牌紫皮大蒜油软胶囊

（1）批准文号：国食健字 G20070358。

（2）保健功能：增强免疫力、对辐射危害有辅助保护功能。

（3）适宜人群：免疫力低下者、接触辐射者。

（4）不适宜人群：少年儿童、孕妇、哺乳期妇女。

（5）功效成分/标志性成分含量：每 100g 含：大蒜素 2.0g、β-胡萝卜素 75mg、维生素 E 1.5g。

（6）主要原料：大蒜油、天然胡萝卜素、维生素 E、玉米油、明胶、甘油、水。

（7）食用方法及食用量：每日 2 次，每次 2 粒，温水送服。

（8）生产厂家：山东天地健生物工程有限公司。

48. 保健品名称：雷氏牌珍珠维 C 泡腾片

（1）批准文号：国食健字 G20070335。

（2）保健功能：增强免疫力。

（3）适宜人群：免疫力低下者。

（4）不适宜人群：少年儿童、孕妇。

（5）功效成分/标志性成分含量：每 100g 含：钙 3.6g、维生素 C 1.7g、维生素 E 1.6g。

（6）主要原料：珍珠粉、维生素 C、维生素 E 粉、乳酸钙、柠檬酸、碳酸氢钠、蔗糖、阿斯巴甜（含苯丙氨酸）、甜橙油、聚维酮 K30。

（7）食用方法及食用量：每日 2 次，每次 1 片，以饮用水泡腾溶解后服用。

（8）生产厂家：上海雷允上药业有限公司。

49. 保健品名称：蓝湾牌氨糖胶囊

（1）批准文号：国食健字 G20070353。

（2）保健功能：增强免疫力。

（3）适宜人群：免疫力低下者。

（4）不适宜人群：婴幼儿。

（5）功效成分/标志性成分含量：每 100g 含：氨基葡萄糖硫酸盐 95.3g。

（6）主要原料：甲壳质。

（7）食用方法及食用量：每日 3 次，每次 2 粒，饭前温开水送服。

（8）生产厂家：厦门蓝湾科技有限公司。

50. 保健品名称：珍康牌海参王浆胶囊

（1）批准文号：国食健字 G20070349。

（2）保健功能：增强免疫力、辅助降血脂。

（3）适宜人群：免疫力低下者、血脂偏高者。

（4）不适宜人群：少年儿童。

（5）功效成分/标志性成分含量：每 100g 含：10-羟基-2-癸烯酸 0.75g、总黄酮 1.85g、粗多糖 178mg、原花青素 4.21g。

（6）主要原料：海参提取物、蜂王浆冻干粉、银杏叶提取物、葡萄籽提取物、山药粉。

（7）食用方法及食用量：每日 2 次，每次 3 粒，清晨及临睡前食用，温水送食。

（8）生产厂家：烟台北医大虫草科技开发有限公司。

51. 保健品名称：宏洁牌芪苓氨基酸口服液

（1）批准文号：国食健字 G20060503。

（2）保健功能：增强免疫力。

（3）适宜人群：免疫力低下者。

（4）不适宜人群：无。

（5）功效成分/标志性成分含量：每 100ml 含：粗多糖 18.1mg、氨基酸总量 3800mg。

（6）主要原料：复合氨基酸粉、黄芪、茯苓、白砂糖、山梨酸钾、纯化水。

（7）食用方法及食用量：每日 2 次，每次 30ml。

（8）生产厂家：樟树市宏洁药业有限公司。

52. 保健品名称：100 分天天牌成乐口服液

（1）批准文号：国食健字 G20060675。

（2）保健功能：增强免疫力。

（3）适宜人群：免疫力低下者。

（4）不适宜人群：少年儿童。

（5）功效成分/标志性成分含量：每 100ml 含：粗多糖 48.0mg、五味子醇甲 4.8mg、五味子甲素 0.4mg、五味子乙素 2.3mg。

（6）主要原料：黄芪、枸杞子、益智仁、太子参、五味子、黄原胶、白砂糖、纯化水。

（7）食用方法及食用量：每日 2 次，每次 1 支。

（8）生产厂家：樟树市宏洁药业有限公司。

53. 保健品名称：百草堂牌灵芝胶囊

（1）批准文号：国食健字 G20060483。

（2）保健功能：增强免疫力。

（3）适宜人群：免疫力低下者。

（4）不适宜人群：少年儿童。

（5）功效成分/标志性成分含量：每 100g 含：粗多糖 30.0g。

（6）主要原料：灵芝。

（7）食用方法及食用量：每日 3 次，每次 3 粒。

（8）生产厂家：国营昆山生物化学厂。

54. 保健品名称：黄金枫斗牌石斛胶囊

（1）批准文号：国食健字 G20060294。

（2）保健功能：增强免疫力。

（3）适宜人群：免疫力低下者。

（4）不适宜人群：少年儿童。

（5）功效成分/标志性成分含量：每 100g 含：粗多糖 3500mg。

（6）主要原料：铁皮石斛、灵芝。

（7）食用方法及食用量：每日 2 次，每次 2 粒。

（8）生产厂家：南京养颐堂生物科技实业有限公司。

55. 保健品名称：泰华金康牌绅士口服液

（1）批准文号：国食健字 G20050246。

（2）保健功能：增强免疫力。

（3）适宜人群：免疫力低下者。

（4）不适宜人群：婴幼儿、少年儿童。

（5）功效成分/标志性成分含量：每 100ml 含：粗多糖 6.2mg。

（6）主要原料：马鹿茸、枸杞子、黄精、柠檬酸、白砂糖、纯化水。

（7）食用方法及食用量：每日 3 次，每次 1 支。

（8）生产厂家：江西药都金康生物科技有限公司。

56. 保健品名称：泰华金康牌蜂胶软胶囊

（1）批准文号：国食健字 G20050581。

（2）保健功能：增强免疫力。

(3) 适宜人群：免疫力低下者。

(4) 不适宜人群：少年儿童、孕妇和蜂产品过敏者。

(5) 功效成分/标志性成分含量：每100g含：总黄酮4592mg。

(6) 主要原料：蜂胶、玉米油。

(7) 食用方法及食用量：每日2次，每次2粒。

(8) 生产厂家：江西药都金康生物科技有限公司。

57. 保健品名称：三胶牌阿胶口服液

(1) 批准文号：国食健字G20070186。

(2) 保健功能：增强免疫力。

(3) 适宜人群：免疫力低下者。

(4) 不适宜人群：无。

(5) 功效成分/标志性成分含量：每100ml含：蛋白质2.03g、总黄酮65mg。

(6) 主要原料：阿胶、大枣、黄芪、山楂、白砂糖、山梨酸、水。

(7) 食用方法及食用量：每日3次，每次1支。

(8) 生产厂家：山东东阿阿康阿胶食品有限公司。

58. 保健品名称：金奥力牌羊胎软胶囊

(1) 批准文号：国食健字G20070169。

(2) 保健功能：增强免疫力。

(3) 适宜人群：免疫力低下者。

(4) 不适宜人群：少年儿童。

(5) 功效成分/标志性成分含量：每100g含：粗多糖44.2mg、蛋白质6.70g。

(6) 主要原料：羊胎盘冻干粉、枸杞子提取物、葵花籽油、明胶、甘油、水、氧化铁红。

(7) 食用方法及食用量：每日2次，每次1粒，温水送服。

(8) 生产厂家：威海紫光科技园有限公司。

59. 保健品名称：康道牌灵芝孢子油软胶囊

(1) 批准文号：国食健字G20060447。

(2) 保健功能：增强免疫力。

(3) 适宜人群：免疫力低下者。

(4) 不适宜人群：少年儿童。

(5) 功效成分/标志性成分含量：每100g含：灵芝三萜13.0g。

(6) 主要原料：灵芝孢子油、维生素E、明胶、甘油、纯化水。

(7) 食用方法及食用量：每日2次，每次3粒，温水送服。

(8) 生产厂家：深圳市汇康生物科技有限公司。

60. 保健品名称：致中和牌致中和五加皮酒

(1) 批准文号：国食健字G20060361。

(2) 保健功能：增强免疫力。

(3) 适宜人群：免疫力低下者。

(4) 不适宜人群：少年儿童、孕妇、酒精过敏者。

（5）功效成分/标志性成分含量：每100ml含：总黄酮23.6mg。

（6）主要原料：白酒、蜜酒、栀子、玉竹、红曲、五加皮、木香、枸杞子、肉桂、当归、砂仁、丁香、白砂糖。

（7）食用方法及食用量：每日50ml，直接饮用。

（8）生产厂家：浙江致中和酒业有限责任公司。

61. 保健品名称：倍康牌铁皮石斛胶囊

（1）批准文号：国食健字G20060101。

（2）保健功能：增强免疫力。

（3）适宜人群：免疫力低下者。

（4）不适宜人群：少年儿童。

（5）功效成分/标志性成分含量：每100g含：粗多糖2.5g。

（6）主要原料：铁皮石斛、西洋参、山药、茯苓。

（7）食用方法及食用量：每日2次，每次3粒。

（8）生产厂家：乐清市倍康铁皮石斛有限公司、上海倍康铁皮石斛有限公司。

62. 保健品名称：唐蚁乐牌唐蚁乐胶囊

（1）批准文号：国食健字G20060246。

（2）保健功能：增强免疫力、辅助降血糖。

（3）适宜人群：免疫力低下者、血糖偏高者。

（4）不适宜人群：少年儿童、过敏体质者慎用。

（5）功效成分/标志性成分含量：每100g含：蛋白质10.2g、粗多糖260mg、总皂苷1.75g。

（6）主要原料：拟黑多刺蚁、黄芪、山药、枸杞子、蜂胶。

（7）食用方法及食用量：每日3次，每次3粒。

（8）生产厂家：湖北七福药业有限公司。

63. 保健品名称：欣姿伴侣牌日健颗粒

（1）批准文号：国食健字G20060612。

（2）保健功能：增强免疫力。

（3）适宜人群：免疫力低下者。

（4）不适宜人群：少年儿童、糖尿病患者。

（5）功效成分/标志性成分含量：每100g含：蛋白质15.9g、总皂苷3.87g、粗多糖80mg。

（6）主要原料：大豆蛋白粉、三七、绞股蓝、枸杞子、白砂糖、柠檬酸。

（7）食用方法及食用量：每日2次，每次1包，以热水浸泡5～10分钟后饮用。

（8）生产厂家：黑龙江惠康食品有限公司。

64. 保健品名称：罗麦R蜂胶软胶囊

（1）批准文号：国食健字G20040039。

（2）保健功能：免疫调节。

（3）适宜人群：免疫力低下者。

（4）不适宜人群：少年儿童。

（5）功效成分/标志性成分含量：每100g含：总黄酮（以芦丁计）530mg。

（6）主要原料：蜂胶、聚乙二醇。

（7）食用方法及食用量：每日2次，每次1粒。

（8）生产厂家：济南生命力生物科技有限公司。

65. 保健品名称：泡泡康牌金力生泡腾片

（1）批准文号：国食健字G20070200。

（2）保健功能：增强免疫力、促进消化。

（3）适宜人群：免疫力低下者、消化不良者。

（4）不适宜人群：孕妇。

（5）功效成分/标志性成分含量：每100g含：绿原酸43.35mg、维生素C 478.7mg。

（6）主要原料：金银花、麦芽、谷芽、维生素C、粉末橘子香精、柠檬酸、乳糖、阿斯巴甜（含苯丙氨酸）、碳酸氢钠、氯化钠、聚乙烯吡咯烷酮、富马酸。

（7）食用方法及食用量：每日2次，每次1片。

（8）生产厂家：绿谷（集团）有限公司。

66. 保健品名称：依科源牌番茄CE片

（1）批准文号：国食健字G20070182。

（2）保健功能：增强免疫力。

（3）适宜人群：免疫力低下者。

（4）不适宜人群：无。

（5）功效成分/标志性成分含量：每100g含：番茄红素905.2mg、维生素C 7.19g、维生素E 1.03g、锌1.29g。

（6）主要原料：番茄提取物、维生素C、维生素E、葡萄糖酸锌、食用玉米淀粉、微晶纤维素、羧甲淀粉钠、硬脂酸镁、羟丙甲纤维素、羟丙纤维素、乙基纤维素、聚乙二醇。

（7）食用方法及食用量：每日2次，每次1片。

（8）生产厂家：杭州民盛营养保健品有限公司。

67. 保健品名称：利泰牌利泰口服液

（1）批准文号：国食健字G20070201。

（2）保健功能：增强免疫力。

（3）适宜人群：免疫力低下的少年儿童。

（4）不适宜人群：无。

（5）功效成分/标志性成分含量：每100ml含：粗多糖40.2mg、锌23.1mg。

（6）主要原料：鸡蛋蛋白粉、香菇提取物、葡萄糖酸锌、白砂糖、水。

（7）食用方法及食用量：每日2次，每次1支。

（8）生产厂家：广东利泰保健品有限公司。

68. 保健品名称：医圈牌芪贞胶囊

（1）批准文号：国食健字G20070199。

（2）保健功能：增强免疫力、对辐射危害有辅助保护功能。

（3）适宜人群：免疫力低下者、接触辐射者。

（4）不适宜人群：无。

（5）功效成分/标志性成分含量：每 100g 含：总皂苷 2.43g、粗多糖 1.25g、红景天苷 180mg。

（6）主要原料：红景天、黄芪、女贞子、枸杞子、三七、硬脂酸镁。

（7）食用方法及食用量：每日 2 次，每次 3 粒。

（8）生产厂家：云南黄家医圈制药有限公司。

69. 保健品名称：昇力元牌世欣胶囊

（1）批准文号：国食健字 G20070215。

（2）保健功能：增强免疫力。

（3）适宜人群：免疫力低下者。

（4）不适宜人群：少年儿童、异种蛋白过敏者。

（5）功效成分/标志性成分含量：每 100g 含：粗多糖 200mg。

（6）主要原料：拟黑多刺蚁、灵芝孢子粉、螺旋藻。

（7）食用方法及食用量：每日 3 次，每次 4 粒，温开水送服。

（8）生产厂家：山西昇力元保健品有限公司。

70. 保健品名称：宏洁牌乌鸡口服液

（1）批准文号：国食健字 G20060212。

（2）保健功能：增强免疫力。

（3）适宜人群：免疫力低下者。

（4）不适宜人群：少年儿童。

（5）功效成分/标志性成分含量：每 100ml 含：粗多糖 25.0mg。

（6）主要原料：乌鸡、枸杞子、黄芪、山药、白砂糖、纯化水。

（7）食用方法及食用量：每日 2 次，每次 1 支。

（8）生产厂家：樟树市宏洁药业有限公司。

71. 保健品名称：康富来牌氨基酸口服液

（1）批准文号：国食健字 G20070386。

（2）保健功能：增强免疫力。

（3）适宜人群：免疫力低下者。

（4）不适宜人群：无。

（5）功效成分/标志性成分含量：每 100ml 含：总氨基酸 5.48g。

（6）主要原料：复合氨基酸粉、液体山梨糖醇、乙基麦芽酚、安赛蜜、纯化水。

（7）食用方法及食用量：每日 1 次，每次 1 瓶。

（8）生产厂家：佛山市顺德康富来保健品有限公司、佛山市顺德赛天仙健康产业有限公司。

72. 保健品名称：三也真品牌葡灵安软胶囊

（1）批准文号：国食健字 G20040488。

（2）保健功能：免疫调节。

（3）适宜人群：免疫力低下者。

（4）不适宜人群：少年儿童。

（5）功效成分/标志性成分含量：每100g含：原花青素2.38g、粗多糖10.2g。

（6）主要原料：葡萄籽提取物、灵芝提取物、植物油。

（7）食用方法及食用量：每日1次，每次2粒。

（8）生产厂家：广东国医堂制药股份有限公司、北京国医堂保健食品有限公司、成都奥达康医药科技有限责任公司。

73. 保健品名称：宏洁牌阿胶黄芪口服液

（1）批准文号：国食健字G20060144。

（2）保健功能：增强免疫力。

（3）适宜人群：免疫力低下者。

（4）不适宜人群：少年儿童。

（5）功效成分/标志性成分含量：每100ml含：粗多糖55.0mg、总皂苷22.0mg。

（6）主要原料：阿胶、黄芪、党参、熟地黄、枸杞子、白砂糖、山梨酸钾、纯化水。

（7）食用方法及食用量：每日2次，每次1支。

（8）生产厂家：樟树市宏洁药业有限公司。

74. 保健品名称：净宝牌精采胶囊

（1）批准文号：国食健字G20060808。

（2）保健功能：增强免疫力。

（3）适宜人群：免疫力低下者。

（4）不适宜人群：少年儿童。

（5）功效成分/标志性成分含量：每100g含：总皂苷1.25g。

（6）主要原料：黄芪、当归、人参、三七、沙棘、桑椹、金银花、淀粉。

（7）食用方法及食用量：每日3次，每次3粒。

（8）生产厂家：北京圣天方医药科技研究院。

75. 保健品名称：十杰牌劲健胶囊

（1）批准文号：国食健字G20060759。

（2）保健功能：增强免疫力、缓解体力疲劳。

（3）适宜人群：免疫力低下者、易疲劳者。

（4）不适宜人群：少年儿童。

（5）功效成分/标志性成分含量：每100g含：总皂苷1.19g。

（6）主要原料：人参、淫羊藿、枸杞子、丹参、川牛膝、益智仁、淀粉。

（7）食用方法及食用量：每日3次，每次3粒。

（8）生产厂家：北京圣天方医药科技研究院。

76. 保健品名称：东元牌蜂胶软胶囊

（1）批准文号：国食健字G20060711。

（2）保健功能：增强免疫力。

（3）适宜人群：免疫力低下者。

（4）不适宜人群：少年儿童、孕妇、对蜂胶过敏者。

（5）功效成分/标志性成分含量：每100g含：总黄酮4.0g。

（6）主要原料：蜂胶、卵磷脂、蜂蜡、大豆油、明胶、甘油、纯化水。

(7) 食用方法及食用量：每日2次，每次1粒。

(8) 生产厂家：南京先声东元保健品有限公司。

77. 保健品名称：善待牌三参堂片

(1) 批准文号：国食健字G20060752。

(2) 保健功能：增强免疫力。

(3) 适宜人群：免疫力低下者。

(4) 不适宜人群：少年儿童。

(5) 功效成分/标志性成分含量：每100g含：总黄酮1.4g、总皂苷1.18g。

(6) 主要原料：刺五加、黄精、丹参、黄芪、西洋参、紫苏籽、莱菔子、淀粉。

(7) 食用方法及食用量：每日2次，每次2片。

(8) 生产厂家：吉林市君安康科技开发有限公司。

78. 保健品名称：森青利通牌灵芝粉

(1) 批准文号：国食健字G20070193。

(2) 保健功能：增强免疫力。

(3) 适宜人群：免疫力低下者。

(4) 不适宜人群：少年儿童。

(5) 功效成分/标志性成分含量：每100g含：粗多糖620mg。

(6) 主要原料：灵芝。

(7) 食用方法及食用量：每日1次，每次1包。

(8) 生产厂家：海南森青利通食品有限公司。

79. 保健品名称：天富康牌复方灵芝胶囊

(1) 批准文号：国食健字G20060108。

(2) 保健功能：增强免疫力、改善睡眠。

(3) 适宜人群：免疫力低下者、睡眠状况不佳者。

(4) 不适宜人群：少年儿童。

(5) 功效成分/标志性成分含量：每100g含：总皂苷990.49mg、粗多糖5.04g。

(6) 主要原料：灵芝孢子粉、酸枣仁、首乌藤、当归。

(7) 食用方法及食用量：每日2次，每次4粒。

(8) 生产厂家：浙江天仁堂保健品有限公司。

80. 保健品名称：银龄牌壳茸胶囊

(1) 批准文号：国食健字G20060205。

(2) 保健功能：增强免疫力、增加骨密度。

(3) 适宜人群：免疫力低下者、中老年人。

(4) 不适宜人群：少年儿童。

(5) 功效成分/标志性成分含量：每100g含：D-氨基葡萄糖盐酸盐37.1g、粗多糖790mg、钙7.83g。

(6) 主要原料：D-氨基葡萄糖盐酸盐、马鹿茸粉、马鹿骨粉、淫羊藿提取物、枸杞子提取物、硬脂酸镁。

(7) 食用方法及食用量：每日2次，每次3粒。

（8）生产厂家：上海珍情生物科技有限公司、中国海洋大学。

81. 保健品名称：珍惜牌朵朵人参灵芝孢子芦笋粉胶囊

（1）批准文号：国食健字 G20060557。

（2）保健功能：增强免疫力。

（3）适宜人群：免疫力低下者。

（4）不适宜人群：少年儿童。

（5）功效成分/标志性成分含量：每 100g 含：粗多糖 500mg、总皂苷 208mg。

（6）主要原料：灵芝破壁孢子粉、灵芝粉、人参、芦笋。

（7）食用方法及食用量：每日 2 次，每次 2 粒。

（8）生产厂家：深圳市金活力生物技术有限公司。

82. 保健品名称：西施兰牌灵芝固本胶囊

（1）批准文号：国食健字 G20060368。

（2）保健功能：增强免疫力。

（3）适宜人群：免疫力低下者。

（4）不适宜人群：少年儿童。

（5）功效成分/标志性成分含量：每 100g 含：粗多糖 700mg、总皂苷 1400mg。

（6）主要原料：灵芝孢子粉、田七、淀粉、糊精。

（7）食用方法及食用量：每日 2 次，每次 4 粒，饭后服用。

（8）生产厂家：西施兰联合企业有限公司。

83. 保健品名称：赛天仙牌阿胶口服液

（1）批准文号：国食健字 G20060514。

（2）保健功能：增强免疫力。

（3）适宜人群：免疫力低下者。

（4）不适宜人群：无。

（5）功效成分/标志性成分含量：每 100ml 含：粗多糖 80.1mg、蛋白质 3.6g。

（6）主要原料：阿胶、枸杞子、大枣、银耳、纯化水。

（7）食用方法及食用量：每日 1 次，每次 1 瓶。

（8）生产厂家：佛山市顺德赛天仙健康产业有限公司。

84. 保健品名称：药乡人牌鹿茸人参酒

（1）批准文号：国食健字 G20070219。

（2）保健功能：增强免疫力。

（3）适宜人群：免疫力低下者。

（4）不适宜人群：少年儿童、酒精过敏者、妊娠期妇女、心脑血管疾病患者。

（5）功效成分/标志性成分含量：每 100ml 含：总皂苷 39.6mg。

（6）主要原料：马鹿茸、人参、黄精、枸杞子、丁香、砂仁、白砂糖、蜂蜜、水、白酒。

（7）食用方法及食用量：每日 1 次，每次 50ml。

（8）生产厂家：江西樟树市庆仁保健品有限公司。

85. 保健品名称：金奥力牌芦荟软胶囊

（1）批准文号：国食健字 G20070220。

（2）保健功能：增强免疫力。

（3）适宜人群：免疫力低下者。

（4）不适宜人群：孕产妇、哺乳期妇女及慢性腹泻者。

（5）功效成分/标志性成分含量：每 100g 含：粗多糖 95.5mg。

（6）主要原料：芦荟凝胶冻干粉、葵花籽油、明胶、甘油、水、二氧化钛、亮蓝、柠檬黄。

（7）食用方法及食用量：每日 2 次，每次 1 粒，温水送服。

（8）生产厂家：威海紫光科技园有限公司。

86. 保健品名称：力源牌利源胶囊

（1）批准文号：国食健字 G20041470。

（2）保健功能：免疫调节、抗疲劳。

（3）适宜人群：免疫力低下者、易疲劳者。

（4）不适宜人群：少年儿童。

（5）功效成分/标志性成分含量：每 100g 含：蛋白质 11.0g、人参皂苷 Re1.5g。

（6）主要原料：大豆蛋白、西洋参皂苷、刺五加提取物、五味子。

（7）食用方法及食用量：每日 2 次，每次 2~3 粒。

（8）生产厂家：黑龙江天龙药业有限公司。

87. 保健品名称：中科牌大蒜油软胶囊

（1）批准文号：国食健字 G20060276。

（2）保健功能：增强免疫力。

（3）适宜人群：免疫力低下者。

（4）不适宜人群：无。

（5）功效成分/标志性成分含量：每 100g 含：大蒜素 0.9g。

（6）主要原料：大蒜精油、色拉油、明胶、甘油、纯化水。

（7）食用方法及食用量：每日 2 次，每次 3 粒。

（8）生产厂家：南京中科生化技术有限公司。

88. 保健品名称：维平牌力鼎胶囊

（1）批准文号：国食健字 G20060638。

（2）保健功能：增强免疫力、缓解体力疲劳。

（3）适宜人群：免疫力低下者、易疲劳者。

（4）不适宜人群：少年儿童、孕妇、乳母。

（5）功效成分/标志性成分含量：每 100g 含：粗多糖 1800mg、总黄酮 851mg。

（6）主要原料：制何首乌提取物、枸杞子提取物、山药提取物、黄芪提取物、淫羊藿提取物。

（7）食用方法及食用量：每日 2 粒。

（8）生产厂家：石家庄维平功能食品科技有限公司。

89. 保健品名称：健能牌益生菌酸奶

（1）批准文号：国食健字 G20060703。

（2）保健功能：增强免疫力、促进消化。

（3）适宜人群：免疫力低下者、消化不良者。

（4）不适宜人群：无。

（5）功效成分/标志性成分含量：每 100g 含：嗜酸乳杆菌 1×10^7cfu、双歧杆菌 1×10^8cfu、低聚果糖 1.5g。

（6）主要原料：鲜牛奶、白砂糖、低聚果糖粉、嗜酸乳杆菌菌粉、短双歧杆菌菌粉。

（7）食用方法及食用量：每日 1 次，每次 2 杯，直接饮用，勿需加热。

（8）生产厂家：光明乳业股份有限公司。

90. 保健品名称：宇全康泰牌蜂胶软胶囊

（1）批准文号：国食健字 G20070217。

（2）保健功能：增强免疫力。

（3）适宜人群：免疫力低下者。

（4）不适宜人群：少年儿童、蜂产品过敏者。

（5）功效成分/标志性成分含量：每 100g 含：总黄酮 1.9g。

（6）主要原料：蜂胶、聚乙二醇 400、明胶、甘油、水。

（7）食用方法及食用量：每日 3 次，每次 2 粒。

（8）生产厂家：东营市海洋奥康生物科技开发有限公司。

91. 保健品名称：星驰牌牛初乳胶囊

（1）批准文号：国食健字 G20070192。

（2）保健功能：增强免疫力。

（3）适宜人群：免疫力低下者。

（4）不适宜人群：无。

（5）功效成分/标志性成分含量：每 100g 含：免疫球蛋白（IgG）25g。

（6）主要原料：牛初乳冻干粉。

（7）食用方法及食用量：每日 1 次，每次 2 粒，用温开水送服。

（8）生产厂家：江苏星驰生物科技有限公司、上海星驰生物工程有限公司。

92. 保健品名称：可尔牌银蜂软胶囊

（1）批准文号：国食健字 G20040146。

（2）保健功能：免疫调节、调节血脂。

（3）适宜人群：免疫力低下者、血脂偏高者。

（4）不适宜人群：少年儿童。

（5）功效成分/标志性成分含量：每 100g 含：总黄酮 6.58g、维生素 E 1.01g。

（6）主要原料：蜂胶、银杏叶提取物、维生素 E、玉米油、明胶、甘油、水。

（7）食用方法及食用量：每日 2 次，每次 1 粒。

（8）生产厂家：北京可尔制药有限公司。

93. 保健品名称：颐园牌蜂王浆

（1）批准文号：国食健字 G20050502。

(2) 保健功能：增强免疫力。

(3) 适宜人群：免疫力低下者。

(4) 不适宜人群：少年儿童。

(5) 功效成分/标志性成分含量：每100g含：10-羟基癸烯酸1.6g。

(6) 主要原料：蜂王浆。

(7) 食用方法及食用量：每日2次，每次4g，早晚空腹食用，舌下含食或温水送食。

(8) 生产厂家：北京东方颐圆蜂产品有限公司。

94. 保健品名称：林丰牌康之源口服液

(1) 批准文号：国食健字G20060295。

(2) 保健功能：增强免疫力。

(3) 适宜人群：免疫力低下者。

(4) 不适宜人群：无。

(5) 功效成分/标志性成分含量：每100ml含：粗多糖30.1mg、铁34.8mg。

(6) 主要原料：乳酸亚铁、枸杞子、桑椹、大枣、柠檬酸、黄原胶、白砂糖、纯化水。

(7) 食用方法及食用量：每日2次，每次20ml。

(8) 生产厂家：江西林丰药业有限公司。

95. 保健品名称：盛之源牌灵芝胶囊

(1) 批准文号：国食健字G20060803。

(2) 保健功能：增强免疫力。

(3) 适宜人群：免疫力低下者。

(4) 不适宜人群：少年儿童。

(5) 功效成分/标志性成分含量：每100g含：粗多糖2.0g。

(6) 主要原料：灵芝提取物。

(7) 食用方法及食用量：每日2次，每次2粒，用温开水送食。

(8) 生产厂家：浙江海力生生物科技有限公司。

96. 保健品名称：翁德健牌参杞胶囊

(1) 批准文号：国食健字G20070018。

(2) 保健功能：增强免疫力、缓解体力疲劳。

(3) 适宜人群：免疫力低下者、易疲劳者。

(4) 不适宜人群：少年儿童。

(5) 功效成分/标志性成分含量：每100g含：粗多糖1.9g、总皂苷530mg。

(6) 主要原料：黄精、枸杞子、杜仲、天麻、人参。

(7) 食用方法及食用量：每日2次，每次3粒。

(8) 生产厂家：西安康健生物工程有限公司。

97. 保健品名称：中生牌牛初乳咀嚼片

(1) 批准文号：国食健字G20060644。

(2) 保健功能：增强免疫力。

(3) 适宜人群：免疫力低下者。

（4）不适宜人群：无。

（5）功效成分/标志性成分含量：每100g含：免疫球蛋白IgG 1200mg。

（6）主要原料：牛初乳粉、乳糖、甘露醇、全脂乳粉、羟丙纤维素、羟丙甲纤维素、硬脂酸镁。

（7）食用方法及食用量：每日3次，每次2片，咀嚼食用。

（8）生产厂家：南京中生医药有限责任公司。

98. 保健品名称：融润牌蜂华软胶囊

（1）批准文号：国食健字G20060575。

（2）保健功能：增强免疫力。

（3）适宜人群：免疫力低下者。

（4）不适宜人群：少年儿童。

（5）功效成分/标志性成分含量：每100g含：10-羟基-α-癸烯酸1.8g。

（6）主要原料：蜂王浆冻干粉、大豆油、明胶、甘油、纯化水。

（7）食用方法及食用量：每日3次，每次2粒。

（8）生产厂家：黑龙江省维康生物工程有限公司。

99. 保健品名称：滢宝牌破壁灵芝孢子胶囊

（1）批准文号：国食健字G20060161。

（2）保健功能：增强免疫力。

（3）适宜人群：免疫力低下者。

（4）不适宜人群：少年儿童。

（5）功效成分/标志性成分含量：每100g含：粗多糖3.06g。

（6）主要原料：灵芝破壁孢子粉、灵芝提取物、壳聚糖。

（7）食用方法及食用量：每日2次，每次3粒。

（8）生产厂家：龙泉市佳宝生物科技有限公司。

100. 保健品名称：滢宝牌破壁灵芝孢子颗粒

（1）批准文号：国食健字G20060324。

（2）保健功能：增强免疫力。

（3）适宜人群：免疫力低下者。

（4）不适宜人群：少年儿童。

（5）功效成分/标志性成分含量：每100g含：粗多糖1.01g。

（6）主要原料：灵芝孢子粉、灵芝提取物、壳聚糖、白砂糖。

（7）食用方法及食用量：每日2次，每次1袋。

（8）生产厂家：龙泉市佳宝生物科技有限公司。

101. 保健品名称：新态牌破壁灵芝孢子粉

（1）批准文号：国食健字G20060431。

（2）保健功能：增强免疫力。

（3）适宜人群：免疫力低下者。

（4）不适宜人群：少年儿童。

（5）功效成分/标志性成分含量：每100g含：粗多糖4500mg。

(6) 主要原料：灵芝孢子粉。

(7) 食用方法及食用量：每日2次，每次1袋。

(8) 生产厂家：南京中脉科技发展有限公司。

102. 保健品名称：神博牌万得福酒

(1) 批准文号：卫食健字（2002）第0547号。

(2) 保健功能：免疫调节。

(3) 适宜人群：免疫力低下者。

(4) 不适宜人群：少年儿童。

(5) 功效成分/标志性成分含量：每100ml含：总皂苷6.9mg、粗多糖15mg。

(6) 主要原料：粮食酒、西洋参、灵芝、山药、牡蛎、枸杞子、蜂蜜、五味子。

(7) 食用方法及食用量：每日1次，每次50ml。

(8) 生产厂家：山东神龙经贸有限公司。

103. 保健品名称：柯瑞牌蜂花粉片

(1) 批准文号：卫食健字（1999）第0394号。

(2) 保健功能：免疫调节。

(3) 适宜人群：年老体弱、免疫力低下者。

(4) 不适宜人群：对花粉过敏者。

(5) 功效成分/标志性成分含量：总糖（以葡萄糖计）≥20%，总黄酮≥19mg/kg，粗蛋白≥18%。

(6) 主要原料：蜂花粉。

(7) 食用方法及食用量：每日1~2次，每次3g~5g，温开水送服。

(8) 生产厂家：北京柯瑞生物医药技术有限公司。

104. 保健品名称：柯瑞牌藻福康胶囊

(1) 批准文号：卫食健字（1997）第073号。

(2) 保健功能：免疫调节、抗辐射。

(3) 适宜人群：免疫力低下者、接触辐射者。

(4) 不适宜人群：无。

(5) 功效成分/标志性成分含量：每100g含：蛋白多糖20g。

(6) 主要原料：螺旋藻。

(7) 食用方法及食用量：成人每日2次，每次1粒，儿童酌减。饭前食用，温开水送食。

(8) 生产厂家：北京柯瑞生物工程有限公司。

105. 保健品名称：粤微牌灵芝孢子油软胶囊

(1) 批准文号：国食健字G20070326。

(2) 保健功能：增强免疫力、对化学性肝损伤有辅助保护功能。

(3) 适宜人群：免疫力低下者，有化学性肝损伤危险者。

(4) 不适宜人群：少年儿童。

(5) 功效成分/标志性成分含量：每100g含：总三萜15g。

(6) 主要原料：灵芝孢子油、明胶、甘油、水。

(7) 食用方法及食用量：每日2次，每次2粒，饭前或睡前服用。

(8) 生产厂家：广东粤微食用菌技术有限公司。

106. 保健品名称：平衡康牌鲨鱼软骨胶囊

(1) 批准文号：卫食健字（2000）第0139号。

(2) 保健功能：免疫调节。

(3) 适宜人群：免疫力低下者。

(4) 不适宜人群：无。

(5) 功效成分/标志性成分含量：硫酸软骨素（氨基己糖）> 7.0%

(6) 主要原料：鲨鱼软骨粉。

(7) 食用方法及食用量：每次3~5粒，每日2次。

(8) 生产厂家：海南陵水清华堂保健品有限公司。

107. 保健品名称：安琪牌即食酵母粉

(1) 批准文号：国食健字G20070165。

(2) 保健功能：增强免疫力。

(3) 适宜人群：免疫力低下者。

(4) 不适宜人群：痛风及高尿酸患者。

(5) 功效成分/标志性成分含量：每100g含：蛋白质48.5g、锌35mg、铁34mg、硒95μg、维生素B_2 7.4mg。

(6) 主要原料：酿酒酵母粉、碳酸钙。

(7) 食用方法及食用量：每日1次，每次10g，加入约150ml温开水或牛奶冲服。

(8) 生产厂家：安琪酵母股份有限公司。

108. 保健品名称：纽崔莱R蛋白质粉

(1) 批准文号：国食健字G20060545。

(2) 保健功能：增强免疫力、缓解体力疲劳。

(3) 适宜人群：免疫力低下者、易疲劳者。

(4) 不适宜人群：少年儿童。

(5) 功效成分/标志性成分含量：每100g含：蛋白质80g。

(6) 主要原料：大豆分离蛋白、浓缩乳蛋白、卵磷脂、二氧化硅。

(7) 食用方法及食用量：每日1次，每次10g，可加入牛奶、果汁、谷物、蔬菜等食品中食用。

(8) 生产厂家：安利（中国）日用品有限公司。

109. 保健品名称：中科牌灵芝茶

(1) 批准文号：国食健字G20040168。

(2) 保健功能：免疫调节。

(3) 适宜人群：免疫力低下者。

(4) 不适宜人群：少年儿童。

(5) 功效成分/标志性成分含量：每100g含：粗多糖3.5g。

(6) 主要原料：灵芝、绿茶。

(7) 食用方法及食用量：每日2次，每次1袋。

（8）生产厂家：南京中科生化技术有限公司。

110. 保健品名称：中科牌灵芝冲剂

（1）批准文号：国食健字 G20040088。

（2）保健功能：免疫调节。

（3）适宜人群：免疫力低下者。

（4）不适宜人群：少年儿童。

（5）功效成分/标志性成分含量：每 100g 含：粗多糖（以葡萄糖计）10.9g。

（6）主要原料：灵芝、乳糖。

（7）食用方法及食用量：每日 2 次，每次 1 袋。

（8）生产厂家：南京中科生化技术有限公司。

111. 保健品名称：中科牌阿胶胶囊

（1）批准文号：国食健字 G20030027。

（2）保健功能：免疫调节。

（3）适宜人群：免疫力低下者。

（4）不适宜人群：无。

（5）功效成分/标志性成分含量：每 100g 含：蛋白质 65.4g。

（6）主要原料：阿胶。

（7）食用方法及食用量：每日 2 次，每次 3 粒。

（8）生产厂家：南京中科生化技术有限公司。

112. 保健品名称：体恒健牌育之缘口嚼片

（1）批准文号：国食健字 G20070010。

（2）保健功能：增强免疫力。

（3）适宜人群：免疫力低下者。

（4）不适宜人群：少年儿童。

（5）功效成分/标志性成分含量：每 100g 含：锌 4mg、硒 0.75mg、蛋白质 30g。

（6）主要原料：富锌蛋白粉、大豆硒蛋白、白砂糖、淀粉、羟丙甲纤维素。

（7）食用方法及食用量：每日 3 次，每次 2 片。

（8）生产厂家：济南高新开发区活力元素开发中心。

113. 保健品名称：大晟牌铁皮石斛洋参胶囊

（1）批准文号：国食健字 G20060132。

（2）保健功能：增强免疫力。

（3）适宜人群：免疫力低下者。

（4）不适宜人群：少年儿童。

（5）功效成分/标志性成分含量：每 100g 含：粗多糖 9.5g、总皂苷 600mg。

（6）主要原料：铁皮石斛、西洋参、交聚维酮、聚维酮 K30。

（7）食用方法及食用量：每日 3 次，每次 4 粒。

（8）生产厂家：浙江省磐安县外贸药业有限公司。

114. 保健品名称：大晟牌破壁灵芝孢子粉胶囊

（1）批准文号：国食健字 G20060225。

(2) 保健功能：增强免疫力。
(3) 适宜人群：免疫力低下者。
(4) 不适宜人群：少年儿童。
(5) 功效成分/标志性成分含量：每 100g 含：粗多糖 600mg。
(6) 主要原料：灵芝孢子粉。
(7) 食用方法及食用量：每日 3 次，每次 3 粒。
(8) 生产厂家：浙江省磐安县外贸药业有限公司。

115. 保健品名称：三泰牌乌鸡口服液

(1) 批准文号：国食健字 G20060317。
(2) 保健功能：增强免疫力。
(3) 适宜人群：免疫力低下者。
(4) 不适宜人群：无。
(5) 功效成分/标志性成分含量：每 100ml 含：粗多糖 29.3mg。
(6) 主要原料：乌鸡、枸杞子、茯苓、大枣、柠檬酸、白砂糖、纯化水。
(7) 食用方法及食用量：每日 3 次，每次 1 支。
(8) 生产厂家：江西樟树市三泰药业有限公司。

116. 保健品名称：中生牌葡芪胶囊

(1) 批准文号：国食健字 G20060696。
(2) 保健功能：增强免疫力。
(3) 适宜人群：免疫力低下者。
(4) 不适宜人群：少年儿童。
(5) 功效成分/标志性成分含量：每 100g 含：原花青素 6.9g、粗多糖 10.0g。
(6) 主要原料：葡萄籽提取物、黄芪提取物、当归提取物、硬脂酸镁。
(7) 食用方法及食用量：每日 2 次，每次 3 粒。
(8) 生产厂家：南京中生医药有限责任公司。

117. 保健品名称：超力牌西洋参口服液

(1) 批准文号：卫食健字（1999）第 0203 号。
(2) 保健功能：免疫调节。
(3) 适宜人群：中老年人、体弱多病者。
(4) 不适宜人群：儿童。
(5) 功效成分/标志性成分含量：每 10ml 含西洋参总苷 15 ~ 20mg。
(6) 主要原料：西洋参、枸杞子、大枣、桂圆、蜂蜜。
(7) 食用方法及食用量：每日早晚各一次，每次一支。
(8) 生产厂家：常州市金日洋参保健品有限公司。

118. 保健品名称：程海湖螺旋藻片

(1) 批准文号：卫食健字（1998）第 030 号。
(2) 保健功能：免疫调节。
(3) 适宜人群：体质虚弱及免疫力低下者。
(4) 不适宜人群：无。

（5）功效成分/标志性成分含量：每100g含：类胡萝卜素20mg。

（6）主要原料：螺旋藻粉。

（7）食用方法及食用量：每日2~3次，每次5~6克，儿童酌量减，温开水吞服。

（8）生产厂家：北京程海湖科技开发中心。

119. 保健品名称：益美高牌沙棘油胶囊

（1）批准文号：卫食健字（2002）第0652号。

（2）保健功能：免疫调节。

（3）适宜人群：免疫力低下者。

（4）不适宜人群：无。

（5）功效成分/标志性成分含量：每100g中含：天然维生素E 1.32g、胡萝卜素23.4mg。

（6）主要原料：沙棘油、维生素E。

（7）食用方法及食用量：每日早晚各1次，每次2粒，餐前食用。

（8）生产厂家：雅芳（中国）有限公司。

三、美容类

1. 保健品名称：群乐牌赛萝芷软胶囊

（1）批准文号：国食健字G20070356。

（2）保健功能：改善皮肤水分、祛黄褐斑。

（3）适宜人群：皮肤干燥者、有黄褐斑者。

（4）不适宜人群：儿童。

（5）功效成分/标志性成分含量：每100g含：大豆异黄酮2.8g、原花青素4.9g、维生素E 2.55g。

（6）主要原料：蛤蟆油、大豆异黄酮、葡萄籽提取物、维生素E、大豆油、蜂蜡、明胶、甘油、水、苋菜红、日落黄、亮蓝、柠檬黄。

（7）食用方法及食用量：每日2次，每次2粒。

（8）生产厂家：哈尔滨惠美佳生物科技有限公司。

2. 保健品名称：素彩牌依采胶囊

（1）批准文号：国食健字G20070242。

（2）保健功能：祛黄褐斑。

（3）适宜人群：有黄褐斑者。

（4）不适宜人群：少年儿童、孕产妇、哺乳期妇女及慢性腹泻者。

（5）功效成分/标志性成分含量：每100g含：芦荟苷130mg、维生素C 5.7g、维生素E 428mg、10-羟基-α-癸烯酸260mg、钙10g。

（6）主要原料：芦荟粉、珍珠粉、蜂王浆冻干粉、维生素C、维生素E、微晶纤维素、硬脂酸镁。

（7）食用方法及食用量：每日2次，每次2粒。

（8）生产厂家：青岛基源生物科技有限公司。

3. 保健品名称：隆力奇牌梦倩胶囊

(1) 批准文号：卫食健字（1998）第077号。

(2) 保健功能：美容（祛黄褐斑）、延缓衰老。

(3) 适宜人群：有黄褐斑者、中老年人。

(4) 不适宜人群：少年儿童。

(5) 功效成分/标志性成分含量：乌梢蛇、蝮蛇、水解珍珠粉。

(6) 主要原料：乌梢蛇、蝮蛇、水解珍珠粉。

(7) 食用方法及食用量：每日早晚各2~4粒，宜空腹食用。

(8) 生产厂家：江苏隆力奇生物科技股份有限公司。

4. 保健品名称：姆益牌芦荟蜂花胶囊

(1) 批准文号：国食健字G20070210。

(2) 保健功能：祛黄褐斑。

(3) 适宜人群：有黄褐斑者。

(4) 不适宜人群：少年儿童、孕产妇、哺乳期妇女及慢性腹泻者。

(5) 功效成分/标志性成分含量：每100g含：芦荟苷4.85g。

(6) 主要原料：茯苓、芦荟、油菜花粉、淀粉、硬脂酸镁。

(7) 食用方法及食用量：每日2次，每次1粒。

(8) 生产厂家：山西千汇药业有限公司。

5. 保健品名称：玉更红牌金般丽丸

(1) 批准文号：国食健字G20060817。

(2) 保健功能：祛黄褐斑。

(3) 适宜人群：有黄褐斑的成年女性。

(4) 不适宜人群：儿童、孕产妇、哺乳期妇女、月经过多者、慢性腹泻者。

(5) 功效成分/标志性成分含量：每100g含：总黄酮230mg、维生素C 176mg。

(6) 主要原料：桑椹、红花、菊花、枸杞子、茯苓、芦荟、阿胶。

(7) 食用方法及食用量：每日2次，每次15粒。

(8) 生产厂家：沈阳美而净中西医药妇科研究所。

四、护胃类

1. 保健品名称：宝昆牌绿源利康胶囊

(1) 批准文号：国食健字G20040074。

(2) 保健功能：对胃黏膜有辅助保护作用。

(3) 适宜人群：轻度胃黏膜损伤者。

(4) 不适宜人群：婴幼儿。

(5) 功效成分/标志性成分含量：壳聚糖（脱乙酰度为91.7%）。

(6) 主要原料：蟹壳。

(7) 食用方法及食用量：每日2次，每次4粒。

(8) 生产厂家：上海宝昆医药科技有限公司北京分公司。

2. 保健品名称：惠灵牌清公颗粒

（1）批准文号：国食健字 G20070272。

（2）保健功能：对胃黏膜有辅助保护功能。

（3）适宜人群：轻度胃黏膜损伤者。

（4）不适宜人群：少年儿童。

（5）功效成分/标志性成分含量：每 100g 含：总皂苷 2.3g。

（6）主要原料：人参、丹参、百合、白术、白芍、砂仁、蔗糖、淀粉。

（7）食用方法及食用量：每日 3 次，每次 1 袋，冲服。

（8）生产厂家：盘锦和运集团森荣制药有限公司。

3. 保健品名称：天狮牌金益胶囊

（1）批准文号：国食健字 G20070295。

（2）保健功能：对胃黏膜有辅助保护功能。

（3）适宜人群：轻度胃黏膜损伤者。

（4）不适宜人群：1 岁以下的婴幼儿。

（5）功效成分/标志性成分含量：每 100g 含：粗多糖 16.91g、免疫球蛋白 IgY 2.48g。

（6）主要原料：猴头菇子实体提取物、蛋黄提取物。

（7）食用方法及食用量：每日早晚各 1 次，每次 2 粒，餐前 1 小时温水送服。

（8）生产厂家：天津天狮生物工程有限公司、上海复锐医药科技有限公司。

4. 保健品名称：永康明牌永康明维常乐冲剂

（1）批准文号：国食健字 G20060791。

（2）保健功能：对胃黏膜有辅助保护功能。

（3）适宜人群：轻度胃黏膜损伤者。

（4）不适宜人群：少年儿童。

（5）功效成分/标志性成分含量：每 100g 含：粗多糖 100mg。

（6）主要原料：山药、薏苡仁、白扁豆、金银花、当归、白芷、枳壳、木香、肉桂、吴茱萸、糊精、甜蜜素。

（7）食用方法及食用量：每日 3 次，每次 1 袋。

（8）生产厂家：四川省永康明保健科技有限公司。

5. 保健品名称：焦长安牌百苓健安胶囊

（1）批准文号：国食健字 G20070218。

（2）保健功能：对胃黏膜有辅助保护功能。

（3）适宜人群：轻度胃黏膜损伤者。

（4）不适宜人群：少年儿童、乳母。

（5）功效成分/标志性成分含量：每 100g 含：总皂苷 760mg、粗多糖 400mg。

（6）主要原料：麦芽、蒲公英、白术、百合、山药、茯苓、枳实、白及、三七、砂仁、鸡内金、甘草、干姜、硬脂酸镁。

（7）食用方法及食用量：每日 3 次，每次 4 粒。

（8）生产厂家：包头市昆区焦长安中医诊所。

6. 保健品名称：宏雁牌舒达康胶囊

（1）批准文号：国食健字 G20060822。

（2）保健功能：对胃黏膜有辅助保护功能。

（3）适宜人群：轻度胃黏膜损伤者。

（4）不适宜人群：少年儿童。

（5）功效成分/标志性成分含量：每 100g 含：氨基酸总量 4.1g。

（6）主要原料：蛋壳膜、白术提取物、白及提取物、淀粉。

（7）食用方法及食用量：每日 3 次，每次 3 粒，饭前半小时食用。

（8）生产厂家：厦门市北雁生物研究所。

五、补血类

1. 保健品名称：东阿阿胶牌芪参阿胶胶囊

（1）批准文号：国食健字 G20070347。

（2）保健功能：改善营养性贫血。

（3）适宜人群：营养性贫血者。

（4）不适宜人群：无。

（5）功效成分/标志性成分含量：每 100g 含：蛋白质 35.0g、铁 85mg。

（6）主要原料：阿胶、乳酸亚铁、黄芪、党参、山楂、白芍。

（7）食用方法及食用量：每日 3 次，每次 2 粒。

（8）生产厂家：山东东阿阿胶保健品有限公司。

2. 保健品名称：采森堂牌乌鸡阿胶红口服液

（1）批准文号：国食健字 G20070357。

（2）保健功能：改善营养性贫血。

（3）适宜人群：营养性贫血者。

（4）不适宜人群：无

（5）功效成分/标志性成分含量：每 100ml 含：粗多糖 61.0mg、铁 42.0mg。

（6）主要原料：乌鸡、阿胶、枸杞子、大枣、葡萄糖酸亚铁、柠檬酸、黄酒、黄原胶、甜菊糖苷、水。

（7）食用方法及食用量：每日 3 次，每次 1 支。

（8）生产厂家：南昌市草珊瑚生物技术有限公司。

3. 保健品名称：华世丹 R 阿胶钙口服液

（1）批准文号：国食健字 G20070267。

（2）保健功能：改善营养性贫血、增加骨密度。

（3）适宜人群：营养性贫血者、中老年人。

（4）不适宜人群：无。

（5）功效成分/标志性成分含量：每 100g 含：钙 1000.0mg、铁 18.9mg。

（6）主要原料：阿胶、葡萄糖酸钙、乳酸钙、富马酸亚铁、酪蛋白磷酸肽、白砂糖、蜂蜜、枸橼酸、山梨酸钾、桃子香精、水。

（7）食用方法及食用量：每日 2 次，每次 1 支。

（8）生产厂家：新疆华世丹药业有限公司。

4. 保健品名称：史美生牌富铁阿胶粉

（1）批准文号：国食健字 G20070300。

（2）保健功能：改善营养性贫血，增强免疫力。

（3）适宜人群：营养性贫血的成人，免疫力低下者。

（4）不适宜人群：无。

（5）功效成分/标志性成分含量：每 100g 含：蛋白质 70.0g、铁 148mg。

（6）主要原料：驴皮、富马酸亚铁、黄酒。

（7）食用方法及食用量：每日 2 次，每次 1 袋；用 50～200ml 开水冲服。

（8）生产厂家：山东东阿阿康阿胶食品有限公司。

5. 保健品名称：雪葆牌红润口服液

（1）批准文号：国食健字 G20050947。

（2）保健功能：改善营养性贫血、增强免疫力。

（3）适宜人群：营养性贫血者、免疫力低下者。

（4）不适宜人群：少年儿童。

（5）功效成分/标志性成分含量：每 100ml 含：总黄酮 43mg、铁 39.1mg、蛋白质 1.5g。

（6）主要原料：乌鸡、大枣、益母草、当归、丹参、熟地黄、桂圆肉、山药、枸杞子、茯苓、桃仁、蜂蜜、葡萄糖酸亚铁、纯化水。

（7）食用方法及食用量：每日 2 次，每次 1 支。

（8）生产厂家：广州达正堂保健品有限公司。

6. 保健品名称：仁祥牌血乐口服液

（1）批准文号：国食健字 G20060272。

（2）保健功能：改善营养性贫血。

（3）适宜人群：营养性贫血者。

（4）不适宜人群：少年儿童。

（5）功效成分/标志性成分含量：每 100ml 含：总皂苷 62.1mg、铁 58.2mg。

（6）主要原料：纯化水、黄芪、党参、熟地黄、当归、阿胶、橘皮、大枣、葡萄糖酸亚铁、白砂糖。

（7）食用方法及食用量：每日 2 次，每次 1 支。

（8）生产厂家：江西慈济生物科技有限公司。

7. 保健品名称：青牛牌牦犀胶颗粒剂

（1）批准文号：国食健字 G20060636。

（2）保健功能：改善营养性贫血。

（3）适宜人群：营养性贫血者。

（4）不适宜人群：少年儿童

（5）功效成分/标志性成分含量：每 100g 含：总黄酮 2.20mg、氨基酸 8.28g。

（6）主要原料：牦牛皮、黄芪、大枣、枸杞子、熟地黄、当归、龙眼肉、淀粉、糊精。

(7) 食用方法及食用量：开水冲服，每日2次，每次1袋。

(8) 生产厂家：青海琦鹰汉藏生物制药股份有限公司。

8. 保健品名称：龙宝康聪牌血鹰口服液

(1) 批准文号：国食健字G20060580。

(2) 保健功能：改善营养性贫血。

(3) 适宜人群：营养性贫血的成年人。

(4) 不适宜人群：少年儿童。

(5) 功效成分/标志性成分含量：每100ml含：总皂苷19.0mg、铁59.6mg。

(6) 主要原料：黄芪、当归、阿胶、熟地黄、党参、葡萄糖酸亚铁、白砂糖、纯化水。

(7) 食用方法及食用量：每日2次，每次1支。

(8) 生产厂家：南昌市康尔聪保健品有限公司。

六、抗氧化类

1. 保健品名称：椰岛牌原青胶囊

(1) 批准文号：国食健字G20070373。

(2) 保健功能：抗氧化。

(3) 适宜人群：中老年人。

(4) 不适宜人群：少年儿童。

(5) 功效成分/标志性成分含量：每100g含：原花青素32g。

(6) 主要原料：葡萄籽提取物、淀粉。

(7) 食用方法及食用量：每日1次，每次2粒。

(8) 生产厂家：海南椰岛健康食品有限公司。

2. 保健品名称：中基牌天然番茄红素软胶囊

(1) 批准文号：国食健字G20060668。

(2) 保健功能：抗氧化、祛黄褐斑。

(3) 适宜人群：中老年人、有黄褐斑者。

(4) 不适宜人群：少年儿童。

(5) 功效成分/标志性成分含量：每100g含：番茄红素2.26g、维生素E 2.10g。

(6) 主要原料：番茄红素、维生素E、色拉油、明胶、甘油、柠檬酸、尼泊金乙酯、去离子水。

(7) 食用方法及食用量：每日2次，每次1粒。

(8) 生产厂家：新疆中基天然植物纯化高新技术研究院有限公司。

3. 保健品名称：红帆R牌番茄红素软胶囊

(1) 批准文号：国食健字G20060110。

(2) 保健功能：抗氧化。

(3) 适宜人群：中老年人。

(4) 不适宜人群：少年儿童。

(5) 功效成分/标志性成分含量：每100g含：番茄红素1400mg。

(6) 主要原料：番茄油树脂、葵花籽油。

(7) 食用方法及食用量：每日2次，每次1粒，温开水吞服。

(8) 生产厂家：新疆红帆生物科技有限公司。

4. 保健品名称：现代牌蓝生胶丸

(1) 批准文号：国食健字G20070202。

(2) 保健功能：抗氧化、增强免疫力。

(3) 适宜人群：中老年人、免疫力低下者。

(4) 不适宜人群：少年儿童。

(5) 功效成分/标志性成分含量：每100g含：硫辛酸5.08g、维生素E 1.2g。

(6) 主要原料：每100g含：硫辛酸5.08g、维生素E 1.2g。

(7) 食用方法及食用量：每日2次，每次2粒，饭后食用。

(8) 生产厂家：上海现代制药股份有限公司。

5. 保健品名称：澳思达牌益海堂胶囊

(1) 批准文号：国食健字G20070178。

(2) 保健功能：抗氧化、增加骨密度。

(3) 适宜人群：中老年女性。

(4) 不适宜人群：少年儿童。

(5) 功效成分/标志性成分含量：每100g含：大豆异黄酮2.46g、硫酸软骨素78.9g。

(6) 主要原料：大豆异黄酮、硫酸软骨素、鱼油粉、壳聚糖、芦荟粉、姜黄粉、海带粉、贻贝、辣椒粉。

(7) 食用方法及食用量：每日2次，每次2粒。

(8) 生产厂家：河北常山生化药业有限公司。

6. 保健品名称：圣桥牌绿原胶囊

(1) 批准文号：国食健字G20060133。

(2) 保健功能：抗氧化。

(3) 适宜人群：中老年人。

(4) 不适宜人群：少年儿童。

(5) 功效成分/标志性成分含量：每100g含：粗多糖3.53g、多酚24.2g、绿原酸10.7g。

(6) 主要原料：金银花、灵芝、绿茶、淀粉、微粉硅胶。

(7) 食用方法及食用量：每日2次，每次1粒。

(8) 生产厂家：成都圣桥科技发展有限公司。

7. 保健品名称：神青牌通轴胶囊

(1) 批准文号：国食健字G20070227。

(2) 保健功能：抗氧化、改善睡眠。

(3) 适宜人群：中老年人、睡眠状况不佳者。

(4) 不适宜人群：少年儿童。

(5) 功效成分/标志性成分含量：每100g含：大豆异黄酮2.80g、氨基酸总量53.7mg，粗多糖120mg。

（6）主要原料：大豆异黄酮、阿胶、灵芝、天麻、绞股蓝、珍珠粉。

（7）食用方法及食用量：每日早晚各1次，每次3粒。

（8）生产厂家：海城市天元义河生物高科技实业有限公司。

8. 保健品名称：瑞健牌康尔芯胶囊

（1）批准文号：国食健字G20060219。

（2）保健功能：抗氧化。

（3）适宜人群：中老年人。

（4）不适宜人群：少年儿童。

（5）功效成分/标志性成分含量：每100g含：槲皮素、山柰素、异鼠李素总量714mg。

（6）主要原料：银杏叶提取物、何首乌提取物、大豆蛋白粉、淀粉。

（7）食用方法及食用量：每日2次，每次2粒。

（8）生产厂家：上海品川生物科技有限公司。

七、改善睡眠类

1. 保健品名称：必邦牌休普诺斯胶囊

（1）批准文号：国食健字G20070279。

（2）保健功能：改善睡眠。

（3）适宜人群：睡眠状况不佳者。

（4）不适宜人群：少年儿童、孕妇及哺乳期妇女。

（5）功效成分/标志性成分含量：每100g含：总皂苷0.61g。

（6）主要原料：酸枣仁、丹参、茯苓、五味子、桑椹、人参。

（7）食用方法及食用量：每日2次，每次2粒。

（8）生产厂家：西安瑞托药业科技有限公司。

2. 保健品名称：百花丽容牌口服液

（1）批准文号：卫食健字（2002）第0549号。

（2）保健功能：改善睡眠、美容（祛黄褐斑）。

（3）适宜人群：睡眠状况不佳者、有黄褐斑者。

（4）不适宜人群：少年儿童。

（5）功效成分/标志性成分含量：每100ml中含：总黄酮130mg 粗多糖39.4mg。

（6）主要原料：蜂蜜、玫瑰花、菊花、大枣、枸杞子、黄芪、核桃仁、大黄、桃仁、酸枣仁。

（7）食用方法及食用量：每日早晚各1次，每次15ml。

（8）生产厂家：青海唐古拉药业有限公司。

3. 保健品名称：雪王山牌藏朵胶囊

（1）批准文号：国食健字G20060806。

（2）保健功能：改善睡眠。

（3）适宜人群：睡眠状况不佳者。

（4）不适宜人群：少年儿童。

（5）功效成分/标志性成分含量：每 100g 含：大豆异黄酮 111mg、粗多糖 1.25g、五味子甲素 48.33mg。

（6）主要原料：大豆提取物、酸枣仁提取物、五味子提取物、枸杞子提取物、黄精提取物、百合粉、珍珠粉。

（7）食用方法及食用量：每日 1 次，每次 2 粒。

（8）生产厂家：北京挚诚科技发展有限公司。

4. 保健品名称：毅达牌贝安胶囊

（1）批准文号：国食健字 G20060323。

（2）保健功能：改善睡眠。

（3）适宜人群：睡眠状况不佳者。

（4）不适宜人群：少年儿童。

（5）功效成分/标志性成分含量：每 100g 含：褪黑素 2.24g、维生素 B_6 735.2mg。

（6）主要原料：褪黑素、维生素 B_6、硬脂酸镁、淀粉。

（7）食用方法及食用量：每日 1 次，每次 1 粒，每日睡前半小时温开水送服。

（8）生产厂家：深圳市毅达生物技术开发有限公司。

5. 保健品名称：中科牌酸枣仁油软胶囊

（1）批准文号：国食健字 G20060472。

（2）保健功能：改善睡眠。

（3）适宜人群：睡眠状况不佳者。

（4）不适宜人群：少年儿童。

（5）功效成分/标志性成分含量：每 100g 含：总皂苷 0.20g。

（6）主要原料：酸枣仁、明胶、甘油、纯净水。

（7）食用方法及食用量：每日 2 次，每次 1 粒。

（8）生产厂家：南京中科生化技术有限公司。

6. 保健品名称：华世丹牌胶玫口服液

（1）批准文号：国食健字 G20070166。

（2）保健功能：改善睡眠、祛黄褐斑。

（3）适宜人群：睡眠状况不佳及有黄褐斑的中青年妇女。

（4）不适宜人群：少年儿童。

（5）功效成分/标志性成分含量：每 100ml 含：总皂苷 300mg、蛋白质 650mg。

（6）主要原料：当归、玫瑰花、阿胶、枸杞子、酸枣仁、五味子、白砂糖、蜂蜜、山梨酸、鲜桃香精、纯化水。

（7）食用方法及食用量：每日 2 次，每次 1 支。

（8）生产厂家：新疆华世丹药业股份有限公司。

7. 保健品名称：本草天工牌舒美宁胶囊

（1）批准文号：国食健字 G20070196。

（2）保健功能：改善睡眠。

（3）适宜人群：睡眠状况不佳者。

（4）不适宜人群：少年儿童。

（5）功效成分/标志性成分含量：每100g含：大豆异黄酮3.11g。

（6）主要原料：酸枣仁、当归、白芍、栀子、茯苓、远志、甘草、大豆异黄酮、珍珠粉、糊精。

（7）食用方法及食用量：每日2次，每次2粒，温水冲服。

（8）生产厂家：江西本草天工科技有限责任公司。

8. 保健品名称：天力春牌天力春片

（1）批准文号：国食健字G20060641。

（2）保健功能：辅助改善记忆、改善睡眠。

（3）适宜人群：需要改善记忆者、睡眠状况不佳者。

（4）不适宜人群：少年儿童。

（5）功效成分/标志性成分含量：每100g含：总皂苷0.902g、粗多糖0.95g。

（6）主要原料：灵芝孢子粉、酸枣仁、远志、丹参、西洋参、益智仁、糊精、硬脂酸镁。

（7）食用方法及食用量：每日2次，每次4片。

（8）生产厂家：成都市忆力生物药业研发有限公司。

9. 保健品名称：中科牌睡得香胶囊

（1）批准文号：国食健字G20040166。

（2）保健功能：改善睡眠。

（3）适宜人群：睡眠状况不佳者。

（4）不适宜人群：少年儿童、孕妇。

（5）功效成分/标志性成分含量：每100g含：褪黑素1.5g。

（6）主要原料：褪黑素、食用玉米淀粉。

（7）食用方法及食用量：每日1次，每次1粒，睡前食用。

（8）生产厂家：南京中科生化技术有限公司。

八、调节血脂类

1. 保健品名称：红龙牌参酚胶囊

（1）批准文号：国食健字G20070345。

（2）保健功能：辅助降血脂。

（3）适宜人群：血脂偏高者。

（4）不适宜人群：少年儿童。

（5）功效成分/标志性成分含量：每100g含：总皂苷1.10g、茶多酚6.10g。

（6）主要原料：绞股蓝提取物、西洋参提取物、山楂提取物、茶多酚、淀粉、硬脂酸镁。

（7）食用方法及食用量：每日3次，每次2粒。

（8）生产厂家：沈阳益寿康科技贸易有限公司。

2. 保健品名称：纽倍乐牌鱼油软胶囊

（1）批准文号：国食健字G20070270。

（2）保健功能：辅助降血脂。

(3) 适宜人群：血脂偏高者。
(4) 不适宜人群：少年儿童、孕妇。
(5) 功效成分/标志性成分含量：每100g含：DHA 10g、EPA 12g。
(6) 主要原料：鱼油、明胶、甘油、水。
(7) 食用方法及食用量：每日2次，每次2粒，温水送服。
(8) 生产厂家：深圳市永富兴商贸有限公司。

3. 保健品名称：福维牌栀栗软胶囊

(1) 批准文号：国食健字G20070311。
(2) 保健功能：辅助降血脂。
(3) 适宜人群：血脂偏高者。
(4) 不适宜人群：婴幼儿、少年儿童、孕期及哺乳期的妇女。
(5) 功效成分/标志性成分含量：每100g含：栀子苷1000mg、总黄酮600mg。
(6) 主要原料：山楂、栀子、御米油、聚乙二醇400、明胶、甘油、二氧化钛、水。
(7) 食用方法及食用量：每日3次，每次1粒，温开水送服。
(8) 生产厂家：北京盛世维康资源科技发展有限公司。

4. 保健品名称：燕园科玛牌科玛软胶囊

(1) 批准文号：国食健字G20070264。
(2) 保健功能：辅助降血脂。
(3) 适宜人群：血脂偏高者。
(4) 不适宜人群：少年儿童。
(5) 功效成分/标志性成分含量：每100g含：α-亚麻酸73.26g、维生素E 1.07g。
(6) 主要原料：α-亚麻酸乙酯、维生素E、明胶、甘油、水。
(7) 食用方法及食用量：每日2次，每次2粒。
(8) 生产厂家：烟台燕园科玛生物技术开发有限公司。

5. 保健品名称：纽徕佛牌鱼油软胶囊

(1) 批准文号：国食健字G20070240。
(2) 保健功能：辅助降血脂。
(3) 适宜人群：血脂偏高者。
(4) 不适宜人群：少年儿童。
(5) 功效成分/标志性成分含量：每100g含：DHA 11.4g、EPA 14.3g。
(6) 主要原料：鱼油、明胶、甘油、水。
(7) 食用方法及食用量：每日2次，每次2粒。
(8) 生产厂家：深圳市生命力科技发展有限公司。

6. 保健品名称：纽徕佛牌卵磷脂软胶囊

(1) 批准文号：国食健字G20070251。
(2) 保健功能：辅助降血脂。
(3) 适宜人群：血脂偏高者。
(4) 不适宜人群：少年儿童。
(5) 功效成分/标志性成分含量：每100g含：磷脂酰胆碱17.5g。

(6) 主要原料：卵磷脂、大豆油、明胶、甘油、水。

(7) 食用方法及食用量：每日2次，每次2粒。

(8) 生产厂家：深圳市生命力科技发展有限公司。

7. 保健品名称：御生堂牌顺茶

(1) 批准文号：卫食健字（1998）第006号。

(2) 保健功能：调节血脂。

(3) 适宜人群：血脂偏高者。

(4) 不适宜人群：儿童、孕妇、出血性疾病患者及出血倾向者。

(5) 功效成分/标志性成分含量：无。

(6) 主要原料：花茶、丹参、西红花、郁金、陈皮、枸杞子、丝瓜络、桃仁。

(7) 食用方法及食用量：每日2次，每次3~6g，早午各一次，以饭后为宜，用开水反复冲饮至无色无味。

(8) 生产厂家：廊坊昱达保健品开发有限责任公司。

8. 保健品名称：维佳牌诺康胶囊

(1) 批准文号：国食健字G20070260。

(2) 保健功能：辅助降血脂。

(3) 适宜人群：血脂偏高者。

(4) 不适宜人群：少年儿童。

(5) 功效成分/标志性成分含量：每100g含：总黄酮840mg、总皂苷490mg。

(6) 主要原料：丹参、绞股蓝、葛根、制何首乌。

(7) 食用方法及食用量：每日2次，每次3粒。

(8) 生产厂家：西安康健生物工程有限公司。

9. 保健品名称：日日新牌原生胶囊

(1) 批准文号：卫食健字（2001）第0303号。

(2) 保健功能：调节血脂。

(3) 适宜人群：血脂偏高者。

(4) 不适宜人群：孕期及哺乳期妇女、少年儿童及有严重疾病患者。

(5) 功效成分/标志性成分含量：每100g含：左旋肉碱16.5g、总皂苷3.2g。

(6) 主要原料：左旋肉碱、绞股蓝总皂苷、荷叶、绿茶、泽泻、陈皮、制大黄。

(7) 食用方法及食用量：每日3次，每次4粒。

(8) 生产厂家：广州市纤体堂生物保健品有限公司。

10. 保健品名称：云科本草牌山川胶囊

(1) 批准文号：国食健字G20070296。

(2) 保健功能：辅助降血脂。

(3) 适宜人群：血脂偏高者。

(4) 不适宜人群：少年儿童。

(5) 功效成分/标志性成分含量：每100g含：总黄酮0.350g、总皂苷2.70g。

(6) 主要原料：山楂提取物、三七提取物、玉米淀粉。

(7) 食用方法及食用量：每日2次，每次2粒。

（8）生产厂家：云南中科本草科技有限公司。

11. 保健品名称：鲁花亚麻籽油

（1）批准文号：卫食健字（2000）第0731号。

（2）保健功能：调节血脂、免疫调节。

（3）适宜人群：血脂偏高者、免疫力低下者。

（4）不适宜人群：少年儿童。

（5）功效成分/标志性成分含量：每1g中含：亚麻酸≥510mg、亚油酸120～150mg。

（6）主要原料：亚麻籽油。

（7）食用方法及食用量：每日15～20ml，烹调或凉拌菜用，亦可直接饮用。

（8）生产厂家：内蒙古金宇生物制品有限责任公司。

12. 保健品名称：日日新牌原生胶囊

（1）批准文号：卫食健字（2001）第0303号。

（2）保健功能：调节血脂。

（3）适宜人群：血脂偏高者。

（4）不适宜人群：孕期及哺乳期妇女、少年儿童及有严重疾病患者。

（5）功效成分/标志性成分含量：每100g含：左旋肉碱16.5g、总皂苷3.2g。

（6）主要原料：左旋肉碱、绞股蓝总皂苷、荷叶、绿茶、泽泻、陈皮、制大黄。

（7）食用方法及食用量：每日3次，每次4粒。

（8）生产厂家：广州市纤体堂生物保健品有限公司。

13. 保健品名称：森蜂园牌蜂胶软胶囊

（1）批准文号：国食健字G20060642。

（2）保健功能：辅助降血脂。

（3）适宜人群：血脂偏高者。

（4）不适宜人群：少年儿童。

（5）功效成分/标志性成分含量：每100g含：总黄酮5.31g。

（6）主要原料：蜂胶、银杏叶提取物、聚乙二醇、明胶、甘油、纯化水。

（7）食用方法及食用量：每日2次，每次2粒。

（8）生产厂家：上海森蜂园蜂业有限公司。

14. 保健品名称：双华心脑灵牌鱼油胶丸

（1）批准文号：卫食健字（1998）第001号。

（2）保健功能：调节血脂。

（3）适宜人群：中老年人。

（4）不适宜人群：儿童、孕期和哺乳期妇女、出血性疾病患者及有出血倾向者。

（5）功效成分/标志性成分含量：EPA≥20%、DHA≥17%。

（6）主要原料：鱼油。

（7）食用方法及食用量：每日4～6粒，可长期服用。

（8）生产厂家：蓬莱华泰保健品有限公司。

15. 保健品名称：牧马牌克米孜胶囊

（1）批准文号：国食健字G20070176。

(2) 保健功能：辅助降血脂。

(3) 适宜人群：血脂偏高者。

(4) 不适宜人群：少年儿童。

(5) 功效成分/标志性成分含量：每 100g 含：洛伐他汀 41.0mg。

(6) 主要原料：生何首乌、泽泻、酸马奶粉、红曲、淀粉、硬脂酸镁。

(7) 食用方法及食用量：每日 4 次，每次 4 粒。

(8) 生产厂家：北京西域天马科技有限公司、北京中研同仁堂医药研发有限公司。

16. 保健品名称：罗麦鱼油软胶囊

(1) 批准文号：国食健字 G20040462。

(2) 保健功能：调节血脂。

(3) 适宜人群：血脂偏高者。

(4) 不适宜人群：少年儿童、孕妇及哺乳期妇女、有出血倾向者和出血性疾病患者。

(5) 功效成分/标志性成分含量：每 100g 含：DHA 24.47g、EPA 9.16g。

(6) 主要原料：三纹鱼油。

(7) 食用方法及食用量：每日 2 次，每次 1 粒。

(8) 生产厂家：济南生命力生物科技有限公司。

17. 保健品名称：同仁堂牌同仁益健茶

(1) 批准文号：国食健字 G20060783。

(2) 保健功能：辅助降血脂、对化学性肝损伤有辅助保护功能。

(3) 适宜人群：血脂偏高者、有化学性肝损伤危险者。

(4) 不适宜人群：少年儿童。

(5) 功效成分/标志性成分含量：每 100g 含：总黄酮 1.15g。

(6) 主要原料：生何首乌、黄芪、葛根、泽泻、山楂、甘草、乌龙茶。

(7) 食用方法及食用量：每日 2 次，每次 2 袋，泡饮。

(8) 生产厂家：北京同仁堂兴安盟中药材有限责任公司。

18. 保健品名称：常常轻牌常常轻颗粒

(1) 批准文号：国食健字 G20041130。

(2) 保健功能：调节血脂、改善胃肠道功能（润肠通便）。

(3) 适宜人群：血脂偏高者、便秘者。

(4) 不适宜人群：少年儿童。

(5) 功效成分/标志性成分含量：每 100g 含：蔗果三糖 9.75g、蔗果四糖 13.18g、蔗果五糖 1.80g、总黄酮 0.8g。

(6) 主要原料：低聚果糖粉、银杏叶、草莓粉、焦糖色素。

(7) 食用方法及食用量：每日 2 次，每次 1 袋。

(8) 生产厂家：北京阿波龙生物科技有限公司。

19. 保健品名称：中研通牌中研胶囊

(1) 批准文号：国食健字 G20070209。

(2) 保健功能：辅助降血脂。

(3) 适宜人群：血脂偏高者。

（4）不适宜人群：少年儿童、孕期及哺乳期妇女。
（5）功效成分/标志性成分含量：每100g含：总皂苷858mg。
（6）主要原料：泽泻、生何首乌、荷叶、绞股蓝、红曲、糊精、硬脂酸镁。
（7）食用方法及食用量：每日3次，每次4粒。
（8）生产厂家：北京中研万通科技中心。

20. 保健品名称：利生牌银杏茶

（1）批准文号：国食健字G20070224。
（2）保健功能：辅助降血脂。
（3）适宜人群：血脂偏高者。
（4）不适宜人群：少年儿童。
（5）功效成分/标志性成分含量：每100g含：总黄酮260mg。
（6）主要原料：银杏叶、阿斯巴甜（含苯丙氨酸）。
（7）食用方法及食用量：每日3次，每次1袋，沸水冲泡饮用。
（8）生产厂家：鞍山利生天然植物提炼股份有限公司。

21. 保健品名称：世纪坤牌丹参脂康胶囊

（1）批准文号：国食健字G20060624。
（2）保健功能：辅助降血脂。
（3）适宜人群：血脂偏高者。
（4）不适宜人群：少年儿童、孕产妇、月经过多者。
（5）功效成分/标志性成分含量：每100g含：总黄酮260mg。
（6）主要原料：山楂、泽泻、丹参、红花、决明子、微晶纤维素。
（7）食用方法及食用量：每日3次，每次3粒。
（8）生产厂家：世纪坤（北京）医药科技有限公司。

22. 保健品名称：维妥立牌浓缩鱼油软胶囊

（1）批准文号：卫食健字（2003）第0304号。
（2）保健功能：调节血脂。
（3）适宜人群：血脂偏高者。
（4）不适宜人群：少年儿童、孕妇及哺乳期妇女、有出血倾向者和出血性疾病患者。
（5）功效成分/标志性成分含量：每粒含：DHA 251.7mg、EPA 304mg。
（6）主要原料：三纹鱼油。
（7）食用方法及食用量：每日1~2次，每次1粒。
（8）生产厂家：济南生命力生物科技有限公司。

23. 保健品名称：伊利R清脂奶粉

（1）批准文号：卫食健字（2003）第0364号。
（2）保健功能：调节血脂。
（3）适宜人群：血脂偏高者。
（4）不适宜人群：少年儿童。
（5）功效成分/标志性成分含量：每100g含：γ-亚麻酸302mg。
（6）主要原料：脱脂奶粉、全脂奶粉、糊精、乳清粉、玉米油、月见草油、大豆磷脂、单甘酯、酪蛋白、柠檬酸三钠、维生素 E。

(7) 食用方法及食用量：每日 1 ~2 次，每次 30g（用随产品销售附赠的 5g 标准小勺量取），温开水冲食。

(8) 生产厂家：内蒙古伊利实业集团股份有限公司。

九、调节血糖类

1. 保健品名称：同禾唐人宝牌唐苹片

(1) 批准文号：国食健字 G20060496。

(2) 保健功能：辅助降血糖。

(3) 适宜人群：血糖偏高者。

(4) 不适宜人群：少年儿童。

(5) 功效成分/标志性成分含量：每 100g 含：总皂苷 0.3g、吡啶甲酸铬 10mg。

(6) 主要原料：苦瓜提取物、维生素 C、维生素 E、维生素 B_1、维生素 B_2、维生素 B_6、维生素 D、氧化镁、葡萄糖酸锌、吡啶甲酸铬、乳糖、糊精、淀粉、硫辛酸、柠檬酸、微晶纤维素、柠檬香精。

(7) 食用方法及食用量：每日 2 次，每次 2 片，餐前或随餐食用。

(8) 生产厂家：江苏同禾药业有限公司。

2. 保健品名称：世华牌苦瓜胶囊

(1) 批准文号：国食健字 G20060769。

(2) 保健功能：辅助降血糖。

(3) 适宜人群：血糖偏高者。

(4) 不适宜人群：少年儿童。

(5) 功效成分/标志性成分含量：每 100g 含：总黄酮 3.64g、吡啶甲酸铬 51.8mg。

(6) 主要原料：苦瓜、桑叶、西洋参、蜂胶、吡啶甲酸铬。

(7) 食用方法及食用量：每日 3 次，每次 2 粒。

(8) 生产厂家：江苏世华生物科技有限公司。

3. 保健品名称：净宝牌圣健元胶囊

(1) 批准文号：国食健字 G20060558。

(2) 保健功能：辅助降血糖、增强免疫力。

(3) 适宜人群：血糖偏高者、免疫力低下者。

(4) 不适宜人群：少年儿童。

(5) 功效成分/标志性成分含量：每 100g 含：总皂苷 1.94g、吡啶甲酸铬 8.50mg。

(6) 主要原料：枸杞子、女贞子、玉竹、破壁灵芝孢子粉、丹参、黄芪、制何首乌、吡啶甲酸铬、淀粉。

(7) 食用方法及食用量：每日 3 次，每次 3 粒。

(8) 生产厂家：北京圣天方医药科技研究院。

4. 保健品名称：中科牌唐安胶囊

(1) 批准文号：国食健字 G20030026。

(2) 保健功能：调节血糖。

（3）适宜人群：血糖偏高者。

（4）不适宜人群：少年儿童。

（5）功效成分/标志性成分含量：每 100g 含：葛根素 2.3g、粗多糖（以葡萄糖计）5.3g。

（6）主要原料：葛根、黄精、桑叶。

（7）食用方法及食用量：每日 2 次，每次 2 粒。

（8）生产厂家：南京中科生化技术有限公司

5. 保健品名称：康道神芝牌益宁胶囊

（1）批准文号：国食健字 G20070225。

（2）保健功能：调节血糖、抗疲劳。

（3）适宜人群：血糖偏高者、易疲劳者。

（4）不适宜人群：少年儿童。

（5）功效成分/标志性成分含量：每 100g 含：总黄酮 0.8g、铬 12mg。

（6）主要原料：黄芪、灵芝、红景天、灰树花、富铬酵母、蜂胶。

（7）食用方法及食用量：每日 3 次，每次 2 粒。

（8）生产厂家：山西康道保健产品有限公司。

6. 保健品名称：哈比牌哈比口服液

（1）批准文号：卫食健字（1998）第 343 号。

（2）保健功能：调节血糖。

（3）适宜人群：高血糖人群及糖尿病患者。

（4）不适宜人群：无。

（5）功效成分/标志性成分含量：每 100ml 含：总皂苷 ≥40mg。

（6）主要原料：南瓜汁、天花粉、黄芪、绿豆、黑豆、红景天。

（7）食用方法及食用量：用温开水送服，每日 3 次，每次 20ml。

（8）生产厂家：济南福斯特保健品有限公司。

7. 保健品名称：齐梅牌可平片

（1）批准文号：国食健字 G20060578。

（2）保健功能：辅助降血糖。

（3）适宜人群：血糖偏高者。

（4）不适宜人群：少年儿童。

（5）功效成分/标志性成分含量：每 100g 含：白藜芦醇 52.9mg、铬 2.80mg、锌 72.3mg、维生素 E 151mg。

（6）主要原料：葡萄皮提取物、烟酸铬、葡萄糖酸锌、维生素 E、植物甾醇酯、柠檬酸、羟丙纤维素、硬脂酸镁、阿斯巴甜（含苯丙氨酸）、甘露醇。

（7）食用方法及食用量：每日 2 次，每次 3 片。

（8）生产厂家：黑龙江齐梅生物科技股份有限公司、山东省医学科学院保健品研究开发中心。

8. 保健品名称：乐一生牌蜂胶软胶囊

（1）批准文号：国食健字 G20050910。

（2）保健功能：调节血糖。

（3）适宜人群：血糖偏高者。

（4）不适宜人群：少年儿童、过敏性体质者。

（5）功效成分/标志性成分含量：每100g含：总黄酮1730mg。

（6）主要原料：蜂胶、聚乙二醇400。

（7）食用方法及食用量：每日2次，每次2～4粒，用温开水送服。

（8）生产厂家：北京乐一生蜂胶生化高新技术有限责任公司。

9. 保健品名称：绿海牌复方蜂胶胶囊

（1）批准文号：国食健字G20070332。

（2）保健功能：辅助降血糖、增强免疫力。

（3）适宜人群：血糖偏高者、免疫力低下者。

（4）不适宜人群：少年儿童。

（5）功效成分/标志性成分含量：每100g含：吡啶甲酸铬92.92mg、总皂苷4360mg、粗多糖372mg。

（6）主要原料：人参、蜂胶、吡啶甲酸铬、黄芪、桑叶、山药、枸杞子、玉竹、女贞子。

（7）食用方法及食用量：每日2次，每次2粒。

（8）生产厂家：北京秦吉达科贸有限责任公司。

10. 保健品名称：华纳安迪牌唐依胶囊

（1）批准文号：国食健字G20050923。

（2）保健功能：辅助降血糖。

（3）适宜人群：血糖偏高者。

（4）不适宜人群：少年儿童。

（5）功效成分/标志性成分含量：每100g含：总皂苷1.11g、总黄酮361mg、吡啶甲酸铬106.2mg。

（6）主要原料：西洋参、苦瓜、枸杞子、葛根、吡啶甲酸铬。

（7）食用方法及食用量：每日3次，每次1粒。

（8）生产厂家：上海靖安保健食品有限公司。

11. 保健品名称：益典牌祝兴胶囊

（1）批准文号：国食健字G20070190。

（2）保健功能：辅助降血糖。

（3）适宜人群：血糖偏高者。

（4）不适宜人群：少年儿童。

（5）功效成分/标志性成分含量：每100g含：总异黄酮9.0g、总皂苷6.5g。

（6）主要原料：葛根提取物、绞股蓝提取物、南瓜提取物。

（7）食用方法及食用量：每日2次，每次3粒。

（8）生产厂家：西安大恒制药有限责任公司。

12. 保健品名称：超力康牌维铬软胶囊

（1）批准文号：国食健字G20070172。

(2) 保健功能：辅助降血糖。

(3) 适宜人群：血糖偏高者。

(4) 不适宜人群：少年儿童。

(5) 功效成分/标志性成分含量：每100g含：铬14.1mg、粗多糖160mg。

(6) 主要原料：枸杞子提取物、人参提取物、铬酵母、硒酵母、乳酸锌、大豆磷脂、蜂蜡、色拉油、明胶、甘油、水、二氧化钛、蛋黄色素。

(7) 食用方法及食用量：每日1次，每次1粒。

(8) 生产厂家：北京北方大陆生物工程有限公司。

13. 保健品名称：博人堂牌葆元茶

(1) 批准文号：国食健字G20070007。

(2) 保健功能：辅助降血糖。

(3) 适宜人群：血糖偏高者。

(4) 不适宜人群：少年儿童。

(5) 功效成分/标志性成分含量：每100g含：总皂苷480mg。

(6) 主要原料：山药、麦冬、知母、地骨皮、绞股蓝。

(7) 食用方法及食用量：每日2次，每次1袋，将袋置于杯中用沸水闷泡15分钟左右，代茶饮。

(8) 生产厂家：北京博人堂科技开发有限公司。

14. 保健品名称：新态牌顺唐胶囊

(1) 批准文号：国食健字G20050848。

(2) 保健功能：辅助降血糖。

(3) 适宜人群：血糖偏高者。

(4) 不适宜人群：少年儿童。

(5) 功效成分/标志性成分含量：每100g含：熊果酸17.3mg、吡啶甲酸铬40.2mg、总皂苷0.84g。

(6) 主要原料：苦瓜提取物、熟地黄提取物、山茱萸提取物、吡啶甲酸铬、膳食纤维（不溶）。

(7) 食用方法及食用量：每日3次，每次3粒。

(8) 生产厂家：南京中脉科技发展有限公司。

15. 保健品名称：碧生源牌山葛胶囊

(1) 批准文号：国食健字G20070229。

(2) 保健功能：辅助降血糖。

(3) 适宜人群：血糖偏高者。

(4) 不适宜人群：少年儿童。

(5) 功效成分/标志性成分含量：每100g含：粗多糖11.8g、吡啶甲酸铬80.0mg。

(6) 主要原料：熟地黄、山茱萸、山药、茯苓、葛根、茶多酚、吡啶甲酸铬。

(7) 食用方法及食用量：每日4粒。

(8) 生产厂家：北京澳特舒尔保健品开发有限公司。

16. 保健品名称：碧生源牌山葛颗粒

(1) 批准文号：国食健字 G20070170。

(2) 保健功能：辅助降血糖。

(3) 适宜人群：血糖偏高者。

(4) 不适宜人群：少年儿童。

(5) 功效成分/标志性成分含量：每 100g 含：粗多糖 2.4g、吡啶甲酸铬 14.9mg。

(6) 主要原料：熟地黄、山茱萸、山药、茯苓、葛根、茶多酚、吡啶甲酸铬、木糖醇、糊精、草莓香精。

(7) 食用方法及食用量：每日 2 袋。

(8) 生产厂家：北京澳特舒尔保健品开发有限公司。

17. 保健品名称：品品源牌桑叶咀嚼片

(1) 批准文号：国食健字 G20070368。

(2) 保健功能：辅助降血糖。

(3) 适宜人群：血糖偏高者。

(4) 不适宜人群：少年儿童。

(5) 功效成分/标志性成分含量：每 100g 含：总黄酮 1700mg、粗多糖 1500mg。

(6) 主要原料：桑叶、糯米粉。

(7) 食用方法及食用量：每日 2 次，每次 6 片。

(8) 生产厂家：吉林省通榆海源生物科技有限公司。

18. 保健品名称：修正牌铬达胶囊

(1) 批准文号：国食健字 G20070337。

(2) 保健功能：辅助降血糖。

(3) 适宜人群：血糖偏高者。

(4) 不适宜人群：少年儿童、孕妇。

(5) 功效成分/标志性成分含量：每 100g 含：吡啶甲酸铬 81.4mg。

(6) 主要原料：壳聚糖、吡啶甲酸铬、淀粉。

(7) 食用方法及食用量：每日 2 次，每次 4 粒。

(8) 生产厂家：吉林修正生物工程有限公司。

19. 保健品名称：苗特 R 葛灵胶囊

(1) 批准文号：国食健字 G20070241。

(2) 保健功能：辅助降血糖。

(3) 适宜人群：血糖偏高者。

(4) 不适宜人群：少年儿童。

(5) 功效成分/标志性成分含量：每 100g 含：总黄酮 0.61g。

(6) 主要原料：地黄、苦瓜、葛根、黄芪、麦冬、枸杞子、茯苓。

(7) 食用方法及食用量：每日 3 次，每次 4 粒。

(8) 生产厂家：贵州苗家医药保健品有限责任公司。

20. 保健品名称：东宁牌苦瓜蜂胶片

(1) 批准文号：国食健字 G20070372。

（2）保健功能：辅助降血糖。

（3）适宜人群：血糖偏高者。

（4）不适宜人群：少年儿童。

（5）功效成分/标志性成分含量：每100g含：总黄酮3.2g。

（6）主要原料：蜂胶、苦瓜、桑叶、羧甲淀粉钠、硬脂酸镁。

（7）食用方法及食用量：每日2次，每次3片。

（8）生产厂家：辽宁东宁药业有限公司。

十、调节血压类

1. 保健品名称：百日牌迈康茶

（1）批准文号：卫食健字（2000）第0374号。

（2）保健功能：调节血压。

（3）适宜人群：血压偏高者。

（4）不适宜人群：少年儿童、低血压人群、孕产妇及月经过多者。

（5）功效成分/标志性成分含量：天麻、杜仲、葛根、茶叶、红花、泽泻、白菊、大枣。

（6）主要原料：天麻、杜仲、葛根、茶叶、红花、泽泻、白菊、大枣。

（7）食用方法及食用量：每日2次，每次1袋，用开水浸泡3~5分钟后饮用，可多次泡饮（用保温杯浸泡最佳）。

（8）生产厂家：北京世纪迈康生物科技有限公司。

2. 保健品名称：巨劲牌雅博宁胶囊

（1）批准文号：国食健字G20060081。

（2）保健功能：辅助降血压。

（3）适宜人群：血压偏高者。

（4）不适宜人群：少年儿童。

（5）功效成分/标志性成分含量：每100g含：总黄酮0.89g、粗多糖0.22g。

（6）主要原料：罗布麻、天麻、地骨皮、桑白皮、槐花、黄精、山楂。

（7）食用方法及食用量：每日2次，每次3粒，温开水送食。

（8）生产厂家：唐山康健生物科技有限公司。

3. 保健品名称：中科牌赛诺平胶囊

（1）批准文号：国食健字G20050924。

（2）保健功能：辅助降血压。

（3）适宜人群：血压偏高者。

（4）不适宜人群：少年儿童。

（5）功效成分/标志性成分含量：每100g含：总皂苷37.5g。

（6）主要原料：三七提取物。

（7）食用方法及食用量：每日2次，每次2粒。

（8）生产厂家：南京中科生化技术有限公司

十一、调节血脂、血压、血糖类

1. 保健品名称：珍情牌颐欣胶囊

（1）批准文号：国食健字 G20070321。

（2）保健功能：辅助降血脂、辅助降血压。

（3）适宜人群：血脂偏高者、血压偏高者。

（4）不适宜人群：少年儿童。

（5）功效成分/标志性成分含量：每 100g 含：原花青素 17.3g、总黄酮 16.4g、葛根素 11.6g。

（6）主要原料：壳聚糖、葡萄籽提取物、山楂提取物、银杏叶提取物、葛根提取物、硬脂酸镁。

（7）食用方法及食用量：每日 2 次，每次 3 粒。

（8）生产厂家：上海珍情生物科技有限公司、中国海洋大学。

2. 保健品名称：德御堂牌黄精茶色素胶囊

（1）批准文号：国食健字 G20070324。

（2）保健功能：辅助降血糖、辅助降血脂。

（3）适宜人群：血糖偏高者、血脂偏高者。

（4）不适宜人群：少年儿童、妊娠及哺乳期妇女。

（5）功效成分/标志性成分含量：每 100g 含：吡啶甲酸铬 40.66mg、茶多酚 14.6g。

（6）主要原料：黄精、荞麦、桑椹、茶色素、吡啶甲酸铬、糊精、硬脂酸镁。

（7）食用方法及食用量：每日 2 次，每次 3 粒。

（8）生产厂家：北京天康伟业科技有限公司。

3. 保健品名称：奇酉每牌苦木丹胶囊

（1）批准文号：国食健字 G20070226。

（2）保健功能：辅助降血压、辅助降血脂。

（3）适宜人群：血压偏高者、血脂偏高者。

（4）不适宜人群：少年儿童、孕妇及哺乳期妇女。

（5）功效成分/标志性成分含量：每 100g 含：总黄酮 1.35g、葛根素 2.81g。

（6）主要原料：杜仲、制何首乌、山楂、葛根、苦丁茶、丹参、木瓜。

（7）食用方法及食用量：每日 3 次，每次 3 粒，温开水送服。

（8）生产厂家：海南南澳保健食品有限公司。

4. 保健品名称：三精 R 压乐平片

（1）批准文号：卫食健字（2001）第 0389 号。

（2）保健功能：调节血压、调节血脂。

（3）适宜人群：血压偏高者、血脂偏高者。

（4）不适宜人群：少年儿童。

（5）功效成分/标志性成分含量：每 100g 含：总黄酮 330mg、总皂苷 1230mg。

（6）主要原料：芹菜提取物、三七粉、阿斯巴甜（含苯丙氨酸）。

（7）食用方法及食用量：每日 2 次，每次 2 片，嚼食或吞食。

（8）生产厂家：哈药集团三精制药有限公司。

5. 保健品名称：圣康牌圣康口服液

（1）批准文号：国食健字 G20040394。

（2）保健功能：调节血压、调节血脂。

（3）适宜人群：血压偏高者、血脂偏高者。

（4）不适宜人群：少年儿童、孕妇。

（5）功效成分/标志性成分含量：每 100ml 含：皂苷 31mg、黄酮 31mg。

（6）主要原料：罗布麻、山楂、银杏叶、小蓟、绞股蓝、西洋参。

（7）食用方法及食用量：血压偏高者、血脂偏高者。

（8）生产厂家：晋城市城区圣康饮品厂、中国医促会疑难病症医药开发研究所。

6. 保健品名称：盈森牌泽芪胶囊

（1）批准文号：国食健字 G20040740。

（2）保健功能：调节血脂、调节血糖。

（3）适宜人群：血脂偏高者、血糖偏高者。

（4）不适宜人群：少年儿童。

（5）功效成分/标志性成分含量：每 100g 含：总皂苷 0.60g、总黄酮 0.88g。

（6）主要原料：桑叶、南瓜粉、黄芪、泽泻、山楂。

（7）食用方法及食用量：每日 3 次，每次 3 粒；温水送服。

（8）生产厂家：北京盈森科技有限公司。

十二、延缓衰老类

1. 保健品名称：罗麦大豆磷脂软胶囊

（1）批准文号：卫食健字（1999）第 0238 号。

（2）保健功能：延缓衰老。

（3）适宜人群：中老年人。

（4）不适宜人群：少年儿童。

（5）功效成分/标志性成分含量：每 100g 含：磷脂 50 ~ 60g。

（6）主要原料：大豆磷脂。

（7）食用方法及食用量：温水送食，每日 3 次，每次 1 粒。

（8）生产厂家：济南生命力生物科技有限公司。

2. 保健品名称：不老草牌灵杞芪茶

（1）批准文号：卫食健字（1998）第 022 号。

（2）保健功能：延缓衰老。

（3）适宜人群：中老年人。

（4）不适宜人群：无。

（5）功效成分/标志性成分含量：每 100g 含：总黄酮 12.0mg、黄芪甲苷 1.7mg。

（6）主要原料：黄芪根、嫩茎、叶、花、灵芝、枸杞、茶。

（7）食用方法及食用量：每日 3 ~ 4 次，每次 1 袋。用开水浸泡 5 分钟即可饮用，夏季可放置冰箱中冷藏后饮用，口味佳。亦可加入牛奶、可可、白酒、啤酒、威士忌、饮料等同时饮用。

（8）生产厂家：大兴安岭北奇神保健品有限公司。

3. 保健品名称：炎黄牌颐养茶

（1）批准文号：卫食健字（2002）第0170号。

（2）保健功能：延缓衰老。

（3）适宜人群：中老年人。

（4）不适宜人群：少年儿童。

（5）功效成分/标志性成分含量：每100g中含：总黄酮1.5g总、总皂苷3.6g、茶多酚3.0g。

（6）主要原料：人参、黄芪、刺五加、乌龙茶、枸杞子、绞股蓝、生甘草。

（7）食用方法及食用量：每日2袋，取本品1袋，注入沸水，加盖5分钟后引用。

（8）生产厂家：北京炎黄国医馆。

4. 保健品名称：龙欢牌护生胶囊

（1）批准文号：国食健字G20040864。

（2）保健功能：延缓衰老、抗疲劳。

（3）适宜人群：中老年人、易疲劳者。

（4）不适宜人群：少年儿童。

（5）功效成分/标志性成分含量：每100g含：粗多糖3200mg、总皂苷420mg、总黄酮640mg。

（6）主要原料：淫羊藿浸膏粉、葫芦巴浸膏粉、枸杞浸膏粉、山药浸膏粉、黄精浸膏粉、玉竹浸膏粉、乌梢蛇浸膏粉、怀牛膝浸膏粉、车前子浸膏粉、覆盆子浸膏粉、佛手浸膏粉、芡实浸膏粉、牡蛎浸膏粉。

（7）食用方法及食用量：每日3次，每次4粒。

（8）生产厂家：上海绿谷（集团）有限公司。

5. 保健品名称：苁蓉牌苁蓉御酒

（1）批准文号：卫食健字（1997）第149号。

（2）保健功能：延缓衰老、调节血脂。

（3）适宜人群：成年人。

（4）不适宜人群：儿童及严重心脑病患者。

（5）功效成分/标志性成分含量：肉苁蓉、人参、鹿茸、肉桂、枸杞子、山药、芡实、龙眼肉、红花、山楂、酸枣仁、甘草。

（6）主要原料：肉苁蓉、人参、鹿茸、肉桂、枸杞子、山药、芡实、龙眼肉、红花、山楂、酸枣仁、甘草。

（7）食用方法及食用量：佐餐及单独饮用均可，日服量不超过60ml。

（8）生产厂家：阜阳市神奇保健酒厂。

十三、耐缺氧类

1. 保健品名称：怡生安康牌红景珍珠片

（1）批准文号：卫食健字（2003）第0314号。

（2）保健功能：耐缺氧。

（3）适宜人群：处于缺氧环境者。

（4）不适宜人群：少年儿童。

（5）功效成分/标志性成分含量：每100g含：红景天苷0.95g。

（6）主要原料：红景天、丹参、珍珠粉、微晶纤维素、淀粉、羧甲基纤维素、硬脂酸镁。

（7）食用方法及食用量：每天2～3次，每次2～3片（700mg/片）；每次4～6片（350mg/片）。

（8）生产厂家：北京怡生安康生物科技有限公司。

2. 保健品名称：盛仕铭牌刺蒺藜胶囊

（1）批准文号：国食健字G20070299。

（2）保健功能：提高缺氧耐受力。

（3）适宜人群：处于缺氧环境者。

（4）不适宜人群：无。

（5）功效成分/标志性成分含量：每100g含：总皂苷1550mg。

（6）主要原料：蒺藜提取物、淀粉、滑石粉。

（7）食用方法及食用量：每日3次，每次3粒，温水送服。

（8）生产厂家：中山盛仕铭集团有限公司。

3. 保健品名称：科耐牌科耐软胶囊

（1）批准文号：国食健字G20070164。

（2）保健功能：提高缺氧耐受力。

（3）适宜人群：处于缺氧环境者。

（4）不适宜人群：少年儿童、孕妇。

（5）功效成分/标志性成分含量：每100g含：总黄酮322mg、总皂苷360mg。

（6）主要原料：五味子提取物、红景天提取物、葛根提取物、大豆磷脂、紫苏油、明胶、甘油、水、氧化铁红。

（7）食用方法及食用量：每日2次，每次2粒。

（8）生产厂家：威海紫光科技园有限公司、威海清华紫光科技开发有限公司。

4. 保健品名称：百家康牌鲨烯软胶囊

（1）批准文号：国食健字G20040602。

（2）保健功能：耐缺氧。

（3）适宜人群：处于缺氧环境者。

（4）不适宜人群：无。

（5）功效成分/标志性成分含量：每100mg含：角鲨烯97mg。

(6) 主要原料：角鲨烯、维生素 E、药用明胶、甘油。

(7) 食用方法及食用量：每日早晚各 1 次，每次 1 粒；空腹服用最佳。

(8) 生产厂家：和信（北京）保健食品有限公司、上海上庆保健食品有限公司。

5. 保健品名称：赐富牌化维纤胶囊

(1) 批准文号：国食健字 G20070231。

(2) 保健功能：提高缺氧耐受力。

(3) 适宜人群：处于缺氧环境者。

(4) 不适宜人群：少年儿童。

(5) 功效成分/标志性成分含量：每 100g 含：粗多糖 10. 7g、总皂苷 892mg、腺苷 43. 5mg。

(6) 主要原料：蝙蝠蛾被毛孢菌丝体粉、人参提取物、黄芪提取物、葛根提取物、丹参提取物。

(7) 食用方法及食用量：每日 2 次，每次 2 粒，温开水吞服。

(8) 生产厂家：杭州赐富生物技术有限公司、浙江赐富医药有限公司。

6. 保健品名称：御卿康牌御卿康软胶囊

(1) 批准文号：国食健字 G20070232。

(2) 保健功能：提高缺氧耐受力、增强免疫力。

(3) 适宜人群：免疫力低下者、处于缺氧环境者。

(4) 不适宜人群：少年儿童。

(5) 功效成分/标志性成分含量：每 100g 含：总皂苷 5. 5g、红景天苷 458mg。

(6) 主要原料：人参果、红景天、小麦胚芽油、明胶、蜂蜡、甘油、水。

(7) 食用方法及食用量：每日 2 次，每次 2 粒，温开水送服。

(8) 生产厂家：吉林东北虎植物药有限责任公司。

7. 保健品名称：无限极 R 健安康片剂

(1) 批准文号：卫食健字（1999）第 076 号。

(2) 保健功能：耐缺氧。

(3) 适宜人群：长期生活于缺氧环境人群、运动员及经常从事体力活动人员。

(4) 不适宜人群：无。

(5) 功效成分/标志性成分含量：每 100g 含：五味子乙素≥55mg、总皂苷≥147mg。

(6) 主要原料：五味子、麦冬、人参。

(7) 食用方法及食用量：每次 6 片，运动前半小时服用。

(8) 生产厂家：广东雅诺健日用保健品有限公司。

8. 保健品名称：名申牌强生胶囊

(1) 批准文号：卫食健字（2001）第 0257 号。

(2) 保健功能：耐缺氧、抗辐射。

(3) 适宜人群：处于缺氧环境者、接触辐射者。

(4) 不适宜人群：少年儿童。

(5) 功效成分/标志性成分含量：每 100g 含：红景天苷 500mg、总黄酮 360mg、人参总皂苷 100mg。

(6) 主要原料：红景天、刺五加、人参。
(7) 食用方法及食用量：每日2~3次，每次2~3粒。
(8) 生产厂家：上海民生中医大药业有限公司。

9. 保健品名称：康丽鲨牌鱼灵软胶囊

(1) 批准文号：国食健字G20060579。
(2) 保健功能：提高缺氧耐受力、增强免疫力。
(3) 适宜人群：处于缺氧环境者、免疫力低下者。
(4) 不适宜人群：无。
(5) 功效成分/标志性成分含量：每100g含：角鲨烯94.8g。
(6) 主要原料：角鲨烯、明胶、甘油、纯净水。
(7) 食用方法及食用量：每日3次，每次1粒，温开水送服。
(8) 生产厂家：海南康丽生物工程有限公司。

十四、抗辐射类

1. 保健品名称：合生牌伊灵片

(1) 批准文号：卫食健字（2002）第0459号。
(2) 保健功能：抗辐射。
(3) 适宜人群：接触辐射者。
(4) 不适宜人群：孕妇。
(5) 功效成分/标志性成分含量：每1g含：灵芝粗多糖49.2mg。
(6) 主要原料：灵芝精粉、破壁蜂花粉、微晶纤维素、糊精、羧甲基淀粉钠。
(7) 食用方法及食用量：每日3次，每次1片，含食。
(8) 生产厂家：泰安合生世纪生物科技有限公司。

2、保健品名称：盛之源牌姬松茸胶囊

(1) 批准文号：国食健字G20060802。
(2) 保健功能：对辐射危害有辅助保护功能、增强免疫力。
(3) 适宜人群：接触辐射者、免疫力低下者。
(4) 不适宜人群：无。
(5) 功效成分/标志性成分含量：每100g含：粗多糖22g。
(6) 主要原料：姬松茸提取物。
(7) 食用方法及食用量：每日2次，每次2粒，用温开水送食。
(8) 生产厂家：浙江海力生生物科技有限公司。

3. 保健品名称：无限极维康素片剂

(1) 批准文号：卫食健字（1998）第450号。
(2) 保健功能：抗辐射、延缓衰老、对化学性肝损伤有保护作用。
(3) 适宜人群：暴露于电磁辐射者及接受放疗的患者、中老年人、化学性肝损伤者。
(4) 不适宜人群：伤风感冒患者。
(5) 功效成分/标志性成分含量：每100g含：五味子乙素≥55mg。
(6) 主要原料：五味子、麦冬、花旗参、人参。

（7）食用方法及食用量：每日2次，每次2粒，饭前服用。

（8）生产厂家：广东雅诺健日用保健品有限公司。

4. 保健品名称：中科牌高山琦胶囊

（1）批准文号：国食健字 G20040167。

（2）保健功能：抗辐射、耐缺氧。

（3）适宜人群：接触辐射者、处于缺氧环境者。

（4）不适宜人群：少年儿童、孕妇。

（5）功效成分/标志性成分含量：每100g含：红景天苷1.0g、粗多糖4.8g。

（6）主要原料：红景天、灵芝。

（7）食用方法及食用量：每日2次，每次2粒。

（8）生产厂家：南京中科生化技术有限公司。

十五、通便类

1. 保健品名称：维美健牌膳食纤维咀嚼片

（1）批准文号：国食健字 G20070273。

（2）保健功能：通便。

（3）适宜人群：便秘者。

（4）不适宜人群：无。

（5）功效成分/标志性成分含量：每100g含：不溶性膳食纤维44g。

（6）主要原料：糊精、玉米纤维、大麦纤维、燕麦纤维、大豆纤维、胡萝卜纤维、柠檬纤维、葡萄糖、樱桃果肉粉、低聚果糖、维晶纤维素、蜂蜜、硬脂酸镁。

（7）食用方法及食用量：每日2次，每次1片，咀嚼食用。

（8）生产厂家：广东维美健健康食品有限公司。

2. 保健品名称：碧生源牌香茗袋泡茶

（1）批准文号：国食健字 G20070230。

（2）保健功能：通便。

（3）适宜人群：便秘者。

（4）不适宜人群：无。

（5）功效成分/标志性成分含量：每100g含：茶多酚3.0g、粗多糖7.0g。

（6）主要原料：绿茶、决明子、土茯苓、北沙参、番泻叶、山药、竹茹、蜂蜜。

（7）食用方法及食用量：每日1次，每次1袋，热水冲泡，5~8分钟后饮用。

（8）生产厂家：北京澳特舒尔保健品开发有限公司。

3. 保健品名称：新态牌清清胶囊

（1）批准文号：国食健字 G20060588。

（2）保健功能：通便。

（3）适宜人群：便秘者。

（4）不适宜人群：无。

（5）功效成分/标志性成分含量：每100g含：粗多糖19g。

（6）主要原料：火麻仁提取物、魔芋提取物、低聚异麦芽糖。

(7) 食用方法及食用量：每日2次，每次3粒。

(8) 生产厂家：南京中脉科技发展有限公司。

4. 保健品名称：长恒伟业牌清元口服液

(1) 批准文号：国食健字 G20060292。

(2) 保健功能：通便。

(3) 适宜人群：便秘者。

(4) 不适宜人群：无。

(5) 功效成分/标志性成分含量：每100ml含：水苏糖20g。

(6) 主要原料：水苏糖、木糖醇、浓缩苹果清汁、柠檬酸、苹果香精、水。

(7) 食用方法及食用量：每日1次，每次1瓶。

(8) 生产厂家：深圳市长恒生物开发有限公司。

5. 保健品名称：秀之颜牌芦荟胶囊

(1) 批准文号：国食健字 G20060816。

(2) 保健功能：通便。

(3) 适宜人群：便秘者。

(4) 不适宜人群：儿童、孕产妇、哺乳期妇女、慢性腹泻者。

(5) 功效成分/标志性成分含量：每100g含：芦荟苷100.5mg、维生素E 1.086g。

(6) 主要原料：芦荟全叶粉、维生素E。

(7) 食用方法及食用量：每日1次，每次2粒。

(8) 生产厂家：广州市海晟生物保健品有限公司。

十六、改善生长发育类

1. 保健品名称：力能高牌双动力咀嚼片

(1) 批准文号：国食健字 G20040246。

(2) 保健功能：促进生长发育。

(3) 适宜人群：少年儿童。

(4) 不适宜人群：无。

(5) 功效成分/标志性成分含量：每100g含：赖氨酸12.8g、牛磺酸3.0g、铁412.7mg、锌356.2mg、钙19.1g。

(6) 主要原料：珍珠粉、乳酸亚铁、乳酸锌、赖氨酸、酪蛋白磷酸肽、牛磺酸、木糖醇。

(7) 食用方法及食用量：每日2次，每次2片，咀嚼食用。

(8) 生产厂家：北京爱生堂医药研究中心。

2. 保健品名称：康康牌易欣胶囊

(1) 批准文号：国食健字 G20060546。

(2) 保健功能：改善生长发育。

(3) 适宜人群：生长发育不良的少年儿童。

(4) 不适宜人群：无。

(5) 功效成分/标志性成分含量：每100g含：钙6.7g、锌361mg、铁452mg、赖氨酸 11.68g、维生素 B_1 40.10mg、维生素 B_2 49.20mg、维生素 D 145μg、牛磺酸 1.80g。

(6) 主要原料：麦芽提取物、盐酸赖氨酸、葡萄糖酸钙、葡萄糖酸锌、乳酸亚铁、牛磺酸、维生素 B_1、维生素 B_2、维生素 D。

(7) 食用方法及食用量：每日 2 次，每次 2 粒。

(8) 生产厂家：湖北新东科药业有限公司。

十七、调节肠道菌群类

1. 保健品名称：迪儿牌益生菌粉剂

(1) 批准文号：国食健字 G20070320。

(2) 保健功能：调节肠道菌群。

(3) 适宜人群：肠道功能紊乱者。

(4) 不适宜人群：无。

(5) 功效成分/标志性成分含量：每 100g 含：婴儿双歧杆菌 4.3×10^8cfu、嗜酸乳杆菌 4.7×10^9 cfu、低聚果糖 64.5g。

(6) 主要原料：婴儿双歧杆菌冻干粉、嗜酸乳杆菌冻干粉、低聚果糖、葡萄糖酸锌、维生素 B_1、维生素 B_2、维生素 B_6、麦芽糊精。

(7) 食用方法及食用量：成人：每日 2 次，每次 1 包；儿童：每日 1 次，每次 1 包，温开水冲服。

(8) 生产厂家：和黄健宝保健品有限公司。

2. 保健品名称：罗麦芦荟软胶囊

(1) 批准文号：国食健字 G20040575。

(2) 保健功能：改善胃肠道功能（润肠通便）。

(3) 适宜人群：便秘者。

(4) 不适宜人群：少年儿童、孕妇、哺乳期妇女及慢性腹泻者。

(5) 功效成分/标志性成分含量：每 100g 含：芦荟苷 2.65mg。

(6) 主要原料：芦荟浓缩液、植物油、明胶、甘油、纯净水、着色剂。

(7) 食用方法及食用量：每日 3 粒。

(8) 生产厂家：济南生命力生物科技有限公司。

3. 保健品名称：三也真品牌林大通软胶囊

(1) 批准文号：国食健字 G20040652。

(2) 保健功能：改善胃肠道功能（润肠通便）。

(3) 适宜人群：便秘者。

(4) 不适宜人群：儿童、孕期及哺乳期妇女、慢性腹泻者、慢性胃肠（功能紊乱）疾病患者。

(5) 功效成分/标志性成分含量：每 100g 含：芦荟苷 2.11g、总皂苷 2.91g。

(6) 主要原料：芦荟提取物、西洋参、植物油。

(7) 食用方法及食用量：每日 1 次，每次 1~2 粒。

(8) 生产厂家：广东国医堂制药股份有限公司、北京国医堂保健食品有限公司、成都奥达康医药科技有限责任公司。

4. 保健品名称：怡生安康牌益生菌胶囊

（1）批准文号：国食健字 G20060687。

（2）保健功能：调节肠道菌群。

（3）适宜人群：肠道功能紊乱者。

（4）不适宜人群：婴幼儿。

（5）功效成分/标志性成分含量：每克含：嗜酸乳杆菌 5×10^9cfu、短双歧杆菌 3×10^9cfu。

（6）主要原料：嗜酸乳杆菌冻干菌粉、短双歧杆菌冻干菌粉。

（7）食用方法及食用量：每日 2 次，每次 1 粒，饭后食用。

（8）生产厂家：北京怡生安康生物科技有限公司。

5. 保健品名称：晶莹 R 健生低聚果糖液

（1）批准文号：卫食健字（1997）第 503 号。

（2）保健功能：调节肠道菌群、润肠通便、免疫调节、调节血脂。

（3）适宜人群：中老年人、体弱多病、免疫力低下者、肠胃功能不良者、正在接受抗生素和放射性、化学治疗方面原因疾病而导致的肠道菌群失调者、高脂血症者、便秘者和大便稀少者。

（4）不适宜人群：无。

（5）功效成分/标志性成分含量：每 100g 含：低聚果糖 35g。

（6）主要原料：低聚果糖、水。

（7）食用方法及食用量：每日 15 ~ 50g，用水或奶等稀释兑匀口服，早晚各服 1 次，每次约 1 ~ 2 匙，儿童减半。如因冷藏出现絮状结晶，可正常食用（开盖后 1 个月内服完）。

（8）生产厂家：云南天元国际商务集团股份有限公司。

6. 保健品名称：中科牌通之胶囊

（1）批准文号：国食健字 G20040688。

（2）保健功能：改善胃肠道功能（润肠通便）。

（3）适宜人群：便秘者。

（4）不适宜人群：孕妇及儿童。

（5）功效成分/标志性成分含量：无。

（6）主要原料：火麻仁、枳实、白芍。

（7）食用方法及食用量：每日 2 次，每次 3 粒。

（8）生产厂家：南京中科生化技术有限公司。

十八、增加骨密度类

1. 保健品名称：航天东方红牌航力片

（1）批准文号：国食健字 G20070359。

（2）保健功能：增加骨密度。

（3）适宜人群：中老年人。

（4）不适宜人群：无。

(5) 功效成分/标志性成分含量：每 100g 含：钙 12.0g、维生素 D 68.0μg、蛋白质 25.0g。

(6) 主要原料：碳酸钙、维生素 D_3、水解胶原蛋白、水苏糖、预胶化淀粉、硬脂酸镁、羟丙甲纤维素、聚乙二醇、聚维酮 K30。

(7) 食用方法及食用量：每日 2 次，每次 2 片。

(8) 生产厂家：北京东方红航天生物技术有限公司、中国航天员科研训练中心。

2. 保健品名称：陆尔草牌聚邦片

(1) 批准文号：国食健字 G20070276。

(2) 保健功能：增加骨密度。

(3) 适宜人群：中老年人。

(4) 不适宜人群：无。

(5) 功效成分/标志性成分含量：每 100g 含：钙 15.3g、氨基葡萄糖 26.0g、硫酸软骨素 15.1g。

(6) 主要原料：碳酸钙、酪蛋白磷酸肽、D-氨基葡萄糖、胶原蛋白、硫酸软骨素、乳糖、聚维酮、微粉硅胶、硬脂酸镁、羟丙甲纤维素、甘油、二氧化钛。

(7) 食用方法及食用量：每日 2 次、每次 3 片。

(8) 生产厂家：北京陆尔草医药科技有限公司。

3. 保健品名称：东方倍力牌钙维锌咀嚼片

(1) 批准文号：国食健字 G20070302。

(2) 保健功能：增加骨密度。

(3) 适宜人群：中老年人。

(4) 不适宜人群：少年儿童。

(5) 功效成分/标志性成分含量：每 100g 含：钙 12.8g、锌 0.15g、镁 1.6g、维生素 C 2.3g。

(6) 主要原料：碳酸钙、乳钙、酪蛋白磷酸肽、乳酸镁、氧化锌、维生素 C、全脂乳粉、甘露醇、蔗糖、羟丙甲纤维素、硬脂酸镁。

(7) 食用方法及食用量：每日 2 次，每次 2 片，口嚼食用。

(8) 生产厂家：北京东方兴企食品工业技术有限公司。

4. 保健品名称：和格牌骨胶原片

(1) 批准文号：国食健字 G20070258。

(2) 保健功能：增加骨密度。

(3) 适宜人群：中老年人。

(4) 不适宜人群：少年儿童、孕妇。

(5) 功效成分/标志性成分含量：每 100g 含：黏多糖 5.04g。

(6) 主要原料：复合骨胶原、抗坏血酸钙、柠檬酸钙、大豆异黄酮、淀粉、硬脂酸镁。

(7) 食用方法及食用量：每日 3 次，每次 2 片，温水吞服。

(8) 生产厂家：武汉和格生物技术有限公司。

5. 保健品名称：椰岛牌复乐片

(1) 批准文号：国食健字 G20070278。

(2) 保健功能：增加骨密度、增强免疫力。

(3) 适宜人群：中老年人、免疫力低下者。

(4) 不适宜人群：少年儿童。

(5) 功效成分/标志性成分含量：每 100g 含：大豆异黄酮 4.0g、蛋白质 15.0g。

(6) 主要原料：大豆提取物、酪蛋白磷酸肽、淀粉、蔗糖、硬脂酸镁。

(7) 食用方法及食用量：每日 2 次，每次 2 片，饭后温水送服。

(8) 生产厂家：海南椰岛健康食品有限公司。

6. 保健品名称：利君钙牌天门冬氨酸钙片

(1) 批准文号：国食健字 G20070298。

(2) 保健功能：增加骨密度。

(3) 适宜人群：中老年人。

(4) 不适宜人群：无。

(5) 功效成分/标志性成分含量：每 100g 含：钙 10g。

(6) 主要原料：天门冬氨酸钙（螯合型）、淀粉、交联羧甲基纤维素钠、微晶纤维素、硬脂酸镁、羟丙甲纤维素、聚丙烯酸树脂Ⅳ、聚乙二醇、二氧化钛。

(7) 食用方法及食用量：每日 2 次，每次 3 片。

(8) 生产厂家：西安利君制药有限责任公司。

7. 保健品名称：衍年菁晶牌保元津片（男士型）

(1) 批准文号：国食健字 G20060754。

(2) 保健功能：增加骨密度、改善睡眠。

(3) 适宜人群：中老年男士、睡眠状况不佳者。

(4) 不适宜人群：少年儿童。

(5) 功效成分/标志性成分含量：每 100g 含：钙 18.0g、总皂苷 458.4mg、维生素 D 0.23mg。

(6) 主要原料：碳酸钙、氧化镁、维生素 D、酪蛋白磷酸肽、骨胶原蛋白、山药提取物、蜂王浆冻干粉、刺五加提取物、糊精、羧甲淀粉钠、硬脂酸镁、淀粉。

(7) 食用方法及食用量：每日 2 次，每次 2 片。

(8) 生产厂家：湖南泰尔制药有限公司。

8. 保健品名称：衍年菁晶牌保元津片（女士型）

(1) 批准文号：国食健字 G20060774。

(2) 保健功能：增加骨密度、改善睡眠。

(3) 适宜人群：中老年女士、睡眠状况不佳者。

(4) 不适宜人群：少年儿童。

(5) 功效成分/标志性成分含量：每 100g 含：维生素 D 0.243mg、大豆异黄酮 4.0g、钙 17.8g。

(6) 主要原料：碳酸钙、氧化镁、维生素 D、酪蛋白磷酸肽、骨胶原蛋白、山药提取物、蜂王浆冻干粉、大豆异黄酮、糊精、羧甲淀粉钠、硬脂酸镁、淀粉。

(7) 食用方法及食用量：每日 2 次，每次 2 片。

(9) 生产厂家：湖南泰尔制药有限公司。

9. 保健品名称：嘉仁牌元力胶囊

（1）批准文号：国食健字 G20070185。

（2）保健功能：增加骨密度。

（3）适宜人群：中老年人。

（4）不适宜人群：少年儿童。

（5）功效成分/标志性成分含量：每 100g 含：钙 21.3g、镁 1.96g、维生素 B_1 186mg、维生素 C 4.23g、维生素 D_3 252μg、维生素 E 649mg、D-氨基葡萄糖盐酸盐 24.0g。

（6）主要原料：碳酸钙、无水氯化镁、维生素 B_1、维生素 C、维生素 D_3、维生素 E、D-氨基葡萄糖盐酸盐、滑石粉。

（7）食用方法及食用量：每日 2 次，每次 2 粒。

（8）生产厂家：北京嘉康泰生物技术研究所有限公司。

10. 保健品名称：沛缇牌维骨康咀嚼片

（1）批准文号：国食健字 G20060651。

（2）保健功能：增加骨密度。

（3）适宜人群：中老年人。

（4）不适宜人群：少年儿童。

（5）功效成分/标志性成分含量：每 100g 含：钙 12.5g、维生素 D 96μg。

（6）主要原料：牡蛎、珍珠、蛋壳粉、酪蛋白磷酸肽、维生素 D_3、乳糖、蔗糖脂肪酸酯、柠檬酸、杏仁香精、黄原胶。

（7）食用方法及食用量：每日 2 次，每次 10 片，咀嚼食用。

（8）生产厂家：克缇（中国）日用品有限公司

11. 保健品名称：爱仕力牌立达舒胶囊

（1）批准文号：国食健字 G20060665。

（2）保健功能：增加骨密度。

（3）适宜人群：中老年人。

（4）不适宜人群：少年儿童。

（5）功效成分/标志性成分含量：每 100g 含：总皂苷 723.6mg、粗多糖 2.62g、总黄酮 1.81g。

（6）主要原料：怀牛膝提取物、蝮蛇粉、骨碎补提取物、淫羊藿提取物、枸杞子提取物、氧化羟丙基淀粉。

（7）食用方法及食用量：每日 3 次，每次 3 粒，温水吞服。

（8）生产厂家：北京爱仕力刘氏医药科技有限公司。

12. 保健品名称：康圣牌葡安胶囊

（1）批准文号：国食健字 G20060706。

（2）保健功能：增加骨密度。

（3）适宜人群：中老年人。

（4）不适宜人群：少年儿童。

（5）功效成分/标志性成分含量：每 100g 含：总黄酮 3.5g、D-氨基葡萄糖盐酸盐 48.6g。

（6）主要原料：D-氨基葡萄糖盐酸盐、葛根提取物、磷酸钙。

（7）食用方法及食用量：每日2次，每次2粒。

（8）生产厂家：福州依佳尔生物工程有限公司。

13. 保健品名称：东元牌盖延春片

（1）批准文号：国食健字G20060432。

（2）保健功能：增加骨密度。

（3）适宜人群：中老年女性。

（4）不适宜人群：少年儿童。

（5）功效成分/标志性成分含量：每100g含：大豆异黄酮5.5g、钙20g。

（6）主要原料：大豆异黄酮、碳酸钙、羧甲淀粉钠、微晶纤维素、羧甲基纤维素钠、糊精、葡萄糖、改性大豆磷脂。

（7）食用方法及食用量：每日2次，每次1片。

（8）生产厂家：南京先声东元保健品有限公司。

十九、护肝类

1. 保健品名称：蓝钥匙牌藻怡胶囊

（1）批准文号：国食健字G20070380。

（2）保健功能：对化学性肝损伤有辅助保护功能、增强免疫力。

（3）适宜人群：有化学性肝损伤危险者、免疫力低下者。

（4）不适宜人群：少年儿童、孕妇。

（5）功效成分/标志性成分含量：每100g含：粗多糖17.0g、牛磺酸34.1g。

（6）主要原料：海藻酸钠、牛磺酸。

（7）食用方法及食用量：每日2次，每次3粒，早、晚饭前或空腹服用，服用期间多饮白开水。

（8）生产厂家：广州蓝钥匙海洋生物工程有限公司。

2. 保健品名称：大能牌肝复欣胶囊

（1）批准文号：国食健字G20041000。

（2）保健功能：对化学性肝损伤有辅助保护功能、增强免疫力。

（3）适宜人群：有化学性肝损伤危险者、免疫力低下者。

（4）功效成分/标志性成分含量：每100g含：粗多糖2531.8mg、硒2.43mg。

（5）主要原料：五味子、茯苓、泽泻、硒化卡拉胶、微粉硅胶。

（6）食用方法及食用量：每日2次，每次3粒。

（7）生产厂家：上海泰运科技有限公司。

3. 保健品名称：航卫牌葛维康片

（1）批准文号：国食健字G20070342。

（2）保健功能：对化学性肝损伤有辅助保护功能。

（3）适宜人群：有化学性肝损伤危险者。

（4）不适宜人群：婴幼儿、孕妇及哺乳期妇女。

（5）功效成分/标志性成分含量：每100g含：总黄酮5.0g。

（6）主要原料：葛根提取物、银杏叶提取物、L-半胱氨酸、维生素C、微晶纤维素、羧甲淀粉钠、硬脂酸镁、羟丙甲纤维素、丙烯酸树脂、聚乙二醇、二氧化钛、滑石粉、棕氧化铁、红氧化铁、黄氧化铁。

（7）食用方法及食用量：每日2次，每次1片。

（8）生产厂家：中国人民解放军空军航空医学研究所。

4. 保健品名称：必原牌奥清胶囊

（1）批准文号：国食健字G20070238。

（2）保健功能：对化学性肝损伤有辅助保护功能。

（3）适宜人群：有化学性肝损伤危险者。

（4）不适宜人群：孕妇。

（5）功效成分/标志性成分含量：每100g含：粗多糖8.0g。

（6）主要原料：黄芪、丹参、茯苓、土茯苓、枸杞子、金银花、五味子、菊花。

（7）食用方法及食用量：每日3次，每次4粒，温开水冲服。

（8）生产厂家：咸阳利华药业有限公司。

5. 保健品名称：超力康牌维源软胶囊

（1）批准文号：国食健字G20070297。

（2）保健功能：对化学性肝损伤有辅助保护功能。

（3）适宜人群：有化学性肝损伤危险者。

（4）不适宜人群：无。

（5）功效成分/标志性成分含量：每100g含：总黄酮353mg、五味子甲素192mg。

（6）主要原料：五味子提取物、葛根提取物、大豆磷脂、L-半胱氨酸、维生素B_1、氢化油、蜂蜡、色拉油、明胶、甘油、棕氧化铁、蒸馏水。

（7）食用方法及食用量：每日2次，每次1粒。

（8）生产厂家：北京北方大陆生物工程有限公司。

6. 保健品名称：海龙玉樽牌常康胶囊

（1）批准文号：国食健字G20041035。

（2）保健功能：对化学性肝损伤有辅助保护功能。

（3）适宜人群：有化学性肝损伤危险者。

（4）不适宜人群：无。

（5）功效成分/标志性成分含量：每100g含：总黄酮34mg、氨基酸7220mg。

（6）主要原料：葛根、白扁豆、益智仁、薄荷、砂仁。

（7）食用方法及食用量：每日3～5粒，温开水送服。

（8）生产厂家：成都华佗科技有限公司。

7. 保健品名称：神威牌丹葛舒欣软胶囊

（1）批准文号：国食健字G20070214

（2）保健功能：对化学性肝损伤有辅助保护功能。

（3）适宜人群：有化学性肝损伤危险者。

（4）不适宜人群：孕妇、少年儿童。

（5）功效成分/标志性成分含量：每100g含：总黄酮660mg、五味子醇甲142mg。

(6) 主要原料：枳椇子、葛根、五味子、丹参、玉米油、大豆磷脂、蜂蜡、明胶、甘油、纯化水。

(7) 食用方法及食用量：每日3次，每次3粒。

(8) 生产厂家：神威药业有限公司。

8. 保健品名称：金奥力牌清宁软胶囊

(1) 批准文号：国食健字G20070198。

(2) 保健功能：对化学性肝损伤有辅助保护功能。

(3) 适宜人群：有化学性肝损伤危险者。

(4) 不适宜人群：无。

(5) 功效成分/标志性成分含量：每100g含：总黄酮510mg。

(6) 主要原料：葛根提取物、枳椇子提取物、大豆油、明胶、甘油、水、二氧化钛、可可壳色素。

(7) 食用方法及食用量：每日2次，每次2粒。

(8) 生产厂家：威海紫光科技园有限公司、威海清华紫光科技开发有限公司。

9. 保健品名称：诺尔牌丹森胶囊

(1) 批准文号：国食健字G20070188。

(2) 保健功能：对化学性肝损伤有辅助保护功能。

(3) 适宜人群：有化学性肝损伤危险者。

(4) 不适宜人群：少年儿童。

(5) 功效成分/标志性成分含量：每100g含：左旋肉碱35.86g、粗多糖2.89g。

(6) 主要原料：左旋肉碱酒石酸盐、几丁聚糖、枸杞子提取物、茶多酚、维生素C。

(7) 食用方法及食用量：每日3次，每次2粒，饭前口服。

(8) 生产厂家：上海诺尔生物科技有限公司。

10. 保健品名称：三也真品牌舒肝片

(1) 批准文号：国食健字G20040347。

(2) 保健功能：对化学性肝损伤有辅助保护功能。

(3) 适宜人群：有化学性肝损伤危险者。

(4) 不适宜人群：少年儿童。

(5) 功效成分/标志性成分含量：每100g含：粗多糖190mg、栀子苷461.54mg。

(6) 主要原料：枸杞子、栀子、茯苓、丹参。

(7) 食用方法及食用量：少年儿童。

(8) 生产厂家：广东国医堂制药股份有限公司、北京国医堂保健食品有限公司。

11. 保健品名称：百姓乐牌新鼎胶囊

(1) 批准文号：国食健字G20070168。

(2) 保健功能：对化学性肝损伤有辅助保护功能。

(3) 适宜人群：有化学性肝损伤危险者。

(4) 不适宜人群：少年儿童。

(5) 功效成分/标志性成分含量：每100g含：葛根素203mg、维生素C 120mg。

(6) 主要原料：葛根、茯苓、桑椹、枳椇子、陈皮、鹰嘴豆、丹参。

(7) 食用方法及食用量：每日 3 粒，饮酒前温开水送服。

(8) 生产厂家：新疆新北制药有限责任公司。

二十、补充维生素及矿物质类

1. 保健品名称：珍奥牌维 A 锌片

(1) 批准文号：国食健字 G20070378。

(2) 保健功能：补充维生素 A、锌。

(3) 适宜人群：需要补充维生素 A、锌的成人。

(4) 不适宜人群：无。

(5) 功效成分/标志性成分含量：每片含：维生素 A 69μg、锌 1.26mg。

(6) 主要原料：维生素 A 醋酸酯、葡萄糖酸锌、麦芽糊精、微晶纤维素、羧甲淀粉钠、二氧化硅、硬脂酸镁、聚乙烯醇（水合部分）、二氧化钛、滑石粉、聚乙二醇 3400、大豆卵磷脂、黑氧化铁、黄氧化铁、红氧化铁。

(7) 食用方法及食用量：每日 2 次，每次 3 片。

(8) 生产厂家：大连双迪生物科技有限公司。

2. 保健品名称：中生牌钙镁片（成人型）

(1) 批准文号：国食健字 G20070379。

(2) 保健功能：补充钙、镁及维生素 D。

(3) 适宜人群：需要补充钙、镁及维生素 D 的成人。

(4) 不适宜人群：无。

(5) 功效成分/标志性成分含量：每片含：钙 163mg、镁 80mg、维生素 D_3 1.6μg。

(6) 主要原料：柠檬酸钙、碳酸镁、维生素 D_3、羟丙纤维素、微晶纤维素、羟丙甲纤维素、硬脂酸镁、羧甲基纤维素钠、糊精、葡萄糖、大豆磷脂。

(7) 食用方法及食用量：每日 2 次，每次 1 片。

(8) 生产厂家：南京中生生物科技有限公司。

3. 保健品名称：海斯莱福牌钙加维 D 软胶囊

(1) 批准文号：国食健字 G20070363。

(2) 保健功能：补充钙、维生素 D。

(3) 适宜人群：需要补充钙、维生素 D 的成人。

(4) 不适宜人群：无。

(5) 功效成分/标志性成分含量：每粒含：钙 257mg、维生素 D 3.5μg。

(6) 主要原料：碳酸钙、维生素 D_3、蜂蜡、大豆油、明胶、甘油、水、二氧化钛。

(7) 食用方法及食用量：每日 1 次，每次 2 粒。

(8) 生产厂家：上海海斯莱福保健食品有限公司。

4. 保健品名称：川奇牌铁锌钙片

(1) 批准文号：国食健字 G20040197。

(2) 保健功能：补钙、铁、锌。

(3) 适宜人群：需补充钙、铁、锌者。

(4) 不适宜人群：无。

（5）功效成分/标志性成分含量：每片含：铁0.819mg、锌0.826mg、钙63.721mg。

（6）主要原料：葡萄糖酸亚铁、葡萄糖酸锌、碳酸钙、白砂糖。

（7）食用方法及食用量：每日3次，1~9岁每次2片，11岁及以上每次3片。

（8）生产厂家：南昌川奇保健品有限公司。

5. 保健品名称：石药牌果维力得咀嚼片

（1）批准文号：国食健字G20070346。

（2）保健功能：补充维生素C、钙及锌。

（3）适宜人群：4~14岁需要补充维生素C、钙及锌者。

（4）不适宜人群：无。

（5）功效成分/标志性成分含量：每片含：维生素C 20mg、钙200mg、锌3.2mg。

（6）主要原料：维生素C、碳酸钙、氧化锌、甘露醇、硬脂酸镁、甜橙粉末香精、三氯蔗糖、枸橼酸、柠檬黄、聚维酮K30。

（7）食用方法及食用量：每日2次，每次1片，饭后嚼服。

（8）生产厂家：石药集团中诺药业（石家庄）有限公司。

6. 保健品名称：齐灵牌维D钙冲剂

（1）批准文号：国食健字G20070364。

（2）保健功能：补充钙、维生素D。

（3）适宜人群：1岁以上需要补充钙、维生素D者。

（4）不适宜人群：无。

（5）功效成分/标志性成分含量：每包含：钙181.88mg、维生素D 1.68μg。

（6）主要原料：葡萄糖酸钙、维生素D、蔗糖、淀粉。

（7）食用方法及食用量：每日2次，每次1包。

（8）生产厂家：樟树市齐灵药业有限公司。

7. 保健品名称：齐灵牌维铁素冲剂

（1）批准文号：国食健字G20070362。

（2）保健功能：补充铁、叶酸、维生素B_2。

（3）适宜人群：需要补充铁、叶酸、维生素B_2的成年人。

（4）不适宜人群：无。

（5）功效成分/标志性成分含量：每包含：铁5.6mg、叶酸90.1μg、维生素$B_2$0.85mg。

（6）主要原料：葡萄糖酸亚铁、维生素B_2、叶酸、蔗糖、淀粉。

（7）食用方法及食用量：每日2次，每次1包。

（8）生产厂家：樟树市齐灵药业有限公司。

8. 保健品名称：斯巴达牌多维矿物胶囊

（1）批准文号：国食健字G20070374。

（2）保健功能：补充多种维生素及矿物质。

（3）适宜人群：需要补充多种维生素和矿物质的成年人。

（4）不适宜人群：无。

（5）功效成分/标志性成分含量：每粒含：维生素A 161μg、维生素C 63mg、维生素

D_3 1.26μg、维生素 E 33mg、维生素 B_1 2.87mg、维生素 B_2 2.73mg、维生素 $B_6$1.54mg、泛酸 2.48mg、烟酰胺 4.20mg、叶酸 105μg、钙 117.60mg、镁 61.67mg、锌 3.75mg、铬 7.00μg、铜 0.25mg、铁 3.89mg、硒 7.00μg。

（6）主要原料：维生素 A 醋酸酯、维生素 C、维生素 D_3、维生素 E、维生素 B_1、维生素 B_2、维生素 B_6、D-泛酸钙、烟酰胺、叶酸、碳酸钙、碳酸镁、氧化锌、烟酸铬、葡萄糖酸铜、富马酸亚铁、富硒啤酒酵母。

（7）食用方法及食用量：每日 3 次，每次 1 粒。

（8）生产厂家：南京大渊美容保健有限公司。

9. 保健品名称：三圣宝牌铁锌硒多维咀嚼片

（1）批准文号：国食健字 G20070265。

（2）保健功能：补充多种维生素及矿物质。

（3）适宜人群：需要补充多种维生素和矿物质的成年人。

（4）不适宜人群：无。

（5）功效成分/标志性成分含量：每片含：锌 4.24mg、铁 5.27mg、硒 16.3μg、维生素 C 26.4mg、维生素 B_1 252.6μg、维生素 B_2 312.6μg。

（6）主要原料：乳酸亚铁、乳酸锌、富硒啤酒酵母、维生素 B_1、维生素 B_2、维生素 C、葡萄糖、硬脂酸镁。

（7）食用方法及食用量：每日 3 片，咀嚼食用。

（8）生产厂家：洛阳康华生物制品有限公司。

10. 保健品名称：正唐庄牌多维咀嚼片

（1）批准文号：国食健字 G20070274。

（2）保健功能：补充维生素 B_1、维生素 B_2、维生素 C

（3）适宜人群：11 岁以上需要补充维生素 B_1、维生素 B_2、维生素 C 者。

（4）不适宜人群：无。

（5）功效成分/标志性成分含量：每片含：维生素 B_1 0.55mg、维生素 B_2 0.55mg、维生素 C 40.0mg。

（6）主要原料：维生素 B_1、维生素 B_2、维生素 C、白砂糖、糊精、硬脂酸镁。

（7）食用方法及食用量：每日 1 次，每次 1 片，咀嚼食用。

（8）生产厂家：厦门正唐庄保健品有限公司。

11. 保健品名称：金嵘牌钙咀嚼片

（1）批准文号：国食健字 G20070277。

（2）保健功能：补钙。

（3）适宜人群：需要补充钙的 4 岁以上儿童及成人。

（4）不适宜人群：无。

（5）功效成分/标志性成分含量：每片含：钙 405mg。

（6）主要原料：碳酸钙、葡萄糖、白糖、糊精、硬脂酸镁。

（7）食用方法及食用量：每日 1 次，每次 1 片，咀嚼食用。

（8）生产厂家：梅县金嵘实业发展有限公司。

12. 保健品名称：东元牌钙维 D 咀嚼片（儿童型）

（1）批准文号：国食健字 G20070355。

（2）保健功能：补充钙、维生素 D。

（3）适宜人群：4～10 岁需要补充钙、维生素 D 的儿童。

（4）不适宜人群：无。

（5）功效成分/标志性成分含量：每片含：钙 120mg、维生素 D_3 1.4μg。

（6）主要原料：柠檬酸钙、维生素 D_3、山梨醇、全脂乳粉、甘露醇、脱水菠萝粉、脱水草莓粉、硬脂酸镁、甜橙香精、二氧化硅、羟丙甲纤维素、阿斯巴甜（含苯丙氨酸）。

（7）食用方法及食用量：每日 3 次，每次 1 片，口嚼食用或研碎口服。

（8）生产厂家：南京中生生物科技有限公司

13. 保健品名称：嵩珍牌维生素 C 咀嚼片。

（1）批准文号：国食健字 G20070333。

（2）保健功能：补充维生素 C。

（3）适宜人群：需要补充维生素 C 的成人。

（4）不适宜人群：无。

（5）功效成分/标志性成分含量：每片含：维生素 C 91.6mg。

（6）主要原料：维生素 C、蔗糖、糊精、微晶纤维素。

（7）食用方法及食用量：每日 1 片，咀嚼服用。

（8）生产厂家：中健行集团有限公司。

14. 保健品名称：红阳牌钙咀嚼片

（1）批准文号：国食健字 G20070351。

（2）保健功能：补充钙。

（3）适宜人群：4 岁以上需要补钙者。

（4）不适宜人群：无。

（5）功效成分/标志性成分含量：每片含：钙 195mg。

（6）主要原料：碳酸钙、柠檬酸钙、山梨醇、木糖醇、硬脂酸镁。

（7）食用方法及食用量：每日 2 次，每次 1 片，咀嚼食用。

（8）生产厂家：北京东华阳光生物技术有限公司。

15. 保健品名称：首儿维 D 钙咀嚼片

（1）批准文号：卫食健字（2000）第 0405 号。

（2）保健功能：补钙。

（3）适宜人群：需要补钙者。

（4）不适宜人群：无。

（5）功效成分/标志性成分含量：每片中含：钙 300mg、维生素 D 125IU。

（6）主要原料：碳酸钙、柠檬酸、维生素 D。

（7）食用方法及食用量：嚼服。青少年、孕妇、哺乳期妇女每日 2 片；儿童、成年人每日 1 片。

（8）生产厂家：北京首儿婴幼儿食品有限公司、首都儿科医学科技开发中心。

16. 保健品名称：致君牌康钙 C 咀嚼片

（1）批准文号：卫食健字（2001）第 0417 号。

（2）保健功能：补充维生素 C、钙。

（3）适宜人群：需要补充维生素 C 及钙者。

（4）不适宜人群：无。

（5）功效成分/标志性成分含量：每片中含：钙 0.3g、维生素 C 0.1g、维生素 D_3 75 IU。

（6）主要原料：维生素 C 钙、碳酸钙、维生素 D_3、甘露醇、柠檬酸、羧甲基纤维素钠、阿斯巴甜、柠檬黄。

（7）食用方法及食用量：儿童每日 1~2 片，成人每日 3~4 片，嚼食。

（8）生产厂家：深圳致君制药有限公司。

17. 保健品名称：钙美康牌乐钙咀嚼片

（1）批准文号：国食健字 G20070246。

（2）保健功能：补钙。

（3）适宜人群：4 岁以上需要补钙者。

（4）不适宜人群：无。

（5）功效成分/标志性成分含量：每片含：钙 202.5mg。

（6）主要原料：柠檬酸钙、碳酸钙、蔗糖、甘露醇、乳糖、硬脂酸镁。

（7）食用方法及食用量：每日 2 次，每次 1 片，咀嚼食用。

（8）生产厂家：北京益华康科技有限公司。

18. 保健品名称：维妥立牌保尔钙软胶囊

（1）批准文号：国食健字 G20070280。

（2）保健功能：补充钙、维生素 D。

（3）适宜人群：需要补充钙、维生素 D 的成人。

（4）不适宜人群：无。

（5）功效成分/标志性成分含量：每粒含：钙 200mg、维生素 D 2.5μg。

（6）主要原料：碳酸钙、维生素 D_3、酪蛋白磷酸肽、大豆油、蜂蜡、明胶、甘油、二氧化钛、柠檬黄、诱惑红、水。

（7）食用方法及食用量：每日 3 次，每次 1 粒。

（8）生产厂家：汕头经济特区仙乐制药有限公司。

19. 保健品名称：美澳健牌叶酸钙铁片

（1）批准文号：国食健字 G20070330。

（2）保健功能：补充钙、铁、叶酸。

（3）适宜人群：需要补充钙、铁、叶酸的成人。

（4）不适宜人群：无。

（5）功效成分/标志性成分含量：每片含：钙 0.17g、铁 6.16mg、叶酸 142μg

（6）主要原料：碳酸钙、葡萄糖酸亚铁、叶酸、甘露醇、葡萄糖、微晶纤维素、硬脂酸镁、羟丙甲纤维素、滑石粉、二氧化钛、日落黄、1,2-丙二醇。

（7）食用方法及食用量：每日 1 次，每次 2 片，口服。

（8）生产厂家：广州市龙力贸易发展有限公司。

20. 保健品名称：加兴堂牌铁锌钙咀嚼片

（1）批准文号：国食健字 G20070307。

（2）保健功能：补充钙、铁、锌、维生素 C、维生素 D。

（3）适宜人群：11 岁以上需要补充钙、锌、铁、维生素 C、维生素 D 者。

（4）不适宜人群：无。

（5）功效成分/标志性成分含量：每片含：钙 177.44mg、锌 3.184mg、铁 3.456mg、维生素 C 23.2mg、维生素 D_3 1.365μg。

（6）主要原料：柠檬酸钙、葡萄糖酸锌、乳酸亚铁、维生素 C、维生素 D_3、蔗糖、口服葡萄糖、柠檬酸、哈密瓜香精、阿斯巴甜（含苯丙氨酸）、硬脂酸镁、柠檬黄。

（7）食用方法及食用量：早晚各 1 次，每次 1 片，嚼食。

（8）生产厂家：揭西县加兴堂保健食品有限公司。

21. 保健品名称：艾兰得牌天然维生素 E 软胶囊

（1）批准文号：国食健字 G20070309。

（2）保健功能：补充维生素 E。

（3）适宜人群：需要补充维生素 E 的成人。

（4）不适宜人群：无。

（5）功效成分/标志性成分含量：每粒含：维生素 E 67mg。

（6）主要原料：天然维生素 E、大豆色拉油、明胶、甘油、水。

（7）食用方法及食用量：每日 1 次，每次 1 粒。

（8）生产厂家：江苏江山制药有限公司。

22. 保健品名称：红阳牌钙加锌咀嚼片

（1）批准文号：国食健字 G20070314。

（2）保健功能：补充钙、锌。

（3）适宜人群：4 岁以上需要补充钙和锌者。

（4）不适宜人群：无。

（5）功效成分/标志性成分含量：每片含：钙 202.5mg、锌 3.3mg。

（6）主要原料：碳酸钙、柠檬酸钙、葡萄糖酸锌、山梨醇、木糖醇、草莓香精、硬脂酸镁、阿斯巴甜（含苯丙氨酸）。

（7）食用方法及食用量：每日 2 次，每次 1 片，咀嚼食用。

（8）生产厂家：北京东华阳光生物技术有限公司。

23. 保健品名称：昌荣牌多种维生素片

（1）批准文号：国食健字 G20070268。

（2）保健功能：补充多种维生素及矿物质。

（3）适宜人群：需要补充多种维生素及矿物质的成人。

（4）不适宜人群：无。

（5）功效成分/标志性成分含量：每片含：维生素 A 221.07μg、维生素 B_1 0.524mg、维生素 B_2 0.613mg、维生素 B_6 0.282mg、维生素 C 44.02mg、维生素 D 2.21μg、叶酸 57.6μg、钙 213.93mg、铁 3.37mg、锌 3.75mg、硒 14.3221μg。

（6）主要原料：碳酸钙、葡萄糖酸亚铁、葡萄糖酸锌、亚硒酸钠、维生素 A、维生素 B_1、维生素 B_2、维生素 B_6、维生素 C、维生素 D、叶酸、白砂糖、淀粉、硬脂酸镁。

（7）食用方法及食用量：每日 2 次，每次 1 片，咀嚼食用。

（8）生产厂家：南昌市昌荣生物保健品厂。

24. 保健品名称：昌荣牌铁锌钙硒维生素口服液

（1）批准文号：国食健字 G20070248。

（2）保健功能：补充维生素 B_1、维生素 B_2、维生素 C 及多种矿物质。

（3）适宜人群：需要补充维生素 B_1、维生素 B_2、维生素 C 及多种矿物质的成人。

（4）不适宜人群：无。

（5）功效成分/标志性成分含量：每支含：钙 110.7mg、铁 2.82mg、锌 3.18mg、硒 6.211μg、维生素 B_1 1.85mg、维生素 B_2 1.99mg、维生素 C 20.8mg。

（6）主要原料：乳酸钙、葡萄糖酸钙、葡萄糖酸锌、葡萄糖酸亚铁、亚硒酸钠、维生素 B_1、维生素 B_2、维生素 C、白砂糖、水。

（7）食用方法及食用量：每日 3 次，每次 1 支。

（8）生产厂家：南昌市昌荣生物保健品厂。

25. 保健品名称：仕康堂牌多维咀嚼片

（1）批准文号：国食健字 G20070284。

（2）保健功能：补充多种维生素。

（3）适宜人群：11 岁以上需要补充多种维生素者。

（4）不适宜人群：无。

（5）功效成分/标志性成分含量：每片含：维生素 A 0.144mg、维生素 B_1 0.348mg、维生素 B_2 0.324mg、维生素 C 22.5mg、维生素 E 2.78mg。

（6）主要原料：维生素 A、维生素 B_1、维生素 B_2、维生素 C、维生素 E、白砂糖、淀粉、硬脂酸镁。

（7）食用方法及食用量：每日 2 次，每次 1 片，咀嚼食用。

（8）生产厂家：厦门雅丽康保健品有限公司。

26. 保健品名称：珍迪牌乳酸锌口服液

（1）批准文号：国食健字 G20070253。

（2）保健功能：补锌。

（3）适宜人群：4 岁以上、成人、孕妇及乳母需要补锌者。

（4）不适宜人群：4 岁以下儿童。

（5）功效成分/标志性成分含量：每支含：锌 3.0mg。

（6）主要原料：乳酸锌、白砂糖、水。

（7）食用方法及食用量：4 岁以上、成人、孕妇：每日 2 次，每次 1 支；乳母：每日 3 次，每次 1 支。

（8）生产厂家：南昌健民营养补品厂。

27. 保健品名称：中灵牌维 D_3 钙片

（1）批准文号：国食健字 G20070285。

（2）保健功能：补充钙、维生素 D_3。

（3）适宜人群：11 岁以上需要补充钙、维生素 D_3 者。

（4）不适宜人群：无。

（5）功效成分/标志性成分含量：每片含：维生素 D_3 2.057μg、钙 476.76mg。

（6）主要原料：碳酸钙、维生素 D_3、白砂糖、淀粉、糊精、硬脂酸镁、苋莱红、甜橙香精。

（7）食用方法及食用量：每日 1 次，每次 1 片，咀嚼食用。

（8）生产厂家：江西中灵医药生物科技有限公司。

28. 保健品名称：中灵牌补铁补锌口服液

（1）批准文号：国食健字 G20070236。

（2）保健功能：补充锌、铁。

（3）适宜人群：4～10 岁需要补充锌、铁的儿童。

（4）不适宜人群：无。

（5）功效成分/标志性成分含量：每支含：铁 2.93mg、锌 2.81mg。

（6）主要原料：葡萄糖酸锌、葡萄糖酸亚铁、白砂糖、水。

（7）食用方法及食用量：每日 2 次，每次 1 支。

（8）生产厂家：江西中灵医药生物科技有限公司。

29. 保健品名称：东元牌维生素片（男士用）

（1）批准文号：国食健字 G20070316。

（2）保健功能：补充多种维生素及矿物质。

（3）适宜人群：需要补充多种维生素及矿物质的成年男性。

（4）不适宜人群：无。

（5）功效成分/标志性成分含量：每片含：维生素 A 350μgRE、维生素 E 20mg、维生素 B_1 2mg、维生素 B_2 2mg、维生素 B_6 2mg、维生素 C 50mg、烟酰胺 10mg、叶酸 200μg、泛酸 5mg、钙 300mg、锌 10mg、硒 50μg。

（6）主要原料：维生素 A 醋酸酯、维生素 E 醋酸酯、维生素 B_1、维生素 B_2、维生素 B_6、维生素 C、烟酰胺、叶酸、泛酸钙、碳酸钙、葡萄糖酸锌、富硒啤酒酵母、羟丙甲纤维素、微晶纤维素、羟丙纤维素、二氧化硅、羧甲基纤维素钠、糊精、葡萄糖、改性大豆磷脂。

（7）食用方法及食用量：每日 1 片。

（8）生产厂家：南京先声东元保健品有限公司。

30. 保健品名称：东元牌维生素片（女士用）

（1）批准文号：国食健字 G20070327。

（2）保健功能：补充多种维生素及矿物质。

（3）适宜人群：需要补充多种维生素及矿物质的成年女性

（4）不适宜人群：孕妇、乳母。

（5）功效成分/标志性成分含量：每片含：维生素 A 400μgRE、维生素 D_2 3.3μg、维生素 E 20mg α-TE、维生素 B_1 2mg、维生素 B_2 2mg、维生素 B_6 2mg、维生素 C 45mg、烟酰胺 10mg、叶酸 200μg、泛酸 5mg、钙 350mg、铁 8mg、锌 8mg、硒 25μg。

（6）主要原料：维生素 A 醋酸酯、维生素 D_2、维生素 E 醋酸酯、维生素 B_1、维生素

B_2、维生素 B_6、维生素 C、烟酰胺、叶酸、泛酸钙、碳酸钙、葡萄糖酸锌、富马酸亚铁、富硒啤酒酵母、羟丙甲纤维素、微晶纤维素、羟丙纤维素、二氧化硅、羧甲基纤维素钠、糊精、葡萄糖、改性大豆磷脂。

（7）食用方法及食用量：每日 1 次，每次 1 片。

（8）生产厂家：南京先声东元保健品有限公司。

31. 保健品名称：东元牌维生素片（孕妇用）

（1）批准文号：国食健字 G20070301。

（2）保健功能：补充多种维生素及矿物质。

（3）适宜人群：需要补充多种维生素及矿物质的妊娠中、晚期孕妇。

（4）不适宜人群：无。

（5）功效成分/标志性成分含量：每片含：维生素 A 480μgRE、维生素 D_2 4μg、维生素 E 8mg、维生素 B_1 1mg、维生素 B_2 1mg、维生素 B_6 1mg、维生素 C 50mg、烟酰胺 9mg、叶酸 360μg、泛酸 3.5mg、钙 400mg、铁 13mg、锌 8mg、硒 30μg。

（6）主要原料：维生素 A 醋酸酯、维生素 D_2、维生素 E 醋酸酯、维生素 B_1、维生素 B_2、维生素 B_6、维生素 C、烟酰胺、叶酸、泛酸钙、碳酸钙、富马酸亚铁、葡萄糖酸锌、富硒啤酒酵母、羟丙甲纤维素、微晶纤维素、羟丙纤维素、二氧化硅、羧甲基纤维素钠、糊精、葡萄糖、改性大豆磷脂。

（7）食用方法及食用量：每日 1 次，每次 1 片。

（8）生产厂家：南京先声东元保健品有限公司。

32. 保健品名称：御峰堂牌维 D 钙片

（1）批准文号：国食健字 G20070318。

（2）保健功能：补充钙及维生素 D。

（3）适宜人群：4～10 岁儿童、成人需要补充钙及维生素 D 者。

（4）不适宜人群：无。

（5）功效成分/标志性成分含量：每片含：钙 180.91mg、维生素 D 2.95μg。

（6）主要原料：碳酸钙、维生素 D、白砂糖、葡萄糖、柠檬酸、淀粉、硬脂酸镁。

（7）食用方法及食用量：每日 2 次，每次 1 片，咀嚼食用。

（8）生产厂家：安徽珠峰生物科技有限公司、江西省美德食品医药技术发展有限公司。

33. 保健品名称：黄金搭档牌多种维生素咀嚼片（儿童及青少年型）（巧克力味）

（1）批准文号：国食健字 G20070305。

（2）保健功能：补充多种维生素及矿物质。

（3）适宜人群：需要补充多种维生素及矿物质的少年儿童。

（4）不适宜人群：3 岁以下儿童。

（5）功效成分/标志性成分含量：每片含：维生素 A 85μgRE、维生素 B_1 0.135mg、维生素 B_2 0.135mg、维生素 B_6 0.105mg、维生素 C 9.5mg、钙 92mg、铁 2.15mg、锌 1.65mg、硒 4.4μg。

（6）主要原料：维生素 A 醋酸酯微囊、硝酸硫胺素微囊、核黄素微囊、盐酸吡哆醇微囊、抗坏血酸钠、碳酸钙、富马酸亚铁、氧化锌、硒化卡拉胶、全脂奶粉、山梨醇、白砂糖、乳糖、甘露醇、可可粉、木糖醇、硬脂酸镁、巧克力香精、麦芽糊精、羟丙甲纤维素、麦香奶香精、聚乙烯醇、柠檬黄铝色淀、诱惑红铝色淀、靛蓝铝色淀、二氧化钛。

(7) 食用方法及食用量：4～10岁儿童：每日3次，每次1片；11～17岁青少年：每日2次，每次2片，咀嚼后吞食，早晚餐后食用。

(8) 生产厂家：无锡健特药业有限公司、上海黄金搭档生物科技有限公司无锡分公司。

34. 保健品名称：艾兰得牌B族维生素含片

(1) 批准文号：国食健字G20070308。

(2) 保健功能：补充多种维生素。

(3) 适宜人群：需要补充多种维生素的成人。

(4) 不适宜人群：无。

(5) 功效成分/标志性成分含量：每片含：维生素B_1 1.15mg、维生素B_2 1.15mg、维生素B_6 1.20mg、维生素B_{12} 1.65μg、叶酸130μg。

(6) 主要原料：维生素B_1、维生素B_2、维生素B_6、维生素B_{12}、叶酸、山梨醇、硬脂酸镁、食用橘子香精、天门冬酰苯丙氨酸甲酯（含苯丙氨酸）。

(7) 食用方法及食用量：每日2次，每次1片，含食或吞食。

(8) 生产厂家：江苏江山制药有限公司。

35. 保健品名称：三顺牌多维泡腾片

(1) 批准文号：国食健字G20070315。

(2) 保健功能：补充多种维生素。

(3) 适宜人群：需要补充多种维生素的成年人。

(4) 不适宜人群：无。

(5) 功效成分/标志性成分含量：每片含：维生素C 50mg、烟酸6.5mg、维生素E 16.6mg、泛酸2.4mg、维生素B_1 1.1mg、维生素B_2 1.5mg、维生素B_6 2.6mg、叶酸165μg。

(6) 主要原料：维生素C、烟酸、维生素E、泛酸钙、维生素B_1、维生素B_2、维生素B_6、叶酸、柠檬酸、碳酸氢钠、乳糖、甜味素、富马酸、柠檬黄。

(7) 食用方法及食用量：每日2次，每次1片，温水泡饮。

(8) 生产厂家：深圳三顺制药有限公司。

36. 保健品名称：东川牌维生素E软胶丸

(1) 批准文号：国食健字G20070328。

(2) 保健功能：补充维生素E。

(3) 适宜人群：需要补充维生素E的成人。

(4) 不适宜人群：孕妇、乳母

(5) 功效成分/标志性成分含量：每粒含：维生素E 100mg。

(6) 主要原料：维生素E、精炼食用植物油、明胶、甘油、尼泊金乙酯、水。

(7) 食用方法及食用量：每日1次，每次1粒。

(8) 生产厂家：上海强神保健品有限公司。

37. 保健品名称：乐乐牌多种维生素咀嚼片（儿童型）

（1）批准文号：国食健字 G20070325。

（2）保健功能：补充多种维生素。

（3）适宜人群：4～10 岁需要补充多种维生素的儿童。

（4）不适宜人群：无。

（5）功效成分/标志性成分含量：每片含：维生素 A 262.6μg、维生素 B_1 0.40mg、维生素 B_2 0.42mg、维生素 B_6 264.3μg、维生素 C 37.2mg、维生素 D 3.60μg、维生素 E 2.3mg、泛酸钙 1.64mg、叶酸 101.0μg。

（6）主要原料：维生素 A 醋酸酯粉、维生素 B_1、维生素 B_2、维生素 B_6、维生素 C、维生素 D_2、维生素 E 粉、泛酸钙、叶酸、甘露醇、乳糖、蔗糖、柠檬酸、聚维酮 K30、羧甲淀粉钠。

（7）食用方法及食用量：每日 1 次，每次 1 片，咀嚼食用。

（8）生产厂家：北京奥达康医药科技有限责任公司。

38. 保健品名称：东元牌维生素咀嚼片（儿童用）

（1）批准文号：国食健字 G20070303。

（2）保健功能：补充多种维生素及矿物质。

（3）适宜人群：需要补充多种维生素和矿物质的 4～13 岁儿童。

（4）不适宜人群：无。

（5）功效成分/标志性成分含量：每片含：维生素 A 400μgRE、维生素 D_2 3.3μg、维生素 B_1 0.4mg、维生素 B_2 0.4mg、维生素 B_6 0.4mg、维生素 C 30mg、烟酰胺 4mg、叶酸 100μg、钙 335mg、铁 7mg、锌 8mg。

（6）主要原料：维生素 A 醋酸酯、维生素 D_2、维生素 B_1、维生素 B_2、维生素 B_6、维生素 C、烟酰胺、叶酸、碳酸钙、富马酸亚铁、葡萄糖酸锌、羟丙甲纤维素、全脂乳粉、白砂糖、甘露醇、柠檬酸、甜橙香精、奶油香精、日落黄铝色淀、胭脂红铝色淀。

（7）食用方法及食用量：每日 1 片，咀嚼食用。

（8）生产厂家：南京先声东元保健品有限公司。

39. 保健品名称：汤臣倍健牌钙加 D 软胶囊

（1）批准文号：国食健字 G20050353。

（2）保健功能：补钙。

（3）适宜人群：50 岁以上需要补钙的中老年人。

（4）不适宜人群：无。

（5）功效成分/标志性成分含量：每 100g 含：钙 20.3g、维生素 D 0.28mg。

（6）主要原料：碳酸钙、维生素 D、大豆油、明胶、甘油。

（7）食用方法及食用量：每日 2 粒。

（8）生产厂家：广州市佰健生物工程有限公司、广州市佰健生物工程有限公司乌鲁木齐市分公司。

40. 保健品名称：中康牌锌胶囊

（1）批准文号：国食健字 G20070370。

（2）保健功能：补充锌。

（3）适宜人群：4 岁以上需要补充锌者。

（4）不适宜人群：无。

（5）功效成分/标志性成分含量：每粒含：锌 6.58mg。

（6）主要原料：乳酸锌、微晶纤维素、淀粉。

（7）食用方法及食用量：每日 1 次，每次 1 粒。

（8）生产厂家：山西中康伟业生物技术有限公司。

41. 保健品名称：朗天牌朗天钙片

（1）批准文号：卫食健字（2000）第 0449 号。

（2）保健功能：补钙及维生素 D。

（3）适宜人群：需要补钙及维生素 D 者。

（4）不适宜人群：无。

（5）功效成分/标志性成分含量：每 100g 中含：钙 16.0～17.5g、维生素 D 5700IU。

（6）主要原料：柠檬酸钙、维生素 D、维生素 C、维生素 B_2、牛磺酸。

（7）食用方法及食用量：每日 1～2 次，每次 1 片，口服。

（8）生产厂家：北京朗天经贸有限公司。

42. 保健品名称：根得牌金善维营养素片（中晚期孕妇型）

（1）批准文号：国食健字 G20070322。

（2）保健功能：补充多种维生素及矿物质。

（3）适宜人群：需要补充多种维生素及矿物质的中、晚期孕妇。

（4）不适宜人群：无。

（5）功效成分/标志性成分含量：每片含：维生素 A 250μg、维生素 D_3 2.4μg、维生素 B_1 0.5mg、维生素 B_2 0.5mg、维生素 B_6 0.6mg、维生素 C 35mg、叶酸 150μg、钙 310mg、铁 5mg、锌 4mg、硒 16μg。

（6）主要原料：维生素 A 醋酸酯、维生素 D_3、硝酸硫胺素、核黄素、维生素 B_6、抗坏血酸、叶酸、碳酸钙、乳酸亚铁、乳酸锌、亚硒酸钠、羟丙甲纤维素、麦芽糊精、预胶化淀粉、硬脂酸镁、聚乙烯醇、二氧化钛、滑石粉、聚乙二醇、磷脂、柠檬黄铝色淀、日落黄铝色淀、靛蓝铝色淀、诱惑红铝色淀。

（7）食用方法及食用量：每日 2 次，每次 1 片，早晚餐后食用。

（8）生产厂家：辽宁活力生物工程有限公司。

43. 保健品名称：康杰牌钙加 D 软胶囊

（1）批准文号：国食健字 G20070343。

（2）保健功能：补充钙、维生素 D。

（3）适宜人群：需要补充钙、维生素 D 者。

（4）不适宜人群：6 岁以下儿童。

（5）功效成分/标志性成分含量：每粒含：钙 164mg、维生素 D 1.61μg。

（6）主要原料：碳酸钙、维生素 D、大豆油、明胶、甘油、二氧化钛、水。

（7）食用方法及食用量：成人：每日 2 次，每次 2 粒；少年儿童：每日 2 次，每次 1 粒。

（8）生产厂家：青岛康杰药业有限公司。

44. 保健品名称：肖博士牌多维片（女士型）

（1）批准文号：国食健字G20070338。

（2）保健功能：补充铁及多种维生素。

（3）适宜人群：需要补充铁、多种维生素的成年女性。

（4）不适宜人群：无。

（5）功效成分/标志性成分含量：每片含：铁12mg、维生素C 210mg、维生素E 12.3mg、维生素B_6 5mg、维生素B_{12} 5μg、叶酸210μg。

（6）主要原料：富马酸亚铁、维生素C、维生素E、维生素B_6、叶酸、维生素B_{12}、微晶纤维素、淀粉、糊精、硬脂酸镁、羧甲基纤维素钠、羟丙甲纤维素、聚乙二醇、亮蓝铝色淀、诱惑红铝色淀、二氧化钛。

（7）食用方法及食用量：每日1次，每次1片。

（8）生产厂家：广州市澳大生物美容保健科技开发有限公司。

45. 保健品名称：中康牌钙片

（1）批准文号：国食健字G20070352。

（2）保健功能：补钙。

（3）适宜人群：11岁以上需要补充钙者。

（4）不适宜人群：无。

（5）功效成分/标志性成分含量：每片含：钙317mg。

（6）主要原料：碳酸钙、蔗糖、糊精、淀粉、硬脂酸镁、奶味香精。

（7）食用方法及食用量：每日2次，每次1片。

（8）生产厂家：山西中康伟业生物技术有限公司。

46. 保健品名称：阳光良品牌多维他咀嚼片

（1）批准文号：国食健字G20060175。

（2）保健功能：补充多种维生素和矿物质。

（3）适宜人群：需要补充多种维生素和矿物质者。

（4）不适宜人群：无。

（5）功效成分/标志性成分含量：每片含：维生素A 62.25μg、维生素B_1 0.13mg、维生素B_2 0.13mg、维生素B_6 0.11mg、维生素B_{12} 0.24μg、维生素C 12.77mg、维生素D 0.84μg、维生素E 0.88mg、泛酸0.47mg、烟酸1.32mg、叶酸32.25μg、钙112.63mg、铁1.93mg、锌1.71mg、硒4.54μg。

（6）主要原料：维生素A、维生素B_1、维生素B_2、维生素B_6、维生素B_{12}、维生素C、维生素D、维生素E、泛酸、烟酸、叶酸、碳酸钙、葡萄糖酸亚铁、葡萄糖酸锌、亚硒酸钠、白砂糖、淀粉、硬脂酸镁、羟丙甲纤维素、聚乙二醇4000、滑石粉、钛白粉、亮蓝、日落黄。

（7）食用方法及食用量：4～11岁儿童：每日3片；成人：每日4片；咀嚼食用。

（8）生产厂家：大连阳光良品制药有限公司。

47. 保健品名称：龙牡开谓青宝牌铁锌钙咀嚼片

（1）批准文号：国食健字G20060244。

（2）保健功能：补充维生素C、维生素D及多种矿物质。

(3) 适宜人群：4～14 岁需要补充维生素 C、维生素 D 及多种矿物质的少年儿童。

(4) 不适宜人群：无。

(5) 功效成分/标志性成分含量：每片含：钙 0.4g、锌 6mg、铁 8mg、维生素 C 40mg、维生素 D_3 3.33μg。

(6) 主要原料：碳酸钙、酪蛋白磷酸肽、葡萄糖酸锌、乳酸亚铁、维生素 C、维生素 D_3、木糖醇、淀粉、糊精、柳橙香精。

(7) 食用方法及食用量：每日 1 片，咀嚼食用。

(8) 生产厂家：深圳市绿世纪生物科技有限公司。

48. 保健品名称：体恒健牌钙之缘片

(1) 批准文号：国食健字 G20050847。

(2) 保健功能：补充钙。

(3) 适宜人群：需要补充钙的成人。

(4) 不适宜人群：无。

(5) 功效成分/标志性成分含量：每片含：钙 80.5mg、维生素 D 0.623μg。

(6) 主要原料：碳酸钙、维生素 D、白砂糖、淀粉。

(7) 食用方法及食用量：每日 2 次，每次 3 片。

(8) 生产厂家：济南高新开发区活力元素开发中心。

49. 保健品名称：乐儿牌铁锌钙咀嚼片（儿童型）

(1) 批准文号：国食健字 G20070187。

(2) 保健功能：补充铁、锌、钙。

(3) 适宜人群：4～13 岁需要补充铁、锌、钙的儿童。

(4) 不适宜人群：无。

(5) 功效成分/标志性成分含量：每片含：铁 3.60mg、锌 3.59mg、钙 217mg。

(6) 主要原料：柠檬酸钙、葡萄糖酸亚铁、葡萄糖酸锌、甘露醇、乳糖、聚维酮 K30、柠檬黄、硬脂酸镁。

(7) 食用方法及食用量：每日 2 次，每次 1 片，咀嚼食用。

(8) 生产厂家：北京奥达康医药科技有限责任公司。

50. 保健品名称：香乐牌维生素钙铁锌硒口服液

(1) 批准文号：国食健字 G20070184。

(2) 保健功能：补充多种维生素及矿物质。

(3) 适宜人群：需要补充多种维生素及矿物质的成人。

(4) 不适宜人群：孕妇、乳母。

(5) 功效成分/标志性成分含量：每支含：维生素 B_1 0.52mg、维生素 B_2 0.28mg、维生素 B_6 0.31mg、钙 93.9mg、铁 3.3mg、锌 3.3mg、硒 10.72μg。

(6) 主要原料：维生素 B_1、维生素 B_2、维生素 B_6、葡萄糖酸钙、乳酸钙、乳酸亚铁、葡萄糖酸锌、硒化卡拉胶、乳酸、白砂糖、水。

(7) 食用方法及食用量：每日 3 次，每次 1 支。

(8) 生产厂家：南昌洪新营养保健品有限公司。

51. 保健品名称：康中源牌钙铁锌咀嚼片

(1) 批准文号：国食健字 G20070213。

(2) 保健功能：补充多种矿物质。

(3) 适宜人群：11 岁以上需要补充多种矿物质者。

(4) 不适宜人群：无。

(5) 功效成分/标志性成分含量：每片含：钙 111mg、铁 2.2mg、锌 1.8mg。

(6) 主要原料：碳酸钙、乳酸亚铁、葡萄糖酸锌、白砂糖、硬脂酸镁。

(7) 食用方法及食用量：每日 2 片，每次 2 片，咀嚼食用。

(8) 生产厂家：厦门康中源保健品有限公司。

52. 保健品名称：仕康堂牌铁锌钙咀嚼片

(1) 批准文号：国食健字 G20070180。

(2) 保健功能：补充铁、锌、钙。

(3) 适宜人群：11 岁以上需要补充铁、锌、钙的人群。

(4) 不适宜人群：无。

(5) 功效成分/标志性成分含量：每片含：铁 4.4mg、锌 3.4mg、钙 217mg。

(6) 主要原料：乳酸亚铁、葡萄糖酸锌、碳酸钙、白砂糖、硬脂酸镁。

(7) 食用方法及食用量：每日 2 次，每次 1 片，咀嚼食用。

(8) 生产厂家：厦门雅丽康保健品有限公司。

53. 保健品名称：正唐庄牌钙镁咀嚼片

(1) 批准文号：国食健字 G20070197。

(2) 保健功能：补充钙、镁。

(3) 适宜人群：7 岁以上需要补充钙、镁者。

(4) 不适宜人群：无。

(5) 功效成分/标志性成分含量：每片含：钙 415mg、镁 130mg。

(6) 主要原料：碳酸钙、碳酸镁、白砂糖、柠檬酸、硬脂酸镁。

(7) 食用方法及食用量：每日 1 次，每次 1 片，咀嚼食用。

(8) 生产厂家：厦门正唐庄保健品有限公司。

54. 保健品名称：罗麦液体钙软胶囊

(1) 批准文号：国食健字 G20040796。

(2) 保健功能：补钙。

(3) 适宜人群：需要补钙者。

(4) 不适宜人群：婴幼儿。

(5) 功效成分/标志性成分含量：每粒含：钙 220mg。

(6) 主要原料：碳酸钙、色拉油。

(7) 食用方法及食用量：每日 2 次，每次 1 粒。

(8) 生产厂家：济南生命力生物科技有限公司。

55. 保健品名称：珍奥维 B 片

(1) 批准文号：国食健字 G20041222。

(2) 保健功能：补充多种 B 族维生素。

(3) 适宜人群：需补充多种B族维生素的成年人。

(4) 不适宜人群：儿童。

(5) 功效成分/标志性成分含量：每片含：维生素 B_1 0.72mg、维生素 B_2 0.72mg、维生素 B_6 0.72mg、烟酸7.74mg、叶酸0.19mg、泛酸2.82mg。

(6) 主要原料：维生素 B_1、维生素 B_2、维生素 B_6、维生素 B_{12}、叶酸、烟酸、泛酸钙、麦芽糊精、木糖醇、微晶纤维素、硬脂酸镁。

(7) 食用方法及食用量：每日1次，每次1片。

(8) 生产厂家：珍奥集团股份有限公司。

56. 保健品名称：希望之光牌天然果味维生素EC泡腾片

(1) 批准文号：国食健字G20050542。

(2) 保健功能：补充维生素E、维生素C。

(3) 适宜人群：需要补充维生素E、维生素C的成年人。

(4) 不适宜人群：无。

(5) 功效成分/标志性成分含量：每片含：维生素E 2.66mg、维生素C 27.7mg。

(6) 主要原料：天然维生素E、维生素C、β-环糊精、酒石酸、碳酸氢钠、蔗糖、乳糖、安赛蜜、氯化钠、柠檬黄、丁酸乙酯、单糖浆、聚乙二醇4000。

(7) 食用方法及食用量：每日1次，每次2片，用温开水溶解后服用。

(8) 生产厂家：北京国医堂保健食品有限公司、广东国医堂制药有限公司。

57. 保健品名称：三也真品牌力维钙软胶囊

(1) 批准文号：国食健字G20050505。

(2) 保健功能：补钙。

(3) 适宜人群：1岁以上需要补钙者。

(4) 不适宜人群：无。

(5) 功效成分/标志性成分含量：每粒含：钙350mg、维生素D 3.60μg。

(6) 主要原料：碳酸钙、维生素D、玉米油。

(7) 食用方法及食用量：每日1次，每次1粒。

(8) 生产厂家：广东国医堂制药股份有限公司、北京国医堂保健食品有限公司。

58. 保健品名称：三也真品牌铁锌钙咀嚼片（儿童型）

(1) 批准文号：国食健字G20060291。

(2) 保健功能：补充铁、锌、钙。

(3) 适宜人群：4岁以上需要补充铁、锌、钙的儿童。

(4) 不适宜人群：无。

(5) 功效成分/标志性成分含量：每片含：铁3.45mg、锌3.44mg、钙210mg。

(6) 主要原料：柠檬酸钙、葡萄糖酸亚铁、葡萄糖酸锌、甘露醇、乳糖、聚维酮K30、柠檬黄、硬脂酸镁。

(7) 食用方法及食用量：每日2次，每次1片。

(8) 生产厂家：广东国医堂制药股份有限公司、北京国医堂保健食品有限公司。

59. 保健品名称：斯强牌钙铁锌硒片

(1) 批准文号：国食健字G20060269。

（2）保健功能：补充多种矿物质及维生素 C。

（3）适宜人群：需要补充多种矿物质及维生素 C 的成人。

（4）不适宜人群：无。

（5）功效成分/标志性成分含量：每片含：钙 162mg、铁 4.08mg、锌 3.54mg、硒 9.08μg、维生素 C 16.0mg。

（6）主要原料：碳酸钙、乳酸亚铁、乳酸锌、亚硒酸钠、维生素 C、麦芽糊精、苹果酸、甜橙香精、阿斯巴甜（含苯丙氨酸）、苋菜红、硬脂酸镁。

（7）食用方法及食用量：每日 2 次，每次 1 片，含食或咀嚼食用。

（8）生产厂家：西安斯强保健品有限公司、西安斯强实业有限公司。

60. 保健品名称：佰氏特牌维佳锌片

（1）批准文号：国食健字 G20070183。

（2）保健功能：补充锌、维生素 C。

（3）适宜人群：需要补充锌及维生素 C 者。

（4）不适宜人群：孕妇。

（5）功效成分/标志性成分含量：每片含：锌 7.44mg、维生素 C 42mg。

（6）主要原料：柠檬酸锌、维生素 C、蔗糖、淀粉、硬脂酸镁、菠萝香精。

（7）食用方法及食用量：4 岁以上少年儿童：每日 1 片；成人：每日 2 次，每次 1 片，咀嚼食用。

（8）生产厂家：泗水佰仕特养身堂有限公司。

61. 保健品名称：瑞洁牌艾路钙颗粒（儿童型）

（1）批准文号：国食健字 G20060448。

（2）保健功能：补充钙。

（3）适宜人群：1～12 岁需要补充钙的儿童。

（4）不适宜人群：无。

（5）功效成分/标志性成分含量：每袋含：钙 268mg。

（6）主要原料：L-乳酸钙、柠檬酸、白糖。

（7）食用方法及食用量：1～3 岁儿童：每日 1 次，每次 1 袋；3～12 岁儿童：每日 2 次，每次 1 袋，开水冲服。

（8）生产厂家：山西瑞洁生化有限公司。

62. 保健品名称：希望之光牌维生素 E 软胶囊

（1）批准文号：国食健字 G20040712。

（2）保健功能：补充维生素 E。

（3）适宜人群：需补充维生素 E 者。

（4）不适宜人群：无。

（5）功效成分/标志性成分含量：每 100g 含：维生素 E 818mg。

（6）主要原料：维生素 E、花生油。

（7）食用方法及食用量：每日 1 次，每次 2 粒。

（8）生产厂家：广东国医堂制药有限公司、北京国医堂保健食品有限公司、成都奥达康医药科技有限责任公司。

63. 保健品名称：希望之光牌天然胡萝卜素软胶囊

（1）批准文号：国食健字 G20040713。

（2）保健功能：补充 β-胡萝卜素。

（3）适宜人群：需要补充 β-胡萝卜素者。

（4）不适宜人群：无。

（5）功效成分/标志性成分含量：每 100g 含：天然 β-胡萝卜素 496mg。

（6）主要原料：天然 β-胡萝卜素、植物油。

（7）食用方法及食用量：每日 1 次，每次 1 粒。

（8）生产厂家：广东国医堂制药有限公司、北京国医堂保健食品有限公司、成都奥达康医药科技有限责任公司。

64. 保健品名称：三也真品牌 B 族维生素片

（1）批准文号：国食健字 G20050504。

（2）保健功能：补充 B 族维生素。

（3）适宜人群：14 岁以上需要补充 B 族维生素者。

（4）不适宜人群：无。

（5）功效成分/标志性成分含量：每片含：维生素 B_1 0.7mg、维生素 B_2 0.68mg、维生素 B_6 0.677mg、维生素 B_{12} 1.11μg。

（6）主要原料：维生素 B_1、维生素 B_2、维生素 B_6、维生素 B_{12}、淀粉、羧甲淀粉钠、硬脂酸镁。

（7）食用方法及食用量：每日 1 次，每次 1 片。

（8）生产厂家：广东国医堂制药股份有限公司、北京国医堂保健食品有限公司。

65. 保健品名称：康杰牌天然维生素 E 软胶囊

（1）批准文号：国食健字 G20070173。

（2）保健功能：补充维生素 E。

（3）适宜人群：需要补充维生素 E 的成人。

（4）不适宜人群：无。

（5）功效成分/标志性成分含量：每粒含：维生素 E 90mg。

（6）主要原料：天然维生素 E（D-α-生育酚醋酸酯）、大豆油、明胶、甘油、水。

（7）食用方法及食用量：每日 1 次，每次 1 粒。

（8）生产厂家：北京奥达康医药科技有限责任公司。

66. 保健品名称：凯镛 R 液体钙软胶囊

（1）批准文号：国食健字 G20070171。

（2）保健功能：补充钙。

（3）适宜人群：需要补充钙的成人。

（4）不适宜人群：无。

（5）功效成分/标志性成分含量：每粒含：钙 220mg。

（6）主要原料：碳酸钙、蜂蜡、大豆色拉油、明胶、甘油、水、二氧化钛。

（7）食用方法及食用量：每日 2 次，每次 1 粒。

（8）生产厂家：天津凯镛药业有限公司。

67. 保健品名称：优褓褓牌珍儿胶囊

（1）批准文号：国食健字 G20060702。

（2）保健功能：补充叶酸、维生素 B_{12}。

（3）适宜人群：需要补充叶酸、维生素 B_{12} 的成人。

（4）不适宜人群：无。

（5）功效成分/标志性成分含量：每粒含：叶酸 0.2mg、维生素 B_{12} 5μg。

（6）主要原料：叶酸、维生素 B_{12}、微晶纤维素。

（7）食用方法及食用量：每日 1 次，每次 1 粒。

（8）生产厂家：江西万基药物研究院药业有限责任公司。

68. 保健品名称：金钙靶牌钙镁锌咀嚼片

（1）批准文号：国食健字 G20060771。

（2）保健功能：补充钙、镁、锌。

（3）适宜人群：需要补充钙、镁、锌的成人。

（4）不适宜人群：无。

（5）功效成分/标志性成分含量：每 100g 含：钙 12400mg、镁 4270mg、锌 240mg。

（6）主要原料：碳酸钙、碳酸镁、葡萄糖酸锌、甘露醇、木糖醇、乳糖、硬脂酸镁。

（7）食用方法及食用量：每日 2 次，每次 1 片。

（8）生产厂家：哈尔滨弘顼生物技术有限公司。

69. 保健品名称：康家福牌无糖钙片

（1）批准文号：国食健字 G20070175。

（2）保健功能：补充钙、维生素 D。

（3）适宜人群：11 岁以上需要补充钙、维生素 D 者。

（4）不适宜人群：无。

（5）功效成分/标志性成分含量：每片含：钙 206.4mg、维生素 D_3 1.01μg。

（6）主要原料：碳酸钙、维生素 D_3、山梨醇、淀粉、硬脂酸镁。

（7）食用方法及食用量：每日 2 次，每次 1 片。

（8）生产厂家：广州绿谷保健品有限公司。

70. 保健品名称：本草天工牌维生素 CE 泡腾片

（1）批准文号：国食健字 G20060375。

（2）保健功能：补充维生素 C、维生素 E。

（3）适宜人群：需要补充维生素 C、维生素 E 的成年人。

（4）不适宜人群：18 岁以下人群、孕妇及乳母。

（5）功效成分/标志性成分含量：每片含：维生素 C 64.7mg、维生素 E 13.7mg。

（6）主要原料：维生素 C、维生素 E、碳酸氢钠、乳糖、酒石酸、PEG6000、阿斯巴甜（含苯丙氨酸）、甜橙香精。

（7）食用方法及食用量：每日 1 次，每次 1 片，取一片投入 200ml 温开水中，溶解完全后即可饮用。

（8）生产厂家：江西本草天工科技有限责任公司。

71. 保健品名称：金能原牌钙镁锌咀嚼片（儿童型）

（1）批准文号：国食健字 G20060552。

（2）保健功能：补充钙、镁、锌、维生素 D。

（3）适宜人群：需要补充钙、镁、锌、维生素 D 的 7～11 岁儿童。

（4）不适宜人群：无。

（5）功效成分/标志性成分含量：每片含：钙 288mg、镁 48mg、锌 4.3mg、维生素 D 2.2μg。

（6）主要原料：碳酸钙、碳酸镁、乳酸锌、维生素 D_3、微晶纤维素、木糖醇、苹果果汁粉、乳粉、淀粉、阿斯巴甜（含苯丙氨酸）、滑石粉、硬脂酸镁、香兰素、苋莱红、柠檬黄、亮蓝。

（7）食用方法及食用量：每日 2 片，咀嚼食用。

（8）生产厂家：广东一博健康用品有限公司。

72. 保健品名称：御春堂牌彤锌口服液

（1）批准文号：国食健字 G20070206。

（2）保健功能：补充锌

（3）适宜人群：3～12 岁儿童需要补锌者。

（4）不适宜人群：无。

（5）功效成分/标志性成分含量：每支含：锌 4.4mg。

（6）主要原料：葡萄糖酸锌、柠檬酸、白砂糖、水。

（7）食用方法及食用量：3～6 岁儿童：每日 1 次，每次 1 支；7～12 岁儿童：每日 2 次，每次 1 支。

（8）生产厂家：南昌市草珊瑚科技产业有限公司。

73. 保健品名称：绿宝珊瑚牌补铁口服液

（1）批准文号：国食健字 G20070223。

（2）保健功能：补充铁。

（3）适宜人群：4 岁以上需要补铁者。

（4）不适宜人群：糖尿病患者。

（5）功效成分/标志性成分含量：每支含：铁 4.86mg。

（6）主要原料：乳酸亚铁、柠檬酸、白砂糖、水。

（7）食用方法及食用量：4～10 岁儿童：每日 1 次，每次 1 支；11～17 岁青少年及成人：每日 2 次，每次 1 支。

（8）生产厂家：江西省绿宝实业有限公司。

74. 保健品名称：黄金搭档牌多种维生素片（男士型）

（1）批准文号：国食健字 G20070211。

（2）保健功能：补充多种维生素及矿物质。

（3）适宜人群：需要补充多种维生素及矿物质的男士。

（4）不适宜人群：无。

（5）功效成分/标志性成分含量：每片含：维生素 A 200μgRE、维生素 B_1 1.5mg、维生素 B_2 1.5mg、维生素 B_6 1.5mg、维生素 C 100mg、维生素 E 10mg α-TE、叶酸 100μg、

钙 200mg、锌 5mg、硒 25μg。

（6）主要原料：维生素 A 醋酸酯微囊、硝酸硫胺素微囊、核黄素微囊、盐酸吡哆醇微囊、抗坏血酸钠、DL-α-生育酚醋酸酯微囊、叶酸、碳酸钙、氧化锌、硒化卡拉胶、麦芽糊精、可可粉、微晶纤维素、羧甲淀粉钠、硬脂酸镁、聚乙烯醇、诱惑红铝色淀、柠檬黄铝色淀、二氧化钛、靛蓝铝色淀。

（7）食用方法及食用量：每日 2 次，每次 1 片，早晚餐后用温开水送服。

（8）生产厂家：无锡健特药业有限公司、上海黄金搭档生物科技有限公司无锡分公司。

75. 保健品名称：康中源牌多维咀嚼片

（1）批准文号：国食健字 G20070212。

（2）保健功能：补充多种维生素。

（3）适宜人群：11 岁以上需要补充多种维生素者。

（4）不适宜人群：无。

（5）功效成分/标志性成分含量：每片含：维生素 A 0. 12mg、维生素 B_1 0. 22mg、维生素 B_2 0. 24mg、维生素 C 18. 2mg、维生素 E 1. 7mg。

（6）主要原料：维生素 A、维生素 B_1、维生素 B_2、维生素 C、维生素 E、白砂糖、淀粉、硬脂酸镁。

（7）食用方法及食用量：每日 3 次，每次 1 片，咀嚼食用。

（8）生产厂家：厦门康中源保健品有限公司。

76. 保健品名称：灵欣牌铁锌钙颗粒

（1）批准文号：国食健字 G20070222。

（2）保健功能：补充钙、铁、锌。

（3）适宜人群：4～13 岁儿童、14～17 岁男性、成人及乳母需要补充钙、锌、铁者。

（4）不适宜人群：无。

（5）功效成分/标志性成分含量：每袋含：钙 157. 8mg、锌 2. 433mg、铁 2. 355mg。

（6）主要原料：乳酸钙、乳酸锌、乳酸亚铁、蔗糖。

（7）食用方法及食用量：4～10 岁：每日 2 次，每次 1 袋；11 岁以上：每日 3 次，每次 1 袋；乳母：每日 2 次，每次 2 袋。

（8）生产厂家：广州桑园保健品有限公司。

77. 保健品名称：久久怡康牌钙加锌口服液

（1）批准文号：国食健字 G20060821。

（2）保健功能：补充钙、锌、维生素 D。

（3）适宜人群：需要补充钙、锌、维生素 D 的 4～10 岁的儿童、成人、中晚期孕妇及哺乳期妇女。

（4）不适宜人群：苯丙酮尿症者。

（5）功效成分/标志性成分含量：每支含：钙 188mg、锌 3. 12mg、维生素 D 1. 93μg

（6）主要原料：葡萄糖酸钙、乳酸钙、乳酸锌、维生素 D、乳酸、阿斯巴甜（含苯丙氨酸）、橙香精、纯净水。

（7）食用方法及食用量：口服，4～10 岁儿童、成人每日 1 次，每次 2 支；中晚期孕妇及哺乳期妇女每日1次，每次3支。

（8）生产厂家：哈尔滨怡康药业有限公司。

78. 保健品名称：中科牌维生素E软胶囊

（1）批准文号：国食健字G20050978。

（2）保健功能：补充维生素E。

（3）适宜人群：需要补充维生素E的成年人。

（4）不适宜人群：无。

（5）功效成分/标志性成分含量：每粒含：维生素E 10.4～23.4mg。

（6）主要原料：小麦胚芽油、维生素E、明胶、甘油、纯净水。

（7）食用方法及食用量：每日2次，每次1粒。

（8）生产厂家：南京中科生化技术有限公司。

79. 保健品名称：天邦牌奥铁口服液

（1）批准文号：国食健字G20060231。

（2）保健功能：补充铁。

（3）适宜人群：需要补充铁的成人。

（4）不适宜人群：无。

（5）功效成分/标志性成分含量：每支含：铁1.98mg。

（6）主要原料：葡萄糖酸亚铁、柠檬酸、白砂糖、纯化水。

（7）食用方法及食用量：每日3次，每次1支。

（8）生产厂家：江西天邦药业有限公司。

80. 保健品名称：维能牌维多力片

（1）批准文号：国食健字G20060729。

（2）保健功能：补充多种维生素及矿物质。

（3）适宜人群：需要补充多种维生素及矿物质的成年男性。

（4）不适宜人群：无。

（5）功效成分/标志性成分含量：每片含：锌8.7mg、铁7.4mg、硒24μg、维生素D 6.7μg、维生素B_1 679.0μg、维生素A 382.9μg、维生素B_2 679.4μg、维生素B_6 408.5μg、维生素C 57.9mg、烟酸7.01mg、泛酸钙2.39mg、叶酸189.1μg。

（6）主要原料：维生素A、维生素C、维生素D、维生素B_1、维生素B_2、维生素B_6、泛酸钙、烟酸、叶酸、亚硒酸钠、硫酸亚铁、硫酸锌、糊精、微晶纤维素、硬脂酸镁、羟丙甲纤维素、柠檬黄、日落黄。

（7）食用方法及食用量：每日1次，每次1片。

（8）生产厂家：陕西安泰堂生物医药工程有限公司。

81. 保健品名称：迪卡维牌多维他口服液

（1）批准文号：国食健字G20060208。

（2）保健功能：补充多种维生素及矿物质。

（3）适宜人群：需要补充多种维生素及矿物质的成人。

（4）不适宜人群：无。

（5）功效成分/标志性成分含量：每支含：维生素B_1 0.4mg、维生素B_2 0.39mg、维

生素 B_6 0.39mg、维生素 B_{12} 0.5μg、维生素 C 20.6mg、烟酸 2.9mg、铁 2.8mg、锌 3.4mg、硒 10.01μg。

(6) 主要原料：葡萄糖酸亚铁、葡萄糖酸锌、硒化卡拉胶、维生素 B_1、维生素 B_2、维生素 B_6、维生素 B_{12}、维生素 C、烟酸、乳酸、白砂糖、纯化水。

(7) 食用方法及食用量：每日 3 次，每次 1 支。

(8) 生产厂家：南昌草珊瑚实业有限公司、江西同绿生物医药有限公司。

82. 保健品名称：雪靓牌血红素铁片

(1) 批准文号：国食健字 G20060359。

(2) 保健功能：补充铁。

(3) 适宜人群：需要补充铁者。

(4) 不适宜人群：无

(5) 功效成分/标志性成分含量：每片含：铁 5.00mg。

(6) 主要原料：血红素铁、白砂糖、淀粉、硬脂酸镁。

(7) 食用方法及食用量：儿童：每日 1 次，每次 1 片；11 岁以上人群：每日 2 次，每次 1 片。

(8) 生产厂家：南昌草珊瑚实业有限公司、江西同绿生物医药有限公司。

83. 保健品名称：康寿益佰牌普硒康口服液

(1) 批准文号：每日 1 次，每次 30ml。

(2) 保健功能：补充硒。

(3) 适宜人群：需要补充硒的成人。

(4) 不适宜人群：无。

(5) 功效成分/标志性成分含量：每 100ml 含：硒 86.19μg。

(6) 主要原料：硒化卡拉胶、柠檬酸、甜蜜素、纯化水。

(7) 食用方法及食用量：每日 1 次，每次 30ml。

(8) 生产厂家：南昌草珊瑚实业有限公司、江西同绿生物医药有限公司。

84. 保健品名称：江绿金维牌维生素 CE 泡腾片

(1) 批准文号：国食健字 G20060731。

(2) 保健功能：补充维生素 C、维生素 E。

(3) 适宜人群：需要补充维生素 C、维生素 E 的成人。

(4) 不适宜人群：无。

(5) 功效成分/标志性成分含量：每片含：维生素 C 28.32mg、维生素 E 5.24mg。

(6) 主要原料：维生素 C、维生素 E 、柠檬酸、碳酸氢钠、乳糖、甜橙香精、日落黄、甜菊糖苷、聚维酮 K30、聚乙二醇 6000。

(7) 食用方法及食用量：每日 2 次，每次 1 片；将 1 片泡腾片投入约 200ml 凉（温）开水中。

(8) 生产厂家：江西天天草珊瑚药业有限公司、江西江绿药业有限公司。

85. 保健品名称：江绿牌钙铁锌多维营养素口服液（孕妇型）

(1) 批准文号：国食健字 G20060632。

(2) 保健功能：补维生素 B_1、维生素 B_2、维生素 B_6、钙、铁、锌。

(3) 适宜人群：需要补充维生素 B_1、维生素 B_2、维生素 B_6、钙、铁、锌的孕中期妇女。

(4) 不适宜人群：无。

(5) 功效成分/标志性成分含量：每支含：钙 130. 8mg、铁 4. 7mg、锌 3. 3mg、维生素 B_1 0. 18mg、维生素 B_2 0. 20mg、维生素 B_6 0. 36mg。

(6) 主要原料：葡萄糖酸钙、乳酸钙、葡萄糖酸亚铁、葡萄糖酸锌、维生素 B_1、维生素 B_2、维生素 B_6、乳酸、白砂糖、纯化水。

(7) 食用方法及食用量：每日 3 次，每次 1 支。

(8) 生产厂家：江西天天草珊瑚药业有限公司、江西江绿药业有限公司。

86. 保健品名称：天成元牌天然维生素 E 胶丸

(1) 批准文号：国食健字 G20070189。

(2) 保健功能：补充维生素 E。

(3) 适宜人群：需要补充维生素 E 的中老年人。

(4) 不适宜人群：少年儿童。

(5) 功效成分/标志性成分含量：每粒含：维生素 E 100. 0mg。

(6) 主要原料：天然维生素 E、葵花籽油、明胶、甘油、纯净水。

(7) 食用方法及食用量：每日 1 次，每次 1 粒。

(8) 生产厂家：陕西天成元生物制品有限公司。

87. 保健品名称：宇露牌多维他口服液

(1) 批准文号：国食健字 G20070174。

(2) 保健功能：补充多种维生素及矿物质。

(3) 适宜人群：需要补充多种维生素及矿物质的成人。

(4) 不适宜人群：无。

(5) 功效成分/标志性成分含量：每支含：铁 2. 98mg、锌 2. 98mg、硒 6. 42μg、维生素 B_1 0. 17mg、维生素 B_2 0. 22mg、维生素 B_6 0. 23mg、维生素 C 11. 5mg。

(6) 主要原料：葡萄糖酸亚铁、葡萄糖酸锌、硒化卡拉胶、维生素 B_1、维生素 B_2、维生素 B_6、维生素 C、柠檬酸、D-异抗坏血酸钠、白砂糖、水。

(7) 食用方法及食用量：每日 3 次，每次 1 支。

(8) 生产厂家：江西康医医药生物技术有限公司。

88. 保健品名称：纽倍乐牌钙软胶囊

(1) 批准文号：国食健字 G20070204。

(2) 保健功能：补钙。

(3) 适宜人群：需要补钙的成年人。

(4) 不适宜人群：无。

(5) 功效成分/标志性成分含量：每粒含：钙 245mg。

(6) 主要原料：碳酸钙、植物油、明胶、甘油、水。

(7) 食用方法及食用量：每日 1 次，每次 2 粒。

(8) 生产厂家：深圳市永富兴商贸有限公司。

89. 保健品名称：天邦牌善维口服液

（1）批准文号：国食健字 G20060201。

（2）保健功能：补充维生素 B_1、维生素 B_2、维生素 C。

（3）适宜人群：11 岁以上需要补充维生素 B_1、维生素 B_2、维生素 C 者。

（4）不适宜人群：无。

（5）功效成分/标志性成分含量：每支含：维生素 B_1 0.35mg、维生素 B_2 0.35mg、维生素 C 20.4mg。

（6）主要原料：维生素 B_1、维生素 B_2、维生素 C、柠檬酸、白砂糖、纯化水。

（7）食用方法及食用量：11 岁以上少年儿童：每日 2 次，每次 1 支；成人：每日 3 次，每次 1 支。

（8）生产厂家：江西天邦药业有限公司。

90. 保健品名称：三泰牌补铁口服液

（1）批准文号：国食健字 G20060172。

（2）保健功能：补充铁。

（3）适宜人群：需要补充铁者。

（4）不适宜人群：无。

（5）功效成分/标志性成分含量：每支含：铁 3.35mg。

（6）主要原料：葡萄糖酸亚铁、柠檬酸、白砂糖、纯化水。

（7）食用方法及食用量：少年儿童：每日 2 次，每次 1 支；成年人：每日 3 次，每次 1 支。

（8）生产厂家：江西樟树市三泰药业有限公司。

91. 保健品名称：嵩珍牌天然维生素 E 软胶囊

（1）批准文号：国食健字 G20060683。

（2）保健功能：补充维生素 E。

（3）适宜人群：需要补充维生素 E 的成年人。

（4）不适宜人群：无。

（5）功效成分/标志性成分含量：每粒含：维生素 E 98.8mg。

（6）主要原料：天然维生素 E、大豆油、甘油、水、明胶。

（7）食用方法及食用量：每日 1 粒。

（8）生产厂家：中健行集团有限公司。

92. 保健品名称：嵩珍牌天然 β-胡萝卜素软胶囊

（1）批准文号：国食健字 G20060680。

（2）保健功能：补充 β-胡萝卜素。

（3）适宜人群：需要补充 β-胡萝卜素的成年人。

（4）不适宜人群：少年儿童。

（5）功效成分/标志性成分含量：每粒含：β-胡萝卜素 3.01mg。

（6）主要原料：天然 β-胡萝卜素、大豆油、甘油、明胶、水、钛白粉、胭脂红。

（7）食用方法及食用量：每日 1 粒。

（8）生产厂家：中健行集团有限公司。

93. 保健品名称：生命维他牌多维元素片（妇女型）

（1）批准文号：国食健字 G20070205。

（2）保健功能：补充多种维生素及矿物质。

（3）适宜人群：需要补充多种维生素及矿物质的成年女性。

（4）不适宜人群：无。

（5）功效成分/标志性成分含量：每片含：维生素 C 25mg、烟酸 4mg、维生素 E 4.5mg、泛酸 1.5mg、维生素 B_1 0.4mg、维生素 B_2 0.4mg、维生素 B_6 0.4mg、维生素 A 0.2mg、叶酸 0.1mg、生物素 7.5μg、维生素 D 1.5μg、钙 0.2g、镁 0.07g、锌 2.25mg、铁 6mg、硒 10μg。

（6）主要原料：维生素 A、维生素 D、维生素 E、维生素 B_1、维生素 B_2、维生素 B_6、维生素 B_{12}、烟酸、叶酸、泛酸、生物素、维生素 C、碳酸钙、氧化镁、乳酸亚铁、葡萄糖酸锌、亚硒酸钠、乳糖、微晶纤维素、硬脂酸镁。

（7）食用方法及食用量：每日 2 片。

（8）生产厂家：浙江华立生命科技有限公司。

94. 保健品名称：生命维他牌多维元素片（儿童型）

（1）批准文号：国食健字 G20070221。

（2）保健功能：补充多种维生素及矿物质。

（3）适宜人群：需要补充多种维生素及矿物质的 4~14 岁少年儿童。

（4）不适宜人群：无。

（5）功效成分/标志性成分含量：每片含：维生素 C 20mg、烟酸 2.25mg、泛酸 1mg、维生素 B_1 0.2mg、维生素 B_2 0.2mg、维生素 B_6 0.2mg、维生素 D 1.56μg、维生素 B_{12} 0.36μg、维生素 A 0.15mg、叶酸 60μg、钙 0.21g、锌 4mg、铁 4mg、硒 7.5μg。

（6）主要原料：维生素 A、维生素 D、维生素 B_1、维生素 B_2、维生素 B_6、维生素 B_{12}、烟酸、叶酸、泛酸、维生素 C、碳酸钙、乳酸亚铁、葡萄糖酸锌、亚硒酸钠、木糖醇、甘露醇、淀粉、柠檬酸、甜橙香精、微晶纤维素、硬脂酸镁。

（7）食用方法及食用量：每日 2 片，咀嚼食用。

（8）生产厂家：浙江华立生命科技有限公司。

95. 保健品名称：江绿金维牌多种维生素片

（1）批准文号：国食健字 G20060346。

（2）保健功能：补充多种维生素及矿物质。

（3）适宜人群：需要补充多种维生素及矿物质的成人。

（4）不适宜人群：无。

（5）功效成分/标志性成分含量：每片含：维生素 A 220.5μg、维生素 B_1 0.44mg、维生素 B_2 0.42mg、维生素 B_6 0.41mg、维生素 C 28mg、维生素 D 1.5μg、维生素 E 4.14mg、叶酸 123.1μg、铁 4.7mg、锌 4mg、硒 12.9μg。

（6）主要原料：维生素 A、维生素 B_1、维生素 B_2、维生素 B_6、维生素 C、维生素 D、维生素 E、叶酸、葡萄糖酸亚铁、葡萄糖酸锌、硒化卡拉胶、白砂糖、淀粉、硬脂酸镁、羟丙甲纤维素、聚乙二醇 4000、滑石粉、二氧化钛、棕氧化铁、红氧化铁。

（7）食用方法及食用量：每日 2 次，每次 1 片。

(8) 生产厂家：江西天天草珊瑚药业有限公司。

96. 保健品名称：江绿金维牌多维他口服液

(1) 批准文号：国食健字 G20060017。

(2) 保健功能：补充多种维生素及矿物质。

(3) 适宜人群：需要补充多种维生素及矿物质者。

(4) 不适宜人群：无。

(5) 功效成分/标志性成分含量：每支含：维生素 B_1 0.29mg、维生素 B_2 0.30mg、维生素 B_6 0.30mg、维生素 B_{12} 0.30μg、维生素 C 27.8mg、烟酸 3.19mg、铁 2.81mg、锌 2.76mg、硒 11.39μg。

(6) 主要原料：葡萄糖酸亚铁、葡萄糖酸锌、硒化卡拉胶、维生素 B_1、维生素 B_2、维生素 B_6、维生素 B_{12}、维生素 C、烟酸、乳酸、白砂糖、纯化水。

(7) 食用方法及食用量：每日 3 次，每次 1 支。

(8) 生产厂家：江西天天草珊瑚药业有限公司。

97. 保健品名称：江绿牌天天钙口服液

(1) 批准文号：国食健字 G20060088。

(2) 保健功能：补充钙。

(3) 适宜人群：需要补充钙者。

(4) 不适宜人群：婴幼儿。

(5) 功效成分/标志性成分含量：每支含：钙 112.6mg。

(6) 主要原料：葡萄糖酸钙、乳酸钙、乳酸、白砂糖、纯化水。

(7) 食用方法及食用量：每日 3 次，每次 1 支。

(8) 生产厂家：江西天天草珊瑚药业有限公司。

98. 保健品名称：天邦牌维硒口服液

(1) 批准文号：国食健字 G20060473。

(2) 保健功能：补充硒。

(3) 适宜人群：11 岁以上需要补充硒者。

(4) 不适宜人群：无。

(5) 功效成分/标志性成分含量：每支含：硒 14.01μg。

(6) 主要原料：硒化卡拉胶、柠檬酸、白砂糖、纯化水。

(7) 食用方法及食用量：每日 2 次，每次 1 支。

(8) 生产厂家：江西天邦药业有限公司。

99. 保健品名称：安尔日清牌天天钙片

(1) 批准文号：国食健字 G20060113。

(2) 保健功能：补充钙。

(3) 适宜人群：11 岁以上需要补充钙者。

(4) 不适宜人群：无。

(5) 功效成分/标志性成分含量：每片含：钙 470.4mg、维生素 D 2.6μg。

(6) 主要原料：碳酸钙、维生素 D、白砂糖、淀粉、硬脂酸镁。

(7) 食用方法及食用量：每日 1 次，每次 1 片，嚼食。

（8）生产厂家：江西大地医药保健品有限公司。

100. 保健品名称：三泰牌铁锌口服液

（1）批准文号：国食健字 G20060147。

（2）保健功能：补充铁、锌。

（3）适宜人群：需要补充铁、锌的少年儿童、成人。

（4）不适宜人群：婴幼儿。

（5）功效成分/标志性成分含量：每支含：铁 3.35mg、锌 3.74mg。

（6）主要原料：葡萄糖酸亚铁、葡萄糖酸锌、柠檬酸、白砂糖、纯化水。

（7）食用方法及食用量：少年儿童：每日 2 次，每次 1 支；成年人：每日 3 次，每次 1 支。

（8）生产厂家：江西樟树市三泰药业有限公司。

101. 保健品名称：雪靓牌补铁口服液

（1）批准文号：国食健字 G20060255。

（2）保健功能：补充铁。

（3）适宜人群：需要补充铁的成人。

（4）不适宜人群：无。

（5）功效成分/标志性成分含量：每支含：铁 3.3mg、维生素 C 22.3mg。

（6）主要原料：葡萄糖酸亚铁、维生素 C、柠檬酸、白砂糖、纯化水。

（7）食用方法及食用量：每日 3 次，每次 1 支。

（8）生产厂家：南昌草珊瑚实业有限公司、江西同绿生物医药有限公司。

102. 保健品名称：之雨牌无糖钙咀嚼片

（1）批准文号：国食健字 G20070060。

（2）保健功能：补充钙。

（3）适宜人群：4 岁以上需补充钙者。

（4）不适宜人群：无。

（5）功效成分/标志性成分含量：每片含：钙 315mg。

（6）主要原料：碳酸钙、葡萄糖酸钙、柠檬酸、阿斯巴甜（含苯丙氨酸）、甘露醇、柠檬黄、硬脂酸镁、羧甲基纤维素钠。

（7）食用方法及食用量：4 ~ 11 岁：每日 1 次，每次 1 片；11 岁以上及成人：每日 2 次，每次 1 片。

（8）生产厂家：河南天之雨生物科技有限公司。

103. 保健品名称：中灵牌葡萄糖酸锌口服液

（1）批准文号：国食健字 G20060570。

（2）保健功能：补充锌。

（3）适宜人群：1 ~ 7 岁需要补充锌的儿童。

（4）不适宜人群：无。

（5）功效成分/标志性成分含量：每支含：锌 2.42mg。

（6）主要原料：葡萄糖酸锌、白砂糖、纯化水。

（7）食用方法及食用量：每日 2 次，每次 1 支。

（8）生产厂家：江西中灵医药生物科技有限公司。

104. 保健品名称：同仁堂牌多种维生素软胶囊

（1）批准文号：国食健字 G20060827。

（2）保健功能：补充多种维生素。

（3）适宜人群：18 岁以上需要补充多种维生素者。

（4）不适宜人群：少年儿童。

（5）功效成分/标志性成分含量：每粒含：维生素 A 211μg、维生素 B_1 0.47mg、维生素 B_2 0.49mg、维生素 B_6 0.49mg、维生素 C 33mg、维生素 D 1.3μg、维生素 E 5mg、叶酸 126μg、烟酰胺 4.7mg、泛酸钙 1.36mg。

（6）主要原料：维生素 A、维生素 B_1、维生素 B_2、维生素 B_6、维生素 C、维生素 D、维生素 E、叶酸、烟酰胺、泛酸钙、柠檬酸钙、葡萄糖酸锌、大豆油、粉末磷脂、蜂蜡、β-胡萝卜素、明胶、尼泊金乙酯、二氧化钛、甘油、纯化水。

（7）食用方法及食用量：每日 2 次，每次 1 粒。

（8）生产厂家：北京同仁堂健康药业有限公司。

105. 保健品名称：林丰牌金维尔康多维他口服液

（1）批准文号：国食健字 G20060455。

（2）保健功能：补充多种维生素及矿物质。

（3）适宜人群：需要补充多种维生素及矿物质的成人。

（4）不适宜人群：无。

（5）功效成分/标志性成分含量：每支含：铁 2.6mg、锌 3.00mg、硒 14.1μg、维生素 B_1 0.24mg、维生素 B_2 0.24mg、维生素 B_6 0.25mg、维生素 C 14.6mg。

（6）主要原料：葡萄糖酸亚铁、葡萄糖酸锌、硒化卡拉胶、维生素 B_1、维生素 B_2、维生素 B_6、维生素 C、柠檬酸、白砂糖、纯化水。

（7）食用方法及食用量：每日 3 次，每次 1 支。

（8）生产厂家：江西林丰药业有限公司。

106. 保健品名称：天九 R 钙锌片

（1）批准文号：国食健字 G20050913。

（2）保健功能：补充钙、锌。

（3）适宜人群：4 岁以上需要补充钙、锌者。

（4）不适宜人群：无。

（5）功效成分/标志性成分含量：每片含：钙 99mg、锌 1.6mg、维生素 D 0.72μg。

（6）主要原料：醋酸钙、碳酸钙、葡萄糖酸锌、维生素 D、聚乙二醇、硬脂酸镁。

（7）食用方法及食用量：每日 2 次，每次 2 粒。

（8）生产厂家：北京天九药业有限公司。

107. 保健品名称：比比牌高钙片（儿童型）

（1）批准文号：国食健字 G20060583。

（2）保健功能：补充钙、维生素 D_3。

（3）适宜人群：11 岁以上需要补充钙、维生素 D_3 的儿童。

（4）不适宜人群：无。

（5）功效成分/标志性成分含量：每片含：钙 360mg、维生素 D_3 2.3μg。

（6）主要原料：碳酸钙、维生素 D_3、乳糖、淀粉、葡萄糖、微晶纤维素、甘露醇、羧甲基纤维素钠、柠檬酸、硬脂酸镁、阿斯巴甜（含苯丙氨酸）、柠檬黄、甜橙香精、牛奶香精。

（7）食用方法及食用量：每日 1 次，每次 1 片，咀嚼食用。

（8）生产厂家：四川佳能达攀西药业有限公司。

108. 保健品名称：三顺牌铁锌钙泡腾片

（1）批准文号：国食健字 G20060628。

（2）保健功能：补充铁、锌、钙、维生素 C。

（3）适宜人群：需要补充铁、锌、钙、维生素 C 的 1～11 岁儿童。

（4）不适宜人群：无。

（5）功效成分/标志性成分含量：每片含：维生素 C 16mg、铁 3.2mg、锌 2.8mg、钙 194.4mg。

（6）主要原料：维生素 C、葡萄糖酸亚铁、葡萄糖酸锌、碳酸钙、葡萄糖酸钙、柠檬酸、苹果酸、碳酸氢钠、乳糖、甜味素（含苯丙氨酸）、富马酸、柠檬黄、甜橙香精。

（7）食用方法及食用量：每日 2 次，每次 1 片，温水泡饮。

（8）生产厂家：深圳三顺制药有限公司。

109. 保健品名称：三顺牌维 C 佳钙泡腾片

（1）批准文号：国食健字 G20060682。

（2）保健功能：补充钙、维生素 C。

（3）适宜人群：需要补充钙、维生素 C 的成年人。

（4）不适宜人群：无。

（5）功效成分/标志性成分含量：每片含：维生素 C 77.4mg、钙 184.5mg。

（6）主要原料：维生素 C、碳酸钙、葡萄糖酸钙、柠檬酸、苹果酸、碳酸氢钠、乳糖、甜味素（含苯丙氨酸）、柠檬黄、富马酸、甜橙香精。

（7）食用方法及食用量：每日 2 次，每次 1 片，温水泡饮。

（8）生产厂家：深圳三顺制药有限公司。

110. 保健品名称：中灵牌铁锌钙口服液

（1）批准文号：国食健字 G20060679。

（2）保健功能：补充铁、锌、钙。

（3）适宜人群：18 岁以上需要补充铁、锌、钙者。

（4）不适宜人群：无。

（5）功效成分/标志性成分含量：每支含：钙 90.5mg、锌 3.17mg、铁 2.97mg。

（6）主要原料：乳酸钙、葡萄糖酸钙、葡萄糖酸亚铁、葡萄糖酸锌、白砂糖、纯化水。

（7）食用方法及食用量：每日 3 次，每次 1 支。

（8）生产厂家：江西中灵医药生物科技有限公司。

111. 保健品名称：生命维他牌多维元素片（中老年型）

（1）批准文号：国食健字 G20070208。

(2) 保健功能：补充多种维生素及矿物质。

(3) 适宜人群：需要补充维生素及矿物质的中老年人群。

(4) 不适宜人群：少年儿童。

(5) 功效成分/标志性成分含量：每片含：维生素 C 24.2mg、烟酸 4.0mg、泛酸 1.5mg、维生素 B_1 0.403mg、维生素 B_2 0.3888mg、维生素 B_6 0.405mg、维生素 A 0.198mg、叶酸 0.098mg、生物素 7.5μg、维生素 D 1.4μg、维生素 B_{12} 50μg、钙 198.5mg、镁 69.4mg、锌 2.19mg、铁 3.95mg、硒 9.6μg。

(6) 主要原料：维生素 A、维生素 D、维生素 B_1、维生素 B_2、维生素 B_6、维生素 B_{12}、维生素 C、烟酸、叶酸、泛酸、生物素、碳酸钙、乳酸亚铁、葡萄糖酸锌、氧化镁、亚硒酸钠、乳糖、微晶纤维素、硬脂酸镁。

(7) 食用方法及食用量：每日 2 片。

(8) 生产厂家：浙江华立生命科技有限公司。

二十一、抗疲劳类

1. 保健品名称：令达牌令达酒

(1) 批准文号：卫食健字（2000）第 0080 号。

(2) 保健功能：抗疲劳。

(3) 适宜人群：易疲劳者。

(4) 不适宜人群：少年儿童、妊娠期妇女、心脑血管疾病患者、肝肾功能不全者及酒精过敏者。

(5) 功效成分/标志性成分含量：每 100ml 中含：总黄酮 20mg。

(6) 主要原料：黄芪、淫羊藿、党参、枸杞子、白酒、蜂蜜。

(7) 食用方法及食用量：每日 2 次，每次 25 ~ 50ml，如有少量沉淀，摇匀后食用，不影响质量。

(8) 生产厂家：江西其雄医药保健研究所。

2. 保健品名称：金日牌西洋参含片（无糖型）

(1) 批准文号：国食健字 G20070282。

(2) 保健功能：缓解体力疲劳、增强免疫力。

(3) 适宜人群：易疲劳者、免疫力低下者。

(4) 不适宜人群：少年儿童。

(5) 功效成分/标志性成分含量：每 100g 含：总皂苷 1.5g。

(6) 主要原料：西洋参、山梨醇、硬脂酸镁。

(7) 食用方法及食用量：每日 3 次，每次 1.2g，含食。

(8) 生产厂家：厦门金日制药有限公司。

3. 保健品名称：梵芜牌氨基酸饮料

(1) 批准文号：国食健字 G20070336。

(2) 保健功能：缓解体力疲劳、提高缺氧耐受力。

(3) 适宜人群：易疲劳者、处于缺氧环境者。

(4) 不适宜人群：少年儿童。

（5）功效成分/标志性成分含量：每100ml含：氨基酸1.3g。

（6）主要原料：脯氨酸、盐酸赖氨酸、甘氨酸、酪氨酸、苏氨酸、亮氨酸、缬氨酸、苯丙氨酸、精氨酸、异亮氨酸、丙氨酸、谷氨酸、色氨酸、组氨酸、丝氨酸、蛋氨酸、天门冬氨酸、碳酸氢钠、白砂糖、柠檬酸、西柚香精、果胶、甜菊糖苷、海藻糖、水。

（7）食用方法及食用量：每日1罐，建议在运动前饮用。

（8）生产厂家：上海明治健康科技有限公司。

4. 保健品名称：苗博士牌参三七胶囊

（1）批准文号：卫食健字（2003）第0230号。

（2）保健功能：抗疲劳、耐缺氧。

（3）适宜人群：易疲劳者、处于缺氧环境者。

（4）不适宜人群：少年儿童。

（5）功效成分/标志性成分含量：每100g含：总皂苷（以人参皂苷Rb1）计2.71g。

（6）主要原料：西洋参、三七。

（7）食用方法及食用量：每日2次，每次2粒。

（8）生产厂家：遵义康神王生物科技有限公司。

5. 保健品名称：梵芜牌氨基酸饮料

（1）批准文号：国食健字G20070336。

（2）保健功能：缓解体力疲劳、提高缺氧耐受力。

（3）适宜人群：易疲劳者、处于缺氧环境者。

（4）不适宜人群：少年儿童。

（5）功效成分/标志性成分含量：每100ml含：氨基酸1.3g。

（6）主要原料：脯氨酸、盐酸赖氨酸、甘氨酸、酪氨酸、苏氨酸、亮氨酸、缬氨酸、苯丙氨酸、精氨酸、异亮氨酸、丙氨酸、谷氨酸、色氨酸、组氨酸、丝氨酸、蛋氨酸、天门冬氨酸、碳酸氢钠、白砂糖、柠檬酸、西柚香精、果胶、甜菊糖苷、海藻糖、水。

（7）食用方法及食用量：每日1罐，建议在运动前饮用。

（8）生产厂家：上海明治健康科技有限公司。

6. 保健品名称：宴宾牌绞股蓝白酒（大曲）

（1）批准文号：卫食健字（1997）第563号。

（2）保健功能：抗疲劳、耐缺氧。

（3）适宜人群：成年人。

（4）不适宜人群：未成年人、妊娠期妇女、心血管疾病患者、肝肾功能不全者及酒精过敏者。

（5）功效成分/标志性成分含量：每100ml含：绞股蓝皂苷45mg。

（6）主要原料：纯净水、高梁、小麦、绞股蓝。

（7）食用方法及食用量：每日1次，每次100ml。

（8）生产厂家：天津市绞股蓝酒业有限公司。

7. 保健品名称：复生元牌被毛孢景天胶囊

（1）批准文号：国食健字G20070247。

（2）保健功能：缓解体力疲劳。

（3）适宜人群：易疲劳者。

（4）不适宜人群：少年儿童。

（5）功效成分/标志性成分含量：每100g含：红景天苷391.0mg。

（6）主要原料：淫羊藿、女贞子、红景天、枸杞子、西洋参、蝙蝠蛾被毛孢菌丝体粉、糊精、硬脂酸镁。

（7）食用方法及食用量：每日2次，每次3粒。

（8）生产厂家：漯河龙藏生物科技有限公司。

8. 保健品名称：知蜂堂牌蜂王浆

（1）批准文号：国食健字G20070237。

（2）保健功能：缓解体力疲劳。

（3）适宜人群：易疲劳者。

（4）不适宜人群：少年儿童。

（5）功效成分/标志性成分含量：每100g含：10-羟基-2-癸烯酸1.4g。

（6）主要原料：蜂王浆。

（7）食用方法及食用量：每日1次，每次1杯。

（8）生产厂家：北京知蜂堂蜂产品有限公司。

9. 保健品名称：肖博士牌正点胶囊

（1）批准文号：国食健字G20070261。

（2）保健功能：缓解视疲劳。

（3）适宜人群：视力易疲劳者。

（4）不适宜人群：无。

（5）功效成分/标志性成分含量：每100g含：总黄酮166mg、粗多糖819mg。

（6）主要原料：枸杞子、菊花、熟地黄、山茱萸、白芍、葛根、淀粉。

（7）食用方法及食用量：每日2次，每次4粒。

（8）生产厂家：广州市澳大生物美容保健科技开发有限公司。

10. 保健品名称：生命健牌西洋参含片

（1）批准文号：卫食健字（2003）第0341号。

（2）保健功能：抗疲劳。

（3）适宜人群：易疲劳者。

（4）不适宜人群：少年儿童。

（5）功效成分/标志性成分含量：每100g含：总皂苷（以人参皂苷Re计）350mg。

（6）主要原料：西洋参、乳糖、甘露糖、淀粉。

（7）食用方法及食用量：每日2次，每次1片。

（8）生产厂家：济南生命力生物科技有限公司。

11. 保健品名称：五洲牌洋参胶囊

（1）批准文号：卫食健字（1997）第332号。

（2）保健功能：抗疲劳。

（3）适宜人群：易疲劳者。

（4）不适宜人群：少年儿童。

（5）功效成分/标志性成分含量：每100克含：人参总皂苷 ≥2500mg。

（6）主要原料：西洋参、淀粉、糊精。

（7）食用方法及食用量：每日4次，每次2粒。

（8）生产厂家：汕头市五洲健康食品有限公司。

12. 保健品名称：加华牌健生胶囊

（1）批准文号：卫食健字（2002）第0292号。

（2）保健功能：延缓衰老、抗疲劳。

（3）适宜人群：中老年人、易疲劳者。

（4）不适宜人群：少年儿童。

（5）功效成分/标志性成分含量：每100g中含：粗多糖1.2g、蛋白质28g、茶多酚11g。

（6）主要原料：黄精、海狗肾（含鞭）、茶多酚。

（7）食用方法及食用量：每日3次，每次1粒。

（8）生产厂家：海南加华海产生物制药有限公司。

13. 保健品名称：参牛牌西洋参保健饮料

（1）批准文号：国食健字G20070255。

（2）保健功能：缓解体力疲劳、增强免疫力。

（3）适宜人群：易疲劳者、免疫力低下者。

（4）不适宜人群：少年儿童。

（5）功效成分/标志性成分含量：每100ml含：总皂苷21mg。

（6）主要原料：西洋参提取物、木糖醇、柠檬酸、甜菊糖苷、水。

（7）食用方法及食用量：每日2罐。

（8）生产厂家：吉林金桐食品饮料有限公司。

14. 保健品名称：幸福元牌益力健胶囊

（1）批准文号：国食健字G20060377。

（2）保健功能：缓解体力疲劳、提高缺氧耐受力。

（3）适宜人群：易疲劳者、处于缺氧环境者。

（4）不适宜人群：少年儿童。

（5）功效成分/标志性成分含量：每100g含：红景天苷72.0mg、总皂苷0.90g、粗多糖0.2g。

（6）主要原料：红景天、刺五加、淫羊藿、补骨脂、枸杞子、桑椹、大枣、淀粉。

（7）食用方法及食用量：每日2次，每次4粒，温开水送服。

（8）生产厂家：深圳市月之韵实业有限公司、中国中医科学院医药保健品研制中心。

15. 保健品名称：奥蕾雅牌圣元胶囊

（1）批准文号：国食健字G20070181。

（2）保健功能：缓解体力疲劳。

（3）适宜人群：易疲劳者。

（4）不适宜人群：少年儿童。

（5）功效成分/标志性成分含量：每100g含：精氨酸33g、总皂苷3.25g。

(6) 主要原料：精氨酸、刺五加提取物、银杏叶提取物、葡萄籽提取物、枸杞子提取物、淀粉、硬脂酸镁。

(7) 食用方法及食用量：每日2次，每次1粒。

(8) 生产厂家：深圳市志中医药研究所。

16. 保健品名称：济祥牌斯伊茸胶囊

(1) 批准文号：国食健字G20050960。

(2) 保健功能：缓解体力疲劳。

(3) 适宜人群：易疲劳者。

(4) 不适宜人群：少年儿童。

(5) 功效成分/标志性成分含量：每100g含：总皂苷990mg、粗多糖180mg。

(6) 主要原料：西洋参、马鹿茸、枸杞子、山药、茯苓。

(7) 食用方法及食用量：每日2次，每次2粒。

(8) 生产厂家：大连济祥药业有限公司。

17. 保健品名称：嘉实牌参芪胶囊

(1) 批准文号：国食健字G20060468。

(2) 保健功能：缓解体力疲劳、增强免疫力。

(3) 适宜人群：易疲劳者、免疫力低下者。

(4) 不适宜人群：少年儿童。

(5) 功效成分/标志性成分含量：每100g含：总皂苷3.7g、粗多糖4.6g。

(6) 主要原料：人参、制何首乌、黄芪、淫羊藿、枸杞子、覆盆子、山药、黄精、茯苓。

(7) 食用方法及食用量：每日1次，每次2粒。

(8) 生产厂家：北京秦吉达科贸有限责任公司。

18. 保健品名称：金补牌复源口服液

(1) 批准文号：国食健字G20060772。

(2) 保健功能：缓解体力疲劳、增强免疫力。

(3) 适宜人群：易疲劳者、免疫力低下者。

(4) 不适宜人群：少年儿童。

(5) 功效成分/标志性成分含量：每100g含：粗多糖40mg、淫羊藿苷30mg。

(6) 主要原料：淫羊霍、黄芪、山药、杜仲、枸杞子、山楂、当归、茯苓、覆盆子、酸枣仁、蜂蜜、山梨酸钾、纯化水。

(7) 食用方法及食用量：每日早晚各1次，每次1支。

(8) 生产厂家：上海育生堂科技有限公司。

19. 保健品名称：润龙牌倍力乐胶囊

(1) 批准文号：国食健字G20070203。

(2) 保健功能：缓解体力疲劳。

(3) 适宜人群：易疲劳者。

(4) 不适宜人群：少年儿童。

(5) 功效成分/标志性成分含量：每100g含：总皂苷4.50g。

（6）主要原料：人参提取物、枸杞子提取物、黄精提取物、刺五加提取物、茯苓提取物。

（7）食用方法及食用量：每日 1 次，每次 2 粒。

（8）生产厂家：武汉润龙医药科技有限公司。

20. 保健品名称：巨日牌生力源口服液

（1）批准文号：国食健字 G20060360。

（2）保健功能：缓解体力疲劳。

（3）适宜人群：易疲劳者。

（4）不适宜人群：少年儿童。

（5）功效成分/标志性成分含量：每 100ml 含：总皂苷 21.1mg。

（6）主要原料：纯化水、白砂糖、人参、生地黄、酸枣仁、菟丝子、马鹿茸。

（7）食用方法及食用量：每日 2 次，每次 1 支。

（8）生产厂家：江西巨能生物制品有限公司。

21. 保健品名称：国医堂牌舒视片

（1）批准文号：国食健字 G20060497。

（2）保健功能：缓解视疲劳。

（3）适宜人群：视力易疲劳者。

（4）不适宜人群：无。

（5）功效成分/标志性成分含量：每 100g 含：粗多糖 890mg、β-胡萝卜素 171.8mg。

（6）主要原料：菊花、决明子、枸杞子、β-胡萝卜素、淀粉、羧甲淀粉钠、硬脂酸镁。

（7）食用方法及食用量：每日 2 次，每次 1 片。

（8）生产厂家：广东国医堂制药有限公司、北京国医堂保健食品有限公司。

22. 保健品名称：三也真品牌力鼎茶

（1）批准文号：国食健字 G20050414。

（2）保健功能：缓解体力疲劳。

（3）适宜人群：易疲劳者。

（4）不适宜人群：少年儿童。

（5）功效成分/标志性成分含量：每 100g 含：总皂苷 0.999g、粗多糖 300mg。

（6）主要原料：人参、马鹿茸、枸杞子、淫羊藿、刺五加、牛磺酸、绿茶。

（7）食用方法及食用量：每日 2 次，每次 1 袋。

（8）生产厂家：广东国医堂制药股份有限公司、北京国医堂保健食品有限公司、成都奥达康医药科技有限责任公司。

23. 保健品名称：力创牌圣力达胶囊

（1）批准文号：国食健字 G20070177。

（2）保健功能：缓解体力疲劳。

（3）适宜人群：易疲劳者。

（4）不适宜人群：少年儿童。

（5）功效成分/标志性成分含量：每 100g 含：总皂苷 698.0mg、粗多糖 160.0mg。

（6）主要原料：红景天、黄芪、枸杞子、女贞子、硬脂酸镁、糊精。

（7）食用方法及食用量：每日3次，每次2粒。

（8）生产厂家：呼和浩特市回民区锡林北路益康保健品经销店、北京力创恒业医药生物科技开发有限公司。

24. 保健品名称：藏朵拉牌明菊胶囊

（1）批准文号：国食健字G20060270。

（2）保健功能：缓解视疲劳。

（3）适宜人群：视力易疲劳的青少年。

（4）不适宜人群：无。

（5）功效成分/标志性成分含量：每100g含：牛磺酸13.03g、β-胡萝卜素10.02mg。

（6）主要原料：菊花、决明子、枸杞子、牛磺酸、β-胡萝卜素、淀粉。

（7）食用方法及食用量：每日2次，每次3粒。

（8）生产厂家：河北路德医疗器械有限公司。

25. 保健品名称：古草牌枸杞含片

（1）批准文号：国食健字G20060553。

（2）保健功能：缓解体力疲劳。

（3）适宜人群：易疲劳者。

（4）不适宜人群：少年儿童、孕妇。

（5）功效成分/标志性成分含量：每100g含：总皂苷4.01g、红景天苷0.17g。

（6）主要原料：人参、黄精、枸杞子、红景天、山药、淀粉、糊精。

（7）食用方法及食用量：每日1次，每次1片。

（8）生产厂家：北京太和堂保健食品厂。

26. 保健品名称：元邦R康乐大宝胶囊

（1）批准文号：卫食健字（2003）第0293号。

（2）保健功能：抗疲劳、延缓衰老。

（3）适宜人群：易疲劳者、中年老人。

（4）不适宜人群：少年儿童。

（5）功效成分/标志性成分含量：每100g含：总皂苷（以人参皂苷Rb1计）3.17g、10-羟基-2-癸烯酸300.20mg。

（6）主要原料：人参、蜂王浆冻干粉、三七、马鹿茸。

（7）食用方法及食用量：每日2次，每次2粒；早晚吞食。

（8）生产厂家：浙江康恩贝集团医疗保健品有限公司。

27. 保健品名称：自由神牌西洋参软胶囊

（1）批准文号：卫食健字（2003）第0215号。

（2）保健功能：抗疲劳。

（3）适宜人群：易疲劳者。

（4）不适宜人群：少年儿童。

（5）功效成分/标志性成分含量：每100g含：总皂苷（以人参皂苷Re计）5.99g。

（6）主要原料：西洋参、植物油。

（7）食用方法及食用量：每日2次，每次1粒。

（8）生产厂家：北京国医堂保健食品有限公司、广东国医堂制药有限公司。

28. 保健品名称：爱士勃牌普里奥软胶囊

（1）批准文号：国食健字G20070195。

（2）保健功能：缓解体力疲劳。

（3）适宜人群：易疲劳者。

（4）不适宜人群：少年儿童。

（5）功效成分/标志性成分含量：每100g含：总皂苷810mg、蛋白质1.2g。

（6）主要原料：人参提取物、刺五加提取物、蛤蟆油粉、黄精提取物、枸杞子提取物、植物油、明胶、甘油、水。

（7）食用方法及食用量：每日2次，每次2粒。

（8）生产厂家：武汉普莱格医药生物科技有限公司、海南生福堂生物科技有限公司。

29. 保健品名称：爱力森牌鲨参恒力软胶囊

（1）批准文号：国食健字G20060709。

（2）保健功能：缓解体力疲劳。

（3）适宜人群：易疲劳者。

（4）不适宜人群：少年儿童。

（5）功效成分/标志性成分含量：每100g含：角鲨烯30.2g、总皂苷1.43g、10-羟基-2-癸烯酸0.17g。

（6）主要原料：角鲨烯、蜂王浆冻干粉、西洋参提取物、大豆油、蜂蜡、明胶、甘油、纯化水、棕氧化铁。

（7）食用方法及食用量：每日1次，每次2粒，睡前服用。

（8）生产厂家：上海赫尔伯生物科技有限公司。

30. 保健品名称：御生堂牌力元胶囊

（1）批准文号：国食健字G20040810。

（2）保健功能：抗疲劳、耐缺氧。

（3）适宜人群：易疲劳者、处于缺氧环境者。

（4）不适宜人群：少年儿童。

（5）功效成分/标志性成分含量：每100g含：总皂苷2.2g、总黄酮1.2g。

（6）主要原料：人参、麦冬、银杏叶。

（7）食用方法及食用量：每日2次，每次2粒。

（8）生产厂家：北京御生堂制药有限公司。

31. 保健品名称：康富来牌铁皮石斛西洋参颗粒

（1）批准文号：国食健字G20060770。

（2）保健功能：缓解体力疲劳、增强免疫力。

（2）适宜人群：易疲劳者、免疫力低下者。

（4）不适宜人群：少年儿童。

（5）功效成分/标志性成分含量：每100g含：粗多糖400mg、总皂苷300mg。

（6）主要原料：铁皮石斛、西洋参、木糖醇。

(7) 食用方法及食用量：每日 2 次，每次 1 袋，温开水冲服。

(8) 生产厂家：佛山市顺德康富来保健品有限公司。

32. 保健品名称：百理王牌参加胶囊

(1) 批准文号：国食健字 G20070194。

(2) 保健功能：缓解体力疲劳。

(3) 适宜人群：易疲劳者。

(4) 不适宜人群：少年儿童。

(5) 功效成分/标志性成分含量：每 100g 含：总皂苷 4.47g。

(6) 主要原料：西洋参提取物、刺五加、枸杞子、山药、山茱萸。

(7) 食用方法及食用量：每日 1 次，每次 2 粒。

(8) 生产厂家：武汉百理王生物工程有限公司。

33. 保健品名称：维佳牌芪戟康胶囊

(1) 批准文号：国食健字 G20070191。

(2) 保健功能：缓解体力疲劳。

(3) 适宜人群：易疲劳者。

(4) 不适宜人群：少年儿童、孕妇。

(5) 功效成分/标志性成分含量：每 100g 含：粗多糖 300mg、总皂苷 600mg。

(6) 主要原料：黄芪、枸杞子、巴戟天、丹参、人参。

(7) 食用方法及食用量：每日 2 次，每次 3 粒。

(8) 生产厂家：陕西西大绿云生物医药科技有限公司。

34. 保健品名称：中科牌人参果胶囊

(1) 批准文号：国食健字 G20060265。

(2) 保健功能：缓解体力疲劳。

(3) 适宜人群：易疲劳者。

(4) 不适宜人群：少年儿童。

(5) 功效成分/标志性成分含量：每 100g 含：人参皂苷 28.2g。

(6) 主要原料：人参果提取物。

(7) 食用方法及食用量：每日 1 粒。

(8) 生产厂家：南京中科生化技术有限公司。

35. 保健品名称：斯特龙牌西洋参含片

(1) 批准文号：国食健字 G20060793。

(2) 保健功能：缓解体力疲劳。

(3) 适宜人群：易疲劳者。

(4) 不适宜人群：少年儿童。

(5) 功效成分/标志性成分含量：每 100g 含：总皂苷 1.73g。

(6) 主要原料：西洋参、甘露醇、蔗糖、玉米淀粉、硬脂酸镁。

(7) 食用方法及食用量：每日 3 次，每次 1 片，含食。

(8) 生产厂家：厦门斯特龙保健品有限公司。

36. 保健品名称：融润牌蜂华口服液

（1）批准文号：国食健字 G20060645。

（2）保健功能：缓解体力疲劳。

（3）适宜人群：易疲劳者。

（4）不适宜人群：少年儿童。

（5）功效成分/标志性成分含量：每 100ml 含：总皂苷 41.0mg、10-羟基-α-癸烯酸 28.5mg。

（6）主要原料：西洋参、蜂王浆、木糖醇、柠檬酸、山梨酸钾、水。

（7）食用方法及食用量：每日 2 次，每次 1 瓶。

（8）生产厂家：黑龙江省维康生物工程有限公司。

37. 保健品名称：劲方牌元生软胶囊

（1）批准文号：国食健字 G20070207。

（2）保健功能：缓解体力疲劳、提高缺氧耐受力。

（3）适宜人群：易疲劳者、处于缺氧环境者。

（4）不适宜人群：少年儿童。

（5）功效成分/标志性成分含量：每 100g 含：总皂苷 1.72g、淫羊藿苷 1.42g。

（6）主要原料：绞股蓝提取物、淫羊藿提取物、人参提取物、小麦胚芽油、蜂蜡、明胶、甘油、蒸馏水。

（7）食用方法及食用量：每日 1 次，每次 2 粒。

（8）生产厂家：河北金汉方生物科技开发有限公司。

38. 保健品名称：怡生安康牌朗晴胶囊

（1）批准文号：国食健字 G20070013。

（2）保健功能：缓解视疲劳。

（3）适宜人群：视力易疲劳者。

（4）不适宜人群：无。

（5）功效成分/标志性成分含量：每 100g 含：粗多糖 9.8g、维生素 A 25.0mg。

（6）主要原料：枸杞子、决明子、欧洲越橘提取物、制何首乌、维生素 A、淀粉、硬脂酸镁。

（7）食用方法及食用量：每日 2 次，每次 1 粒。

（8）生产厂家：北京怡生安康生物科技有限公司。

39. 保健品名称：精力牌参加茸口服液

（1）批准文号：国食健字 G20060820。

（2）保健功能：缓解体力疲劳。

（3）适宜人群：易疲劳者。

（4）不适宜人群：少年儿童。

（5）功效成分/标志性成分含量：每 100ml 含：总皂苷 51.0mg、粗多糖 38.0mg、淫羊藿苷 4.89mg。

（6）主要原料：人参、熟地黄、枸杞子、肉桂、淫羊藿、马鹿茸、白砂糖、纯化水。

（7）食用方法及食用量：每日 2 次，每次 1 支。

(8) 生产厂家：南昌市福康生物科技开发有限公司。

40. 保健品名称：红牛维生素功能饮料（无糖型）

(1) 批准文号：卫食健字（1998）第080号。

(2) 保健功能：抗疲劳。

(3) 适宜人群：仅供成人。

(4) 不适宜人群：少年儿童。

(5) 功效成分/标志性成分含量：每250ml含：牛磺酸125mg、赖氨酸50mg、肌醇50mg、咖啡因50mg、维生素PP 10mg、维生素B_6 1mg、维生素B_{12} 3μg。

(6) 主要原料：水、柠檬酸、牛磺酸、赖氨酸、肌醇、咖啡因、维生素PP、维生素B_6、维生素B_{12}、糖精。

(7) 食用方法及食用量：直接饮用，建议每日2罐。

(8) 生产厂家：红牛维他命饮料有限公司。

41. 保健品名称：太乙参茶

(1) 批准文号：卫食健字（1997）第565号。

(2) 保健功能：抗疲劳。

(3) 适宜人群：易疲劳者。

(4) 不适宜人群：少年儿童。

(5) 功效成分/标志性成分含量：每100g中含：人参总皂苷≥0.2g。

(6) 主要原料：东北人参、太子参、橘红、茶叶。

(7) 食用方法及食用量：用开水冲泡后饮用，每日2次，每次1包。

(8) 生产厂家：哈尔滨市泓宝天然保健品有限责任公司。

42. 保健品名称：益美高牌小麦胚芽油胶囊

(1) 批准文号：卫食健字（2003）第0063号。

(2) 保健功能：抗疲劳。

(3) 适宜人群：易疲劳者。

(4) 不适宜人群：少年儿童。

(5) 功效成分/标志性成分含量：天然维生素E 2.52%、油酸24.6%、亚油酸56.5%、亚麻酸7.18%。

(6) 主要原料：小麦胚芽油。

(7) 食用方法及食用量：每日早晚各1次，每次2粒，餐前食用。

(8) 生产厂家：雅芳（中国）有限公司。

二十二、减肥类

1. 保健品名称：日清牌中长链脂肪酸食用油

(1) 批准文号：国食健字G20070365。

(2) 保健功能：减肥。

(3) 适宜人群：单纯性肥胖者。

(4) 不适宜人群：孕妇及哺乳期妇女。

(5) 功效成分/标志性成分含量：每100g含：中链脂肪酸11g。

（6）主要原料：中链脂肪酸油、低芥酸菜籽油、蔗糖脂肪酸酯。

（7）食用方法及食用量：可作为烹调油、凉拌油以及饭桌上调料油使用。每日15ml。

（8）生产厂家：上海日清油脂有限公司。

2. 保健品名称：海谷牌海妃胶囊

（1）批准文号：国食健字G20070249。

（2）保健功能：减肥。

（3）适宜人群：单纯性肥胖人群。

（4）不适宜人群：少年儿童、孕期及哺乳期妇女。

（5）功效成分/标志性成分含量：每100g含：左旋肉碱13.0g、不溶性膳食纤维42g。

（6）主要原料：决明子、茯苓、昆布、壳聚糖、左旋肉碱、魔芋精粉、螺旋藻粉、珍珠。

（7）食用方法及食用量：每日3次，每次3粒。

（8）生产厂家：西安创美药业有限公司。

3. 保健品名称：艾丽雅牌艾丽雅减肥胶囊

（1）批准文号：国食健字G20050203。

（2）保健功能：减肥。

（3）适宜人群：单纯性肥胖人群。

（4）不适宜人群：儿童、孕期及哺乳期妇女。

（5）功效成分/标志性成分含量：每100g含：总黄酮102mg、左旋肉碱4.8g、总蒽醌89.08mg。

（6）主要原料：薏苡仁、决明子、茯苓、泽泻、银杏叶、荷叶、左旋肉碱。

（7）食用方法及食用量：每日3次，每次2粒。

（8）生产厂家：湖北万邦药业有限公司。

4. 保健品名称：正隆牌荷农茶

（1）批准文号：国食健字G20070286。

（2）保健功能：减肥。

（3）适宜人群：单纯性肥胖人群。

（4）不适宜人群：孕期及哺乳期妇女。

（5）功效成分/标志性成分含量：每100g含：茶多酚3.23g、粗多糖0.10g。

（6）主要原料：绿茶、荷叶、茯苓、制何首乌、决明子、蜂蜜。

（7）食用方法及食用量：每日2次，每次1袋。

（8）生产厂家：上海赛娇美科贸有限公司。

5. 保健品名称：正隆牌荷农茶

（1）批准文号：国食健字G20070286。

（2）保健功能：减肥。

（3）适宜人群：单纯性肥胖人群。

（4）不适宜人群：孕期及哺乳期妇女。

（5）功效成分/标志性成分含量：每100g含：茶多酚3.23g、粗多糖0.10g。

（6）主要原料：绿茶、荷叶、茯苓、制何首乌、决明子、蜂蜜。

（7）食用方法及食用量：每日2次，每次1袋。

（8）生产厂家：上海赛娇美科贸有限公司。

6. 保健品名称：碧生源牌减肥胶囊

（1）批准文号：国食健字 G20040066。

（2）保健功能：减肥。

（3）适宜人群：单纯性肥胖人群。

（4）不适宜人群：孕期及哺乳期妇女、少年儿童。

（5）功效成分/标志性成分含量：每100g含：茶多酚2.12g、总蒽醌0.96g。

（6）主要原料：绿茶提取物、枳实提取物、熟大黄提取物、绿茶（粗粉）、微晶纤维素。

（7）食用方法及食用量：每日3次，每次3粒。

（8）生产厂家：北京澳特舒尔保健品开发有限公司、成都市金辰龙生物保健品有限公司。

7. 保健品名称：奥洁牌佳丽胶囊

（1）批准文号：国食健字 G20060425。

（2）保健功能：减肥。

（3）适宜人群：单纯性肥胖人群。

（4）不适宜人群：孕妇、少年儿童、慢性肠炎、腹泻者。

（5）功效成分/标志性成分含量：每100g含：L-肉碱9.11g、粗纤维3.12g、总蒽醌9.50mg。

（6）主要原料：泽泻、荷叶、生何首乌、魔芋粉、L-肉碱、丙酮酸钙。

（7）食用方法及食用量：每日3次，每次4粒。

（8）生产厂家：内蒙古惠丰药业有限公司。

8. 保健品名称：大印象牌减肥茶

（1）批准文号：卫食健字（1997）第104号。

（2）保健功能：减肥、调节血脂。

（3）适宜人群：单纯性肥胖人群、血脂偏高者。

（4）不适宜人群：少年儿童、孕妊期及哺乳期妇女。

（5）功效成分/标志性成分含量：每100g含：总皂苷4g，茶多酚3g。

（6）主要原料：茶叶、绞股蓝、石决明、罗汉果、番泻叶、金银花。

（7）食用方法及食用量：用1小包减肥茶1.4克，加170毫升热开水，浸泡5～10分钟，可连续浸泡2次饮用。开始饮用时，临睡前饮用最佳，每晚1小包，一个星期后早晚各1包效果更好。一个饮用周期45天。

（8）生产厂家：汕头大印象保健品有限公司。

9. 保健品名称：魔变牌减肥胶囊

（1）批准文号：国食健字 G20040310。

（2）保健功能：减肥。

（3）适宜人群：单纯性肥胖人群。

（4）不适宜人群：孕期及哺乳期妇女。

（5）功效成分/标志性成分含量：每100g含：原花青素5.55g、钙5.00g。
（6）主要原料：魔芋粉、何首乌、泽泻、荷叶、珍珠粉、葡萄籽提取物。
（7）食用方法及食用量：每日3次，每次3粒，饭前20分钟温开水送服。
（8）生产厂家：北京爱生堂医药研究中心。

10. 保健品名称：伊美娜牌伊人秀胶囊

（1）批准文号：国食健字G20060499。
（2）保健功能：减肥、通便。
（3）适宜人群：单纯性肥胖人群、便秘者。
（4）不适宜人群：孕期及哺乳期妇女。
（5）功效成分/标志性成分含量：每100g含：总黄酮95.6mg、L－肉碱35.3g。
（6）主要原料：荷叶、山楂、泽泻、决明子、郁李仁、桃仁、麦芽、莱菔子、左旋肉碱。
（7）食用方法及食用量：每日2次，每次2粒。
（8）生产厂家：陕西东大生化科技有限责任公司。

11. 保健品名称：美迪佳牌靓体胶囊

（1）批准文号：国食健字G20060755。
（2）保健功能：减肥。
（3）适宜人群：单纯性肥胖人群。
（4）不适宜人群：孕期及哺乳期妇女、少年儿童。
（5）功效成分/标志性成分含量：每100g含：总黄酮242mg、左旋肉碱4.02g
（6）主要原料：决明子、荷叶、薏苡仁、泽泻、银杏叶、当归、左旋肉碱。
（7）食用方法及食用量：每日2次，每次2粒。
（8）生产厂家：北京美迪佳科技有限公司。

12. 保健品名称：丽人牌妮可胶囊

（1）批准文号：国食健字G20070008。
（2）保健功能：减肥。
（3）适宜人群：单纯性肥胖人群。
（4）不适宜人群：少年儿童、孕妇及哺乳期妇女。
（5）功效成分/标志性成分含量：每100g含：总蒽醌69.0mg、左旋肉碱10.2g
（6）主要原料：荷叶、茯苓、决明子、泽泻、薏苡仁、枳实、左旋肉碱。
（7）食用方法及食用量：每日2次，每次2粒。
（8）生产厂家：武汉百理王生物工程有限公司。

13. 保健品名称：深奥牌青秀胶囊

（1）批准文号：国食健字G20060736。
（2）保健功能：减肥。
（3）适宜人群：单纯性肥胖人群。
（4）不适宜人群：孕期及哺乳期妇女。
（5）功效成分/标志性成分含量：每100g含：L-肉碱0.68g、总蒽醌0.047g。
（6）主要原料：决明子、荷叶、山楂、海带、乌龙茶、L-肉碱。

(7) 食用方法及食用量：每日2次，每次3粒。

(8) 生产厂家：蓬莱深奥生物科技研究所。

14. 保健品名称：森健牌欣姿茶加伴侣

(1) 批准文号：卫食健字（1998）第023号。

(2) 保健功能：减肥。

(3) 适宜人群：肥胖人群。

(4) 不适宜人群：肥胖并发症的急发期、孕期与哺乳期妇女。

(5) 功效成分/标志性成分含量：无。

(6) 主要原料：何首乌、金老梅、灵芝、山楂、决明子。

(7) 食用方法及食用量：每次一袋茶加两粒胶囊，每日3~4次。饭前饮用效果较好，喝清为止。

(8) 生产厂家：大兴安岭北奇神保健品有限公司。

二十三、排铅类

1. 保健品名称：泰运牌尔康咀嚼片

(1) 批准文号：国食健字G20041310。

(2) 保健功能：促进排铅。

(3) 适宜人群：接触铅污染环境者。

(4) 不适宜人群：无。

(5) 功效成分/标志性成分含量：每100g含：硒0.19mg、锌171mg、钙2120mg。

(6) 主要原料：Kappa-硒化卡拉胶、鳗鱼粉、葡萄糖酸锌、葡萄糖酸钙、莱菔子提取物、乳糖、蔗糖、糊精、薄荷脑、阿斯巴甜（含苯丙氨酸）、鲜奶香精、硬脂酸镁。

(7) 食用方法及食用量：每日2次，每次1片，咀嚼食用，儿童减半。

(8) 生产厂家：上海泰运科技有限公司。

2. 保健品名称：修正牌清果口服液

(1) 批准文号：卫食健字（2003）第0393号。

(2) 保健功能：促进排铅。

(3) 适宜人群：接触铅污染环境者。

(4) 不适宜人群：孕妇、婴幼儿。

(5) 功效成分/标志性成分含量：每100ml含：乙二胺四乙酸铁钠518.55mg、谷胱甘肽81mg。

(6) 主要原料：谷胱甘肽、乙二胺四乙酸铁钠、聚葡萄糖、去离子水、山梨酸钾、苯甲酸钠。

(7) 食用方法及食用量：儿童及青少年，每日1次，每次10ml；成人，每日2次，每次10ml；如发现微量沉淀，请摇匀后饮用。

(8) 生产厂家：吉林修正生物工程有限公司。

二十四、祛痤疮类

1. 保健品名称：神火牌亮净软胶囊

（1）批准文号：国食健字 G20060148。

（2）保健功能：祛痤疮。

（3）适宜人群：有痤疮者。

（4）不适宜人群：儿童、孕产妇、哺乳期妇女及慢性腹泻者。

（5）功效成分/标志性成分含量：每 100g 含：总皂苷 3.61g、总蒽醌 0.06g、维生素 E 2.54g。

（6）主要原料：三七、苦丁茶、芦荟、维生素 E、花生油、明胶、甘油、纯化水、亮蓝、柠檬黄、二氧化钛。

（7）食用方法及食用量：每日 3 次，每次 2 粒。

（8）生产厂家：昆明圣火制药有限责任公司。

附篇 相关法规及参考值

附一：中华人民共和国食品卫生法

（1995年10月30日第八届全国人民代表大会常务委员会第十六次会议通过，1995年10月30日中华人民共和国主席令第五十九号公布，自1995年10月30日起施行）

第一章　总　　则

第一条　为保证食品卫生，防止食品污染和有害因素对人体的危害，保障人民身体健康，增强人民体质，制定本法。

第二条　国家实行食品卫生监督制度。

第三条　国务院卫生行政部门主管全国食品卫生监督管理工作。国务院有关部门在各自的职责范围内负责食品卫生管理工作。

第四条　凡在中华人民共和国领域内从事食品生产经营的，都必须遵守本法。本法适用于一切食品，食品添加剂，食品容器、包装材料和食品用工具、设备、洗涤剂、消毒剂；也适用于食品的生产经营场所、设施和有关环境。

第五条　国家鼓励和保护社会团体和个人对食品卫生的社会监督。对违反本法的行为，任何人都有权检举和控告。

第二章　食品的卫生

第六条　食品应当无毒、无害，符合应当有的营养要求，具有相应的色、香、味等感官性状。

第七条　专供婴幼儿的主、辅食品，必须符合国务院卫生行政部门制定的营养、卫生标准。

第八条　食品生产经营过程必须符合下列卫生要求：

（一）保持内外环境整洁，采取消除苍蝇、老鼠、蟑螂和其他有害昆虫及其孳生条件的措施，与有毒、有害场所保持规定的距离；

（二）食品生产经营企业应当有与产品品种、数量相适应的食品原料处理、加工、包装、贮存等厂房或者场所；

（三）应当有相应的消毒、更衣、盥洗、采光、照明、通风、防腐、防尘、防蝇、防鼠、洗涤、污水排放、存放垃圾和废弃物的设施；

（四）设备布局和工艺流程应当合理，防止待加工食品与直接入口食品、原料与成品交叉污染，食品不得接触有毒物、不洁物；

（五）餐具、饮具和盛放直接入口食品的容器，使用前必须洗净、消毒，炊具、用具用后必须洗净，保持清洁；

（六）贮存、运输和装卸食品的容器包装、工具、设备和条件必须安全、无害，保持清洁，防止食品污染；

（七）直接入口的食品应当有小包装或者使用无毒、清洁的包装材料；

（八）食品生产经营人员应当经常保持个人卫生，生产、销售食品时，必须将手洗净，穿戴清洁的工作衣、帽；销售直接入口食品时，必须使用售货工具；

（九）用水必须符合国家规定的城乡生活饮用水卫生标准；

（十）使用的洗涤剂、消毒剂应当对人体安全、无害。

对食品摊贩和城乡集市贸易食品经营者在食品生产经营过程中的卫生要求，由省、自治区、直辖市人民代表大会常务委员会根据本法作出具体规定。

第九条　禁止生产经营下列食品：

（一）腐败变质、油脂酸败、霉变、生虫、污秽不洁、混有异物或者其他感官性状异常，可能对人体健康有害的；

（二）含有毒、有害物质或者被有毒、有害物质污染，可能对人体健康有害的；

（三）含有致病性寄生虫、微生物的，或者微生物毒素含量超过国家限定标准的；

（四）未经兽医卫生检验或者检验不合格的肉类及其制品；

（五）病死、毒死或者死因不明的禽、畜、兽、水产动物等及其制品；

（六）容器包装污秽不洁、严重破损或者运输工具不洁造成污染的；

（七）掺假、掺杂、伪造，影响营养、卫生的；

（八）用非食品原料加工的，加入非食品用化学物质的或者将非食品当作食品的；

（九）超过保质期限的；

（十）为防病等特殊需要，国务院卫生行政部门或者省、自治区、直辖市人民政府专门规定禁止出售的；

（十一）含有未经国务院卫生行政部门批准使用的添加剂的或者农药残留超过国家规定容许量的；

（十二）其他不符合食品卫生标准和卫生要求的。

第十条 食品不得加入药物，但是按照传统既是食品又是药品的作为原料、调料或者营养强化剂加入的除外。

第三章 食品添加剂的卫生

第十一条 生产经营和使用食品添加剂，必须符合食品添加剂使用卫生标准和卫生管理办法的规定；不符合卫生标准和卫生管理办法的食品添加剂，不得经营、使用。

第四章 食品容器、包装材料和食品用工具、设备的卫生

第十二条 食品容器、包装材料和食品用工具、设备必须符合卫生标准和卫生管理办法的规定。

第十三条 食品容器、包装材料和食品用工具、设备的生产必须采用符合卫生要求的原材料。产品应当便于清洗和消毒。

第五章 食品卫生标准和管理办法的制定

第十四条 食品，食品添加剂，食品容器、包装材料，食品用工具、设备，用于清洗食品和食品用工具、设备的洗涤剂、消毒剂以及食品中污染物质、放射性物质容许量的国家卫生标准、卫生管理办法和检验规程，由国务院卫生行政部门制定或者批准颁发。

第十五条 国家未制定卫生标准的食品，省、自治区、直辖市人民政府可以制定地方卫生标准，报国务院卫生行政部门和国务院标准化行政主管部门备案。

第十六条 食品添加剂的国家产品质量标准中有卫生学意义的指标，必须经国务院卫生行政部门审查同意。农药、化肥等农用化学物质的安全性评价，必须经国务院卫生行政部门审查同意。屠宰畜、禽的兽医卫生检验规程，由国务院有关行政部门会同国务院卫生行政部门制定。

第六章 食品卫生管理

第十七条 各级人民政府的食品生产经营管理部门应当加强食品卫生管理工作，并对

执行本法情况进行检查。

各级人民政府应当鼓励和支持改进食品加工工艺，促进提高食品卫生质量。

第十八条 食品生产经营企业应当健全本单位的食品卫生管理制度，配备专职或者兼职食品卫生管理人员，加强对所生产经营食品的检验工作。

第十九条 食品生产经营企业的新建、扩建、改建工程的选址和设计应当符合卫生要求，其设计审查和工程验收必须有卫生行政部门参加。

第二十条 利用新资源生产的食品、食品添加剂的新品种，生产经营企业在投入生产前，必须提出该产品卫生评价和营养评价所需的资料；利用新的原材料生产的食品容器、包装材料和食品用工具、设备的新品种，生产经营企业在投入生产前，必须提出该产品卫生评价所需的资料。上述新品种在投入生产前还需提供样品，并按照规定的食品卫生标准审批程序报请审批。

第二十一条 定型包装食品和食品添加剂，必须在包装标识或者产品说明书上根据不同产品分别按照规定标出品名、产地、厂名、生产日期、批号或者代号、规格、配方或者主要成分、保质期限、食用或者使用方法等。食品、食品添加剂的产品说明书，不得有夸大或者虚假的宣传内容。

食品包装标识必须清楚，容易辨识。在国内市场销售的食品，必须有中文标识。

第二十二条 表明具有特定保健功能的食品，其产品及说明书必须报国务院卫生行政部门审查批准，其卫生标准和生产经营管理办法，由国务院卫生行政部门制定。

第二十三条 表明具有特定保健功能的食品，不得有害于人体健康，其产品说明书内容必须真实，该产品的功能和成分必须与说明书相一致，不得有虚假。

第二十四条 食品、食品添加剂和专用于食品的容器、包装材料及其他用具，其生产者必须按照卫生标准和卫生管理办法实施检验合格后，方可出厂或者销售。

第二十五条 食品生产经营者采购食品及其原料，应当按照国家有关规定索取检验合格证或者化验单，销售者应当保证提供。需要索证的范围和种类由省、自治区、直辖市人民政府卫生行政部门规定。

第二十六条 食品生产经营人员每年必须进行健康检查；新参加工作和临时参加工作的食品生产经营人员必须进行健康检查，取得健康证明后方可参加工作。

凡患有痢疾、伤寒、病毒性肝炎等消化道传染病（包括病原携带者），活动性肺结核，化脓性或者渗出性皮肤病以及其他有碍食品卫生的疾病的，不得参加接触直接入口食品的工作。

第二十七条 食品生产经营企业和食品摊贩，必须先取得卫生行政部门发放的卫生许可证方可向工商行政管理部门申请登记。未取得卫生许可证的，不得从事食品生产经营活动。

食品生产经营者不得伪造、涂改、出借卫生许可证。

卫生许可证的发放管理办法由省、自治区、直辖市人民政府卫生行政部门制定。

第二十八条 各类食品市场的举办者应当负责市场内的食品卫生管理工作，并在市场内设置必要的公共卫生设施，保持良好的环境卫生状况。

第二十九条 城乡集市贸易的食品卫生管理工作由工商行政管理部门负责，食品卫生监督检验工作由卫生行政部门负责。

第三十条 进口的食品，食品添加剂，食品容器、包装材料和食品用工具及设备，必须符合国家卫生标准和卫生管理办法的规定。

进口前款所列产品，由口岸进口食品卫生监督检验机构进行卫生监督、检验。检验合格的，方准进口。海关凭检验合格证书放行。

进口单位在申报检验时，应当提供输出国（地区）所使用的农药、添加剂、熏蒸剂等有关资料和检验报告。

进口第一款所列产品，依照国家卫生标准进行检验，尚无国家卫生标准的，进口单位必须提供输出国（地区）的卫生部门或者组织出具的卫生评价资料，经口岸进口食品卫生监督检验机构审查检验并报国务院卫生行政部门批准。

第三十一条 出口食品由国家进出口商品检验部门进行卫生监督、检验。

海关凭国家进出口商品检验部门出具的证书放行。

第七章 食品卫生监督

第三十二条 县级以上地方人民政府卫生行政部门在管辖范围内行使食品卫生监督职责。

铁道、交通行政主管部门设立的食品卫生监督机构，行使国务院卫生行政部门会同国务院有关部门规定的食品卫生监督职责。

第三十三条 食品卫生监督职责是：

（一）进行食品卫生监测、检验和技术指导；

（二）协助培训食品生产经营人员，监督食品生产经营人员的健康检查；

（三）宣传食品卫生、营养知识，进行食品卫生评价，公布食品卫生情况；

（四）对食品生产经营企业的新建、扩建、改建工程的选址和设计进行卫生审查，并参加工程验收；

（五）对食物中毒和食品污染事故进行调查，并采取控制措施；

（六）对违反本法的行为进行巡回监督检查；

（七）对违反本法的行为追查责任，依法进行行政处罚；

（八）负责其他食品卫生监督事项。

第三十四条 县级以上人民政府卫生行政部门设立食品卫生监督员。食品卫生监督员由合格的专业人员担任，由同级卫生行政部门发给证书。

铁道、交通的食品卫生监督员，由其上级主管部门发给证书。

第三十五条 食品卫生监督员执行卫生行政部门交付的任务。

食品卫生监督员必须秉公执法，忠于职守，不得利用职权谋取私利。

食品卫生监督员在执行任务时，可以向食品生产经营者了解情况，索取必要的资料，进入生产经营场所检查，按照规定无偿采样。生产经营者不得拒绝或者隐瞒。

食品卫生监督员对生产经营者提供的技术资料负有保密的义务。

第三十六条 国务院和省、自治区、直辖市人民政府的卫生行政部门，根据需要可以确定具备条件的单位作为食品卫生检验单位，进行食品卫生检验并出具检验报告。

第三十七条 县级以上地方人民政府卫生行政部门对已造成食物中毒事故或者有证据证明可能导致食物中毒事故的，可以对该食品生产经营者采取下列临时控制措施：

（一）封存造成食物中毒或者可能导致食物中毒的食品及其原料；

（二）封存被污染的食品用工具及用具，并责令进行清洗消毒。

经检验，属于被污染的食品，予以销毁；未被污染的食品，予以解封。

第三十八条 发生食物中毒的单位和接收病人进行治疗的单位，除采取抢救措施外，应当根据国家有关规定，及时向所在地卫生行政部门报告。

县级以上地方人民政府卫生行政部门接到报告后，应当及时进行调查处理，并采取控制措施。

第八章 法律责任

第三十九条 违反本法规定，生产经营不符合卫生标准的食品，造成食物中毒事故或者其他食源性疾患的，责令停止生产经营，销毁导致食物中毒或者其他食源性疾患的食品，没收违法所得，并处以违法所得一倍以上五倍以下的罚款；没有违法所得的，处以一千元以上五万元以下的罚款。

违反本法规定，生产经营不符合卫生标准的食品，造成严重食物中毒事故或者其他严重食源性疾患，对人体健康造成严重危害的，或者在生产经营的食品中掺入有毒、有害的非食品原料的，依法追究刑事责任。

有本条所列行为之一的，吊销卫生许可证。

第四十条 违反本法规定，未取得卫生许可证或者伪造卫生许可证从事食品生产经营活动的，予以取缔，没收违法所得，并处以违法所得一倍以上五倍以下的罚款；没有违法所得的，处以五百元以上三万元以下的罚款。涂改、出借卫生许可证的，收缴卫生许可证，没收违法所得，并处以违法所得一倍以上三倍以下的罚款；没有违法所得的，处以五百元以上一万元以下的罚款。

第四十一条 违反本法规定，食品生产经营过程不符合卫生要求的，责令改正，给予警告，可以处以五千元以下的罚款；拒不改正或者有其他严重情节的，吊销卫生许可证。

第四十二条 违反本法规定，生产经营禁止生产经营的食品的，责令停止生产经营，立即公告收回已售出的食品，并销毁该食品，没收违法所得，并处以违法所得一倍以上五倍以下的罚款；没有违法所得的，处以一千元以上五万元以下的罚款。情节严重的，吊销卫生许可证。

第四十三条 违反本法规定，生产经营不符合营养、卫生标准的专供婴幼儿的主、辅食品的，责令停止生产经营，立即公告收回已售出的食品，并销毁该食品，没收违法所得，并处以违法所得一倍以上五倍以下的罚款；没有违法所得的，处以一千元以上五万元以下的罚款。情节严重的，吊销卫生许可证。

第四十四条 违反本法规定，生产经营或者使用不符合卫生标准和卫生管理办法规定的食品添加剂、食品容器、包装材料和食品用工具、设备以及洗涤剂、消毒剂的，责令停止生产或者使用，没收违法所得，并处以违法所得一倍以上三倍以下的罚款；没有违法所得的，处以五千元以下的罚款。

第四十五条　违反本法规定，未经国务院卫生行政部门审查批准而生产经营表明具有特定保健功能的食品的，或者该食品的产品说明书内容虚假的，责令停止生产经营，没收违法所得，并处以违法所得一倍以上五倍以下的罚款；没有违法所得的，处以一千元以上五万元以下的罚款。情节严重的，吊销卫生许可证。

第四十六条　违反本法规定，定型包装食品和食品添加剂的包装标识或者产品说明书上不标明或者虚假标注生产日期、保质期限等规定事项的，或者违反规定不标注中文标识的，责令改正，可以处以五百元以上一万元以下的罚款。

第四十七条　违反本法规定，食品生产经营人员未取得健康证明而从事食品生产经营的，或者对患有疾病不得接触直接入口食品的生产经营人员，不按规定调离的，责令改正，可以处以五千元以下的罚款。

第四十八条　违反本法规定，造成食物中毒事故或者其他食源性疾患的，或者因其他违反本法行为给他人造成损害的，应当依法承担民事赔偿责任。

第四十九条　本法规定的行政处罚由县级以上地方人民政府卫生行政部门决定。本法规定的行使食品卫生监督权的其他机关，在规定的职责范围内，依照本法的规定作出行政处罚决定。

第五十条　当事人对行政处罚决定不服的，可以在接到处罚通知之日起十五日内向作出处罚决定的机关的上一级机关申请复议；当事人也可以在接到处罚通知之日起十五日内直接向人民法院起诉。

复议机关应当在接到复议申请之日起十五日内作出复议决定。当事人对复议决定不服的，可以在接到复议决定之日起十五日内向人民法院起诉。

当事人逾期不申请复议也不向人民法院起诉，又不履行处罚决定的，作出处罚决定的机关可以申请人民法院强制执行。

第五十一条　卫生行政部门违反本法规定，对不符合条件的生产经营者发放卫生许可证的，对直接责任人员给予行政处分；收受贿赂，构成犯罪的，依法追究刑事责任。

第五十二条　食品卫生监督管理人员滥用职权、玩忽职守、营私舞弊，造成重大事故，构成犯罪的，依法追究刑事责任；不构成犯罪的，依法给予行政处分。

第五十三条　以暴力、威胁方法阻碍食品卫生监督管理人员依法执行职务的，依法追究刑事责任；拒绝、阻碍食品卫生监督管理人员依法执行职务未使用暴力、威胁方法的，由公安机关依照治安管理处罚条例的规定处罚。

第九章　附　　则

第五十四条　本法下列用语的含义：

食品：指各种供人食用或者饮用的成品和原料以及按照传统既是食品又是药品的物品，但是不包括以治疗为目的的物品。

食品添加剂：指为改善食品品质和色、香、味，以及为防腐和加工工艺的需要而加入食品中的化学合成或者天然物质。

营养强化剂：指为增强营养成分而加入食品中的天然的或者人工合成的属于天然营养素范围的食品添加剂。

食品容器、包装材料：指包装、盛放食品用的纸、竹、木、金属、搪瓷、陶瓷、塑料、橡胶、天然纤维、化学纤维、玻璃等制品和接触食品的涂料。

食品用工具、设备：指食品在生产经营过程中接触食品的机械、管道、传送带、容器、用具、餐具等。

食品生产经营：指一切食品的生产（不包括种植业和养殖业）、采集、收购、加工、贮存、运输、陈列、供应、销售等活动。

食品生产经营者：指一切从事食品生产经营的单位或者个人，包括职工食堂、食品摊贩等。

第五十五条 出口食品的管理办法，由国家进出口商品检验部门会同国务院卫生行政部门和有关行政部门另行制定。

第五十六条 军队专用食品和自供食品的卫生管理办法由中央军事委员会依据本法制定。

第五十七条 本法自公布之日起施行。《中华人民共和国食品卫生法（试行）》同时废止。

附二：保健食品管理办法

（1996年3月15日卫生部令第46号发布）

第一章 总 则

第一条 为加强保健食品的监督管理，保证保健食品质量，根据《中华人民共和国食品卫生法》（下称《食品卫生法》）的有关规定，制定本办法。

第二条 本办法所称保健食品系指表明具有特定保健功能的食品。即适宜于特定人群食用，具有调节机体功能，不以治疗疾病为目的的食品。

第三条 国务院卫生行政部门（以下简称卫生部）对保健食品、保健食品说明书实行审批制度。

第二章 保健食品的审批

第四条 保健食品必须符合下列要求：

（一）经必要的动物和/或人群功能试验，证明其具有明确、稳定的保健作用；

（二）各种原料及其产品必须符合食品卫生要求，对人体不产生任何急性、亚急性或慢性危害；

（三）配方的组成及用量必须具有科学依据，具有明确的功效成分。如在现有技术条件下不能明确功能成分，应确定与保健功能有关的主要原料名称；

（四）标签、说明书及广告不得宣传疗效作用。

第五条 凡声称具有保健功能的食品必须经卫生部审查确认。研制者应向所在地的省级卫生行政部门提出申请。经初审同意后，报卫生部审批。卫生部对审查合格的保健食品发给《保健食品批准证书》，批准文号为“卫食健字（ ）第 号”。获得《保健食品批准证书》的食品准许使用卫生部规定的保健食品标志。

第六条 申请《保健食品批准证书》必须提交下列资料：

（一）保健食品申请表；

（二）保健食品的配方、生产工艺及质量标准；

（三）毒理学安全性评价报告；

（四）保健功能评价报告；

（五）保健食品的功效成分名单，以及功效成分的定性和/或定量检验方法、稳定性试验报告。因在现有技术条件下，不能明确功效成分的，则须提交食品中与保健功能相关的主要原料名单；

（六）产品的样品及其卫生学检验报告；

（七）标签及说明书（送审样）；

（八）国内外有关资料；

（九）根据有关规定或产品特性应提交的其他材料。

第七条 卫生部和省级卫生行政部门应分别成立评审委员会承担技术评审工作，委员会应由食品卫生、营养、毒理、医学及其他相关专业的专家组成。

第八条 卫生部评审委员会每年举行四次评审会，一般在每季度的最后一个月召开。经初审合格的全部材料必须在每季度第一个月底前寄到卫生部。卫生部根据评审意见，在评审后的30个工作日内，作出是否批准的决定。

卫生部评审委员会对申报的保健食品认为有必要复验的，由卫生部指定的检验机构进行复验。复验费用由保健食品申请者承担。

第九条 由两个或两个以上合作者共同申请同一保健食品时，《保健食品批准证书》共同署名，但证书只发给所有合作者共同确定的负责者。申请者，除提交本办法所列各项资料外，还应提交由所有合作者签章的负责者推荐书。

第十条 《保健食品批准证书》持有者可凭此证书转让技术或与他方共同合作生产。转让时，应与受让方共同向卫生部申领《保健食品批准证书》副本。申领时，应持《保健食品批准证书》，并提供有效的技术转让合同书。《保健食品批准证书》副本发放给受让方，受让方无权再进行技术转让。

第十一条 已由国家有关部门批准生产经营的药品，不得申请《保健食品批准证书》。

第十二条 进口保健食品时，进口商或代理人必须向卫生部提出申请。申请时，除提供第六条所需的材料外，还要提供出产国（地区）或国际组织的有关标准，以及生产、销售国（地区）有关卫生机构出具的允许生产或销售的证明。

第十三条 卫生部对审查合格的进口保健食品发放《进口保健食品批准证书》，取得《进口保健食品批准证书》的产品必须在包装上标注批准文号和卫生部规定的保健食品标志。

口岸进口食品卫生监督检验机构凭《进口保健食品批准证书》进行检验，合格后放行。

第三章 保健食品的生产经营

第十四条 在生产保健食品前，食品生产企业必须向所在地的省级卫生行政部门提出申请，经省级卫生行政部门审查同意并在申请者的卫生许可证上加注“保健食品”的许可项目后方可进行生产。

第十五条 申请生产保健食品时，必须提交下列资料：

（一）有直接管辖权的卫生行政部门发放的有效食品生产经营卫生许可证；

（二）《保健食品批准证书》正本或副本；

（三）生产企业制订的保健食品企业标准、生产企业卫生规范及制订说明；

（四）技术转让或合作生产的，应提交与《保健食品批准证书》的持有者签订的技术转让或合作生产的有效合同书；

（五）生产条件、生产技术人员、质量保证体系的情况介绍；

（六）三批产品的质量与卫生检验报告。

第十六条 未经卫生部审查批准的食品，不得以保健食品名义生产经营；未经省级卫生行政部门审查批准的企业，不得生产保健食品。

第十七条 保健食品生产者必须按照批准的内容组织生产，不得改变产品的配方、生产工艺、企业产品质量标准以及产品名称、标签、说明书等。

第十八条 保健食品的生产过程、生产条件必须符合相应的食品生产企业卫生规范或其他有关卫生要求。选用的工艺应能保持产品的功效成分的稳定性。加工过程中功效成分不损失，不破坏，不转化和不产生有害的中间体。

第十九条 应采用定型包装。直接与保健食品接触的包装材料或容器必须符合有关卫生标准或卫生要求。包装材料或容器及其包装方式应有利于保持保健食品功效成分的稳定。

第二十条 保健食品经营者采购保健食品时，必须索取卫生部发放的《保健食品批准证书》复印件和产品检验合格证。

采购进口保健食品应索取《进口保健食品批准证书》复印件及口岸进口食品卫生监督检验机构的检验合格证。

第四章 保健食品标签、说明书及广告宣传

第二十一条 保健食品标签和说明书必须符合国家有关标准和要求，并标明下列内容：

（一）保健作用和适宜人群；

（二）食用方法和适宜的食用量；

（三）贮藏方法；

（四）功效成分的名称及含量。因在现有技术条件下，不能明确功效成分的，则须标明与保健功能有关的原料名称；

（五）保健食品批准文号；

（六）保健食品标志；

（七）有关标准或要求所规定的其他标签内容。

第二十二条 保健食品的名称应当准确、科学，不得使用人名、地名、代号及夸大容易误解的名称，不得使用产品中非主要功效成分的名称。

第二十三条 保健食品的标签、说明书和广告内容必须真实，符合其产品质量要求，不得有暗示可使疾病痊愈的宣传。

第二十四条 严禁利用封建迷信进行保健食品的宣传。

第二十五条 未经卫生部按本办法审查批准的食品、不得以保健食品名义进行宣传。

第五章 保健食品的监督管理

第二十六条 根据《食品卫生法》以及卫生部有关规章和标准，各级卫生行政部门应加强对保健食品的监督、监测及管理。卫生部对已经批准生产的保健食品可以组织监督抽查，并向社会公布抽查结果。

第二十七条 卫生部可根据以下情况确定对已经批准的保健食品进行重新审查：

（一）科学发展后，对原来审批的保健食品的功能有认识上的改变；

（二）产品的配方、生产工艺以及保健功能受到可能有改变的质疑；

（三）保健食品监督监测工作需要。

经审查不合格或不接受重新审查者，由卫生部撤销其《保健食品批准证书》。合格者，原证书仍然有效。

第二十八条 保健食品生产经营者的一般卫生监督管理，按照《食品卫生法》及有关规定执行。

第六章 罚　　则

第二十九条 凡有下列情形之一者，由县级以上地方人民政府卫生行政部门按《食品卫生法》第四十五条进行处罚。

（一）未经卫生部按本办法审查批准，而以保健食品名义生产、经营的；

（二）未按保健食品批准进口，而以保健食品名义进行经营的；

（三）保健食品的名称、标签、说明书未按照核准内容使用的。

第三十条 保健食品广告中宣传疗效或利用封建迷信进行保健食品宣传的，按照国家工商行政管理局和卫生部《食品广告管理办法》的有关规定进行处罚。

第三十一条 违反《食品卫生法》或其他有关卫生要求的，依照相应规定进行处罚。

第七章 附　　则

第三十二条 保健食品标准和功能评价方法由卫生部制订并批准颁布。

第三十三条 保健食品的功能评价和检测、安全性毒理学评价由卫生部认定的检验机构承担。

第三十四条 本办法由卫生部解释。

第三十五条 本办法自1996年6月1日起实施，其他卫生管理办法与本办法不一致，以本办法为准。

附三：保健食品标识规定

（卫生监发［1996］第38号）

第一条 为了加强对保健食品标识和产品说明书的监督管理，根据《中华人民共和国食品卫生法》（以下简称《食品卫生法》）和《保健食品管理办法》的有关要求，特制定本规定。

第二条 本规定适用于在国内销售的一切国产和进口保健食品。

第三条 本规定所用定义如下：

保健食品：系指表明具有特定保健功能的食品。即适宜于特定人群食用，具有调节机体功能，不以治疗疾病为目的的食品。

功效成分：指保健食品中产生保健作用的组分。

食品标识：即通常所说的食品标签，包括食品包装上的文字、图形、符号以及说明物。借以显示或说明食品的特征、作用、保存条件与期限、食用人群与食用方法，以及其他有关信息。

最小销售包装：指销售过程中，以最小交货单元交付给消费者的食品包装。

主要展示版面：指消费者选购商品时，在包装标签上最容易看到或展示面积最大的表面，一般的食品销售包装至少有一个表面可用作主要展示版面。

信息版面：是紧接“主要展示版面”右侧的包装表面。如果因包装设计原因，紧接“主要展示版面”右侧的“信息版面”不能满足标签标示的要求（如折叠的包装袋）时，则“信息版面”可选择右侧版面右侧的下一个版面。

保健食品专用名称：表明保健食品的主要原料、产品物理形态、主要加工工艺等食品属性的名称。

保健食品作用名称：在保健食品名称中，用于表明保健食品主要作用的名称部分。

保健作用声明短语：以短语形式，对保健作用的简单介绍或描述。

第四条 保健食品标识与产品说明书的所有标识内容必须符合以下基本原则：

保健食品名称、保健作用、功效成分、适宜人群和保健食品批准文号必须与卫生部颁发的《保健食品批准证书》所载明的内容相一致。应科学、通俗易懂，不得利用封建迷信进行保健食品宣传。应与产品的质量要求相符，不得以误导性的文字、图形、符号描述或暗示某一保健食品或保健食品的某一性质与另一产品的相似或相同。不得以虚假、夸张或欺骗性的文字、图形、符号描述或暗示保健食品的保健作用，也不得描述或暗示保健食品具有治疗疾病的功用。

第五条 保健食品标识与产品说明书的标示方式必须符合以下基本原则：

保健食品标识不得与包装容器分开，所附的产品说明书应置于产品外包装内。各项标识内容应按本办法的规定标示于相应的版面内，当有一个“信息版面”不够时，可标于第二个“信息版面”。保健食品标识和产品的说明书的文字、图形、符号必须清晰、醒目、直观，易于辨认和识读。背景和底色应采用对比色。保健食品标识和产品的说明书的文字、图形、符号必须牢固、持久，不得在流通和食用过程中变得模糊甚至脱落。必须以规范的汉字为主要文字，可以同时使用汉语拼音、少数民族文字或外文，但必须与汉字内容有直接的对应关系，并书写正确。所使用的汉语拼音或外国文字不得大于相应的汉字。

计量单位必须采用国家法定的计量单位。

第六条 保健食品标识与产品说明书必须标示本《办法》附件所规定的各项内容，其标示方式必须符合本《办法》附件1所规定的相应要求。

第七条 凡保健食品标识和产品说明书的标示内容或标示方式不符合本《办法》者，依照《食品卫生法》第四十五、四十六条处罚。

第八条 本规定由卫生部负责解释。

第九条 本规定自颁布之日起实施。

附件1：保健食品标识与产品说明书的标示内容及其标示要求

保健食品标识和产品说明书必须标示以下内容，其标示方式应符合下列要求：

1. 保健食品名称

（1）必须采用表明保健食品真实属性的专用名称。当以原料或功效成分名称作为专用名称时，该原料或功效成分必须是产生主要保健作用的原料或功效成分之一。

（2）在采用表明保健食品真实属性的专用名称的同时，可使用能表明该保健食品保健作用的保健食品作用名称。当有多项保健作用时，可同时采用多个保健食品作用名称，也可采用能综合性地表明所有保健作用的保健食品作用名称。保健食品作用名称应是词组或短语。

（3）在采用表明保健食品真实属性的专用名称的同时，可使用“新创名称”“牌号名称”或“商标名称”还可同时使用按规定所采用的保健食品作用名称。

（4）当国家标准、行业标准中已规定了某食品的一个或几个名称时，应选用其中的一个。

（5）不得使用国家已规定使用的药品名称；不得使用人名、地名、代号及夸大或容易误解的名称。

（6）保健食品名称应标于最小销售包装的“主要展示版面”的明显位置。当同时使用按（1）、（2）和（3）规定所采用的专用名称、保健食品作用名称和其他名称时，这些名称应平行排列，字体可大小有别，但都应以宽大或粗体字书写，应端正、清晰、醒目，并大于其他内容的文字。

2. 保健食品标志与保健食品批准文号

（1）当“主要展示版面”的表面积大于100个平方厘米时，保健食品标志最宽处的宽度不得小于2厘米；

（2）保健食品批准文号分为上下两行，上行为“卫食健字（）第 号”，下行为“中华人民共和国卫生部批准”。

（3）由卫生部颁发的保健食品标志与保健食品批准文号应并排或上下排列标于“主要展示版面”的左上方；

3. 净含量及固形物含量

（1）按以下计量单位标明食品的净含量：

液态食品：用体积。单位为：毫升、升，或 ml、L；

固态与半固态食品：用质量。单位为：克、千克，或 g、Kg；

（2）销售包装中含有固、液两种物质的食品，除标明净含量外，还必须标明该销售包装中所有固形物的总含量，用质量或百分数表示。

（3）同一销售包装中的保健食品分装于各容器或以相互独立的形态包装时，应在最小容器的包装上标示该容器中保健食品的净含量。同时，销售包装的保健食品净含量应标示为最小容器的数量乘以（×）最小容器中的保健食品净含量，或独立形态的保健食品数量乘以（×）单一形态的保健食品净含量；

（4）净含量应标于“主要展示版面”的右下方，应与“主要展示版面”的底线相平行。

4. 配料

（1）各种配料必须按其使用量大小依递减顺序排列。食品添加剂列于后。

（2）如果某种配料是由两种以上的其他配料构成的复合配料，标示该复合配料时，应在其名称后的括号内按使用量依递减顺序列出构成该复合配料的原始配料名称。

（3）配料、复合配料、原始配料的名称必须使用能表明该配料真实属性的专用名称，或国家、行业标准中的规定名称。食品添加剂名称必须使用 GB-2760《食品添加剂使用卫生标准》中的规定名称，营养强化剂名称必须使用 GB-14880《食品营养强化剂使用卫生标准》中的规定名称。

（4）配料应标于“信息版面”的上方或右侧，标题为“配料表”

5. 功效成分

（1）所有功效成分均以每 100 克或 100 毫升，或每份食用量的保健食品计算其实际含量，实际含量可以用平均值表示，也可以用含量范围表示。实测值的允许偏差范围参照相应的国家标准、行业标准或企业标准执行。

（2）能量

①凡通过调整食品中的能量产生保健作用的保健食品，必须标示食品中的能量含量。

②能量以 KJ（Kcal）表示。

（3）营养素

①已列入 14880《食品营养强化剂使用卫生标准》的营养素，其名称应使用该标准规定的名称。

②各营养素的单位如下所列：

蛋白质、氨基酸及含氮化合物以克为单位；

脂肪及脂类物质以克或毫克为单位；

总碳水化合物以及分类碳水化合物以克为单位，应以百分比标示其中的蔗糖含量；

膳食纤维以克为单位；

维生素以毫克、微克或国际单位为单位；

矿物质以克、毫克、微克为单位。

其他功效成分依不同物质以克、毫克、微克或其他单位标示。微生态产品需标示在保质期内所含每种活性生物体的数量。

（5）功效成分应标于“信息版面”，位于“配料表”之后，标题为“功效成分表”。

（6）“功效成分表”应以表格形式排列，各功效成分以产生保健作用的大小依递减顺序排列。

6. 保健作用

（1）保健作用应与卫生部颁发的《保健食品批准证书》所载明的内容相同。

（2）不得用“治疗”“治愈”“疗效”“痊愈”“医治”等词汇描述和介绍产品的保健作用，也不得以图形、符号或其他形式暗示前述意思。

（3）保健作用应标于“信息版面”，位于“功效成分表”之后，标题为“保健作用”。

（4）可在“主要展示版面”的保健食品名称附近标示保健作用声明短语，短语的字体不能大于保健食品名称的最大部分。

7. 适宜人群

（1）适宜人群的分类与表示应明确。

（2）当保健食品不适宜于某类人群时，应在“适宜人群”之后，标示不适宜食用的人群，其字体应略大于“适宜人群”的内容。

（3）适宜人群应标于“信息版面”，位于“保健作用”之后，标题为“适宜人群”

8. 食用方法

（1）应准确标示每日食用量和/或每次食用量。食用量可以质量或体积数表示如克、毫升。也可以每份量表示，如只、瓶、袋、匙……

（2）如销售包装中有小包装时，食用量应与小包装的净含量有对应关系。如小包装的净含量为10毫升，食用量可标示为每次10毫升。

（3）如不同的适宜人群应按不同食用量摄入时，食用量应按适宜人群分类标示。如儿童每日食用量：10克，成人每日食用量：20克。

（4）应标示保健食品食用前的调制、勾兑、加工等方法，可用图形或符号辅以说明。

（5）当保健食品的食用量过大会对人体产生不良影响或不适宜于发挥保健作用时，应在食用方法后，标示不适宜的食用量，其字体应略大于“食用量”的内容。

（6）必要时，应标示食用保健食品时的食物禁忌或其他注意事项。

食用方法应标于“信息版面”位于“食用量”之后，标题为“食用方法”。

9. 日期标示

（1）保质期的标示可采用下列方式：

①保质期……个月

②保质期至……

③在……之前食（饮）用

（2）日期的标示为年－月－日，如1996-08-12。

（3）生产日期和保质期应标于“信息版面”，位于“食用方法”之后，标题为“生产日期”和“保质期”。

10. 贮藏方法

如保健食品的保质期与贮藏方法有关，应标示其贮藏条件与贮藏方式。

保健食品的贮藏方法应标于“信息版面”，标题为“贮藏方法”。

11. 执行标准

必须标示所执行的标准代号和编号。

执行标准应标于“信息版面”，标题为“执行标准”。

12. 保健食品生产企业名称与地址

（1）保健食品制造、分装、包装的企业名称和地址，进口保健食品的国内进口商或经销代理商的名称和地址必须与依法登记注册的相一致。

（2）进口保健食品必须标示原产国、地区（港、澳、台）名称及国内进口商或经销代理商的名称。

（3）保健食品制造、分装、包装的企业名称，进口保健食品的制造企业及其原产国（地区）的名称可标于“主要展示版面”，也可标于“信息版面”，在“主要展示版面”时，应标于“主要展示版面”的下方，并与底线相平行。

保健食品制造、分装、包装企业的地址，进口保健食品的国内进口商或经销代理商的地址应标于“信息版面”，位于“执行标准”后。

13. 特殊标识内容

（1）经电离辐射处理过的保健食品，必须在“主要展示版面”的保健食品名称附近标明“辐照食品”或“本品经辐照”。

（2）经电离辐射处理过的任何配料，必须在配料表中的该配料名称后标明“经辐照”。

（3）应在“主要展示版面”的右下方的明显位置标示卫生部颁发的《保健食品批准证书》中载明的“警示性标识内容”。

附四：保健食品命名规定（试行）

（2006 年 4 月 送审稿）

（一）保健食品命名通用要求

1. 符合《保健食品注册管理办法（试行）》的有关规定。

2. 每个保健食品只能有一个名称，其名称由品牌名、通用名、属性名三部分组成。

3. 产品的品牌名、通用名、属性名相同，但具有不同口味或为特定人群生产，适宜特定人群食用的保健食品，可在属性名后标识以示区别。

4. 反映产品的真实属性，简明、易懂，符合中文语言习惯。

（二）品牌名和通用名的一般要求

1. 品牌名和通用名间应有文字或符号区分。品牌名采用注册商标的，可以在注册商标名后右上角标示，或其后加“牌”字；未采用注册商标的及已申请注册但还未获批准的，应在品牌名后加“牌”字。

2. 不得明示或者暗示治疗作用，不得使用功能名称、夸大功能作用的文字以及误导消费者的词语。

3. 不得使用庸俗或带有封建迷信色彩的词语。

（三）品牌名的特殊要求

1. 品牌名一般采用产品的注册商标，字数一般不超过 6 个；

2. 采用注册商标作为产品品牌名的，应当符合下列要求：

（1）商标注册人与保健食品注册申请人相一致。商标注册人与保健食品注册申请人不一致的，应当签订商标转让协议或商标许可使用合同，经国家商标局公告或备案。

（2）注册商标的核定使用范围应包括申请注册的产品类别。

（四）通用名的特殊要求

1. 一般以产品的主要原料、成分命名，并使用科学、规范的原料、成分名称。其字数不超过 10 个。

2. 含多种原料的保健食品，不得以单一原料名称命名。

3. 不得使用已经批准注册的药品名称，以单一原料名称命名的除外。

4. 不得使用虚假、夸大和绝对化的语言：如“高效、速效、第几代”。

5. 不得使用人名、地名和地方方言或者特定含义的词汇。

6. 不得使用外文字母、汉语拼音、符号等，以维生素等命名的可以使用相应的外文字母。

7. 不得使用特定人群名称。

8. 不得使用保健食品功能名称的谐音字。

9. 配方由三种以上维生素或矿物质组成的产品方可以多种维生素或矿物质命名。

（五）属性名的要求

1. 属性名应当表明产品的客观形态，其表述应规范、准确。

2. 同一申请人申报的同一配方不同剂型的保健食品，在命名时可采用同一品牌名和通用名，但需标明不同的属性名。

（六）进口保健食品命名的要求

进口产品中文名称除符合上述要求外，还应与外文名称对应。一般以意译为主，也可采用音译或意、音合译。

（七）本规定由国家食品药品监督管理局负责解释

附五：保健食品注册管理办法（试行）

（国家食品药品监督管理局令第19号，2005年7月1日起施行）

第一章　总　则

第一条　为规范保健食品的注册行为，保证保健食品的质量，保障人体食用安全，根据《中华人民共和国食品卫生法》、《中华人民共和国行政许可法》，制定本办法。

第二条　本办法所称保健食品，是指声称具有特定保健功能或者以补充维生素、矿物质为目的的食品。即适宜于特定人群食用，具有调节机体功能，不以治疗疾病为目的，并且对人体不产生任何急性、亚急性或者慢性危害的食品。

第三条　在中华人民共和国境内申请国产和进口保健食品注册，适用本办法。

第四条　保健食品注册，是指国家食品药品监督管理局根据申请人的申请，依照法定程序、条件和要求，对申请注册的保健食品的安全性、有效性、质量可控性以及标签说明书内容等进行系统评价和审查，并决定是否准予其注册的审批过程；包括对产品注册申请、变更申请和技术转让产品注册申请的审批。

第五条　国家食品药品监督管理局主管全国保健食品注册管理工作，负责对保健食品的审批。

省、自治区、直辖市（食品）药品监督管理部门受国家食品药品监督管理局委托，负责对国产保健食品注册申请资料的受理和形式审查，对申请注册的保健食品试验和样品试制的现场进行核查，组织对样品进行检验。

国家食品药品监督管理局确定的检验机构负责申请注册的保健食品的安全性毒理学试验、功能学试验（包括动物试验和/或人体试食试验）、功效成分或标志性成分检测、卫生学试验、稳定性试验等；承担样品检验和复核检验等具体工作。

第六条　保健食品的注册管理，应当遵循科学、公开、公平、公正、高效和便民的原则。

第二章　申请与审批

第一节　一般规定

第七条　保健食品注册申请人，是指提出保健食品注册申请，承担相应法律责任，并在该申请获得批准后持有保健食品批准证书者。

境内申请人应当是在中国境内合法登记的公民、法人或者其他组织。

境外申请人应当是境外合法的保健食品生产厂商。境外申请人办理进口保健食品注册，应当由其驻中国境内的办事机构或者由其委托的中国境内的代理机构办理。

第八条　保健食品的注册申请包括产品注册申请、变更申请、技术转让产品注册申请。

第九条　国家食品药品监督管理局和省、自治区、直辖市（食品）药品监督管理部门应当在保健食品注册受理场所公示保健食品注册申报资料的项目和有关的注册申请表、示范文本。

第十条　申请人申请保健食品注册应当按照规定如实提交规范完整的材料和反映真实情况，并对其申报资料实质内容的真实性负责。

第十一条　申请人提交的申请材料存在可以当场更正的错误的，应当允许申请人当场更正。

第十二条　申请人申报的资料不齐全、不符合法定形式的，省、自治区、直辖市（食品）药品监督管理部门和国家食品药品监督管理局应当当场或者在5日内一次性告知申请人需要补正的全部内容，逾期不告知的，自收到申报资料之日起即为受理。不予受理的，应当书面说明理由。

第十三条　在审查过程中，需要补充资料的，国家食品药品监督管理局应当一次性提出。申请人应当在收到补充资料通知书后的5个月内提交符合要求的补充资料，未按规定时限提交补充资料的予以退审。特殊情况，不能在规定时限内提交补充资料的，必须向国家食品药品监督管理局提出书面申请，并说明理由。国家食品药品监督管理局应当在20日内提出处理意见。

第十四条　需要补充资料的注册申请，其审查时限在原审查时限的基础上延长30日，变更申请延长10日。

第十五条　经依法审查，准予注册的，国家食品药品监督管理局应当在规定的时限内向注册申请人颁发保健食品批准证明文件，并在10日内送达；不予注册的，应当在规定的时限内书面告知申请人，说明理由，并告知申请人享有依法申请复审、行政复议或者提起行政诉讼的权利。

第十六条　国家食品药品监督管理局和省、自治区、直辖市（食品）药品监督管理部门在对保健食品注册申请的审查过程中发现申请事项直接关系他人重大利益的，应当通知该利害关系人。申请人和利害关系人可以提交书面意见进行陈述和申辩，或者依法要求举行听证。

第十七条 国家食品药品监督管理局应当在其设置的政府网站上公告保健食品注册申请受理、审查的过程和批准注册的保健食品的相关信息。

第十八条 国家食品药品监督管理局应当根据科学技术的发展和需要适时调整保健食品的功能范围、保健食品的评价和检验方法以及审评技术规定等，并予以公告。

第二节 产品注册申请与审批

第十九条 产品注册申请包括国产保健食品注册申请和进口保健食品注册申请。

国产保健食品注册申请，是指申请人拟在中国境内生产销售保健食品的注册申请。

进口保健食品注册申请，是指已在中国境外生产销售一年以上的保健食品拟在中国境内上市销售的注册申请。

第二十条 申请人在申请保健食品注册之前，应当做相应的研究工作。

研究工作完成后，申请人应当将样品及其与试验有关的资料提供给国家食品药品监督管理局确定的检验机构进行相关的试验和检测。

拟申请的保健功能在国家食品药品监督管理局公布范围内的，申请人应当向确定的检验机构提供产品研发报告；拟申请的保健功能不在公布范围内的，申请人还应当自行进行动物试验和人体试食试验，并向确定的检验机构提供功能研发报告。

产品研发报告应当包括研发思路、功能筛选过程及预期效果等内容。功能研发报告应当包括功能名称、申请理由、功能学检验及评价方法和检验结果等内容。无法进行动物试验或者人体试食试验的，应当在功能研发报告中说明理由并提供相关的资料。

第二十一条 检验机构收到申请人提供的样品和有关资料后，应当按照国家食品药品监督管理局颁布的保健食品检验与评价技术规范，以及其他有关部门颁布和企业提供的检验方法对样品进行安全性毒理学试验、功能学试验、功效成分或标志性成分检测、卫生学试验、稳定性试验等。申报的功能不在国家食品药品监督管理局公布范围内的，还应当对其功能学检验与评价方法及其试验结果进行验证，并出具试验报告。

第二十二条 检验机构出具试验报告后，申请人方可申请保健食品注册。

第二十三条 申请国产保健食品注册，申请人应当按照规定填写《国产保健食品注册申请表》，并将申报资料和样品报送样品试制所在地的省、自治区、直辖市（食品）药品监督管理部门。

第二十四条 省、自治区、直辖市（食品）药品监督管理部门应当在收到申报资料和样品后的5日内对申报资料的规范性、完整性进行形式审查，并发出受理或者不予受理通知书。

第二十五条 对符合要求的注册申请，省、自治区、直辖市（食品）药品监督管理部门应当在受理申请后的15日内对试验和样品试制的现场进行核查，抽取检验用样品，并提出审查意见，与申报资料一并报送国家食品药品监督管理局，同时向确定的检验机构发出检验通知书并提供检验用样品。

第二十六条 申请注册保健食品所需的样品，应当在符合《保健食品良好生产规范》的车间生产，其加工过程必须符合《保健食品良好生产规范》的要求。

第二十七条 收到检验通知书和样品的检验机构，应当在50日内对抽取的样品进行样品检验和复核检验，并将检验报告报送国家食品药品监督管理局，同时抄送通知其检验的省、自治区、直辖市（食品）药品监督管理部门和申请人。特殊情况，检验机构不能在规定时限内完成检验工作的，应当及时向国家食品药品监督管理局和省、自治区、直辖市（食品）药品监督管理部门报告并书面说明理由。

第二十八条　国家食品药品监督管理局收到省、自治区、直辖市（食品）药品监督管理部门报送的审查意见、申报资料和样品后，对符合要求的，应当在80日内组织食品、营养、医学、药学和其他技术人员对申报资料进行技术审评和行政审查，并作出审查决定。准予注册的，向申请人颁发《国产保健食品批准证书》。

第二十九条　申请进口保健食品注册，申请人应当按照规定填写《进口保健食品注册申请表》，并将申报资料和样品报送国家食品药品监督管理局。

第三十条　国家食品药品监督管理局应当在收到申报资料和样品后的5日内对申报资料的规范性、完整性进行形式审查，并发出受理或者不予受理通知书。对符合要求的注册申请，国家食品药品监督管理局应当在受理申请后的5日内向确定的检验机构发出检验通知书并提供检验用样品。根据需要，国家食品药品监督管理局可以对该产品的生产现场和试验现场进行核查。

第三十一条　收到检验通知书和样品的检验机构，应当在50日内对样品进行样品检验和复核检验，并将检验报告报送国家食品药品监督管理局，同时抄送申请人。特殊情况，检验机构不能在规定的时限内完成检验工作的，应当及时向国家食品药品监督管理局报告并书面说明理由。

第三十二条　国家食品药品监督管理局应当在受理申请后的80日内组织食品、营养、医学、药学和其他技术人员对申报资料进行技术审评和行政审查，并作出审查决定。准予注册的，向申请人颁发《进口保健食品批准证书》。

第三十三条　保健食品批准证书有效期为5年。国产保健食品批准文号格式为：国食健字G+4位年代号+4位顺序号；进口保健食品批准文号格式为：国食健字J+4位年代号+4位顺序号。

第三节　变更申请与审批

第三十四条　变更申请是指申请人提出变更保健食品批准证书及其附件所载明内容的申请。

第三十五条　变更申请的申请人应当是保健食品批准证书持有者。

第三十六条　保健食品批准证书中载明的保健食品功能名称、原（辅）料、工艺、食用方法、扩大适宜人群范围、缩小不适宜人群范围等可能影响安全、功能的内容不得变更。

第三十七条　申请缩小适宜人群范围，扩大不适宜人群范围、注意事项、功能项目，改变食用量、产品规格、保质期及质量标准的保健食品应当是已经生产销售的产品。增加的功能项目必须是国家食品药品监督管理局公布范围内的功能。

第三十八条　申请变更《国产保健食品批准证书》及其附件所载明内容的，申请人应当填写《国产保健食品变更申请表》，向申请人所在地省、自治区、直辖市（食品）药品监督管理部门报送有关资料和说明。

第三十九条　省、自治区、直辖市（食品）药品监督管理部门应当在收到申报资料后的 5 日内，对申报资料的规范性、完整性进行形式审查，并发出受理或者不予受理通知书。

第四十条 对改变产品名称、保质期、食用量，缩小适宜人群范围，扩大不适宜人群范围、注意事项以及功能项目的变更申请，省、自治区、直辖市（食品）药品监督管理部门应当在受理申请后的 10 日内提出审查意见，与申报资料一并报送国家食品药品监督管理局。

国家食品药品监督管理局应当在收到审查意见和申报资料后的 40 日内，组织食品、营养、医学、药学和其他技术人员对申报资料进行技术审评和行政审查，并作出审查决定。准予变更的，向申请人颁发《国产保健食品变更批件》，同时抄送省、自治区、直辖市（食品）药品监督管理部门。

第四十一条 对改变产品规格及质量标准的变更申请，省、自治区、直辖市（食品）药品监督管理部门应当在受理申请后的 10 日内提出审查意见，与申报资料一并报送国家食品药品监督管理局，同时向确定的检验机构发出检验通知书并提供检验用样品。

收到检验通知书和样品的检验机构，应当在 30 日内对样品进行样品检验，并将检验报告报送国家食品药品监督管理局，同时抄送通知其检验的省、自治区、直辖市（食品）药品监督管理部门和申请人。

国家食品药品监督管理局应当在收到审查意见、申报资料和样品后的 50 日内组织食品、营养、医学、药学和其他技术人员对申报资料进行技术审评和行政审查，并作出审查决定。准予变更的，向申请人颁发《国产保健食品变更批件》，同时抄送省、自治区、直辖市（食品）药品监督管理部门。

第四十二条 申请变更《进口保健食品批准证书》及其附件所载明内容的，申请人应当填写《进口保健食品变更申请表》，并向国家食品药品监督管理局报送有关资料和说明。

第四十三条 国家食品药品监督管理局应当在收到申报资料后的 5 日内，对申报资料的规范性、完整性进行形式审查，并发出受理或者不予受理通知书。

第四十四条 对改变产品名称、保质期、食用量，缩小适宜人群范围，扩大不适宜人群范围、注意事项以及功能项目的变更申请，国家食品药品监督管理局应当在受理申请后的 40 日内组织食品、营养、医学、药学和其他技术人员对申报资料进行技术审评和行政审查，并作出审查决定。准予变更的，向申请人颁发《进口保健食品变更批件》。

第四十五条 对改变产品规格、质量标准以及进口保健食品生产厂商在中国境外改变生产场地的变更申请，国家食品药品监督管理局应当在受理申请后的 5 日内，向确定的检验机构发出检验通知书并提供检验用样品。根据需要，国家食品药品监督管理局可以对该产品的生产现场进行核查。

收到检验通知书和样品的检验机构，应当在 30 日内进行样品检验，并将检验报告报送国家食品药品监督管理局，同时抄送申请人。

国家食品药品监督管理局应当在受理申请后的 50 日内，组织食品、营养、医学、药学和其他技术人员对申报资料进行技术审评和行政审查，并作出审查决定。准予变更的，向申请人颁发《进口保健食品变更批件》。

第四十六条 对变更申请人自身名称、地址以及改变中国境内代理机构的事项，申请人应当在该事项变更后的20日内，按规定填写《国产保健食品变更备案表》或者《进口保健食品变更备案表》，与有关资料一并报国家食品药品监督管理局备案。

第四十七条 《保健食品变更批件》的有效期与原保健食品批准证书的有效期相同，有效期届满，应一并申请再注册。

第四十八条 要求补发保健食品批准证书的，申请人应当向国家食品药品监督管理局提出书面申请并说明理由。因遗失申请补发的，应当提交在全国公开发行的报刊上刊登的遗失声明的原件；因损毁申请补发的，应当交回保健食品批准证书原件。经审查，符合要求的，补发保健食品批准证书，并继续使用原批准文号，有效期不变。补发的保健食品批准证书上应当标注原批准日期，并注明“补发”字样。

第四节 技术转让产品注册申请与审批

第四十九条 技术转让产品注册申请，是指保健食品批准证书的持有者，将产品生产销售权和生产技术全权转让给保健食品生产企业，并与其共同申请为受让方核发新的保健食品批准证书的行为。

第五十条 接受转让的境内保健食品生产企业，必须是依法取得保健食品卫生许可证并且符合《保健食品良好生产规范》的企业。

接受转让的境外保健食品生产企业必须符合当地相应的生产质量管理规范。

第五十一条 转让方应当与受让方签订合同，并将技术资料全部转让给受让方，指导受让方连续生产出三批符合该产品质量标准的样品。

第五十二条 多个申请人共同持有保健食品批准证书的，进行技术转让时，应当联合署名签订转让合同。

第五十三条 已取得《国产保健食品批准证书》或者《进口保健食品批准证书》的保健食品在境内转让的，保健食品证书持有者与受让方应当共同填写《国产保健食品技术转让产品注册申请表》或者《进口保健食品技术转让产品注册申请表》，向受让方所在地的省、自治区、直辖市（食品）药品监督管理部门报送有关资料和样品，并附转让合同。

第五十四条 省、自治区、直辖市（食品）药品监督管理部门应当在收到申报资料后的5日内，对申报资料的规范性、完整性进行形式审查，并发出受理或者不予受理通知书。

对符合要求的技术转让产品注册申请，省、自治区、直辖市（食品）药品监督管理部门应当在受理申请后的10日内提出审查意见，与申报资料一并报送国家食品药品监督管理局，同时向确定的检验机构发出检验通知书并提供检验用样品。

第五十五条 收到检验通知书和样品的检验机构，应当在30日内对样品进行样品检验，并将检验报告报送国家食品药品监督管理局，同时抄送通知其检验的省、自治区、直辖市（食品）药品监督管理部门和申请人。

第五十六条 国家食品药品监督管理局应当在收到审查意见、申报资料和样品检验报告后的20日内作出审查决定。准予注册的，向受让方颁发新的《国产保健食品批准证书》和新的批准文号，证书的有效期不变，同时收缴并注销转让方原取得的《国产保健食品批准证书》或者《进口保健食品批准证书》。

第五十七条 已取得《进口保健食品批准证书》的保健食品在境外转让的，保健食品证书持有者与受让方应当共同填写《进口保健食品技术转让产品注册申请表》，向国家食品药品监督管理局报送有关资料和样品，并附转让合同。

国家食品药品监督管理局应当在收到申报资料后的5日内，对申报资料的规范性、完整性进行形式审查，并发出受理或者不予受理通知书。对符合要求的，应当在受理申请后的5日内向确定的检验机构发出检验通知书并提供检验用样品。根据需要，国家食品药品监督管理局可以对受让方产品的生产现场进行核查。

第五十八条 收到检验通知书和样品的检验机构，应当在30日内对样品进行样品检验，并将检验报告报送国家食品药品监督管理局，同时抄送申请人。国家食品药品监督管理局应当在收到样品检验报告后的20日内作出审查决定。准予注册的，向受让方颁发新的《进口保健食品批准证书》和新的批准文号，证书的有效期不变，同时收缴并注销转让方原取得的《进口保健食品批准证书》。

第三章 原料与辅料

第五十九条 保健食品的原料是指与保健食品功能相关的初始物料。保健食品的辅料是指生产保健食品时所用的赋形剂及其他附加物料。

第六十条 保健食品所使用的原料和辅料应当符合国家标准和卫生要求。无国家标准的，应当提供行业标准或者自行制定的质量标准，并提供与该原料和辅料相关的资料。

第六十一条 保健食品所使用的原料和辅料应当对人体健康安全无害。有限量要求的物质，其用量不得超过国家有关规定。

第六十二条 国家食品药品监督管理局和国家有关部门规定的不可用于保健食品的原料和辅料、禁止使用的物品不得作为保健食品的原料和辅料。

第六十三条 国家食品药品监督管理局公布的可用于保健食品的、卫生部公布或者批准可以食用的以及生产普通食品所使用的原料和辅料可以作为保健食品的原料和辅料。

第六十四条 申请注册的保健食品所使用的原料和辅料不在本办法第六十三条规定范围内的，应当按照有关规定提供该原料和辅料相应的安全性毒理学评价试验报告及相关的食用安全资料。

第六十五条 国家食品药品监督管理局应当根据科学技术的发展和需要及时公布可用于和禁用于保健食品的原料名单。

第六十六条 进口保健食品所使用的原料和辅料应当符合我国有关保健食品原料和辅料使用的各项规定。

第四章 标签与说明书

第六十七条 申请保健食品产品注册，申请人应当提交产品说明书和标签的样稿。

第六十八条　申请注册的保健食品标签、说明书样稿的内容应当包括产品名称、主要原（辅）料、功效成分/标志性成分及含量、保健功能、适宜人群、不适宜人群、食用量与食用方法、规格、保质期、贮藏方法和注意事项等。

经批准生产上市的保健食品标签应当符合国家有关规定。

第六十九条　保健食品命名应当符合下列原则：

（一）符合国家有关法律、法规、规章、标准、规范的规定；

（二）反映产品的真实属性，简明、易懂，符合中文语言习惯；

（三）通用名不得使用已经批准注册的药品名称。

第七十条　保健食品的名称应当由品牌名、通用名、属性名三部分组成。品牌名、通用名、属性名必须符合下列要求：

（一）品牌名可以采用产品的注册商标或其他名称；

（二）通用名应当准确、科学，不得使用明示或者暗示治疗作用以及夸大功能作用的文字；

（三）属性名应当表明产品的客观形态，其表述应规范、准确。

第七十一条　国家食品药品监督管理局应当根据国家有关的标准、规定、产品申报资料和样品检验的情况，对标签、说明书样稿的内容进行审查。

第五章　试验与检验

第七十二条　安全性毒理学试验，是指检验机构按照国家食品药品监督管理局颁布的保健食品安全性毒理学评价程序和检验方法，对申请人送检的样品进行的以验证食用安全性为目的的动物试验，必要时可进行人体试食试验。

功能学试验，是指检验机构按照国家食品药品监督管理局颁布的或者企业提供的保健食品功能学评价程序和检验方法，对申请人送检的样品进行的以验证保健功能为目的的动物试验和/或人体试食试验。

功效成分或标志性成分检测，是指检验机构按照国家食品药品监督管理局及有关部门颁布的或者企业提供的保健食品功效成分或标志性成分检测方法，对申请人送检的样品的功效成分或标志性成分的含量及其在保质期内的含量变化进行的检测。

卫生学试验，是指检验机构按照国家有关部门颁布的或者企业提供的检验方法，对申请人送检样品的卫生学及其与产品质量有关的指标（除功效成分或标志性成分外）进行的检测。

稳定性试验，是指检验机构按照国家有关部门颁布的或者企业提供的检验方法，对申请人送检样品的卫生学及其与产品质量有关的指标（除功效成分或标志性成分外）在保质期内的变化情况进行的检测。

样品检验，是指检验机构按照申请人申报的质量标准，对食品药品监督管理部门提供的样品进行的全项目检验。

复核检验，是指检验机构对申请人申报的质量标准中功效成分或标志性成分的检测方法进行复核的检验。

第七十三条 国家食品药品监督管理局负责确定承担保健食品试验、样品检验和复核检验的检验机构。具体办法另行制定。

第七十四条 确定的检验机构应当按照保健食品检验与评价技术规范及其他有关部门颁布的检验与评价方法进行试验和检验，并在规定或者约定时限内出具试验和检验报告。保健食品检验与评价技术规范由国家食品药品监督管理局制定颁布。

第七十五条 确定的检验机构应当按照国家规定的服务标准、资费标准和依法规定的条件，向申请人提供安全、方便、稳定和价格合理的服务，并履行普遍服务的义务。

第七十六条 确定的检验机构应当依法办事，保证试验和检验科学、规范、公开、公正、公平，不得出具虚假报告。

第七十七条 申请人应当向食品药品监督管理部门提供抽样所需的有关资料，并配合抽取检验用样品，提供检验用标准物质。

第七十八条 申请注册的保健食品的样品检验和复核检验不得由承担该产品试验工作的检验机构进行。

第六章 再 注 册

第七十九条 保健食品再注册，是指国家食品药品监督管理局根据申请人的申请，按照法定程序、条件和要求，对保健食品批准证书有效期届满申请延长有效期的审批过程。

保健食品再注册申请人应当是保健食品批准证书持有者。

第八十条 保健食品批准证书有效期届满需要延长有效期的，申请人应当在有效期届满三个月前申请再注册。

第八十一条 申请国产保健食品再注册，申请人应当按照规定填写《国产保健食品再注册申请表》，并将申报资料报送申请人所在地的省、自治区、直辖市（食品）药品监督管理部门。

第八十二条 省、自治区、直辖市（食品）药品监督管理部门应当在收到申报资料后的5日内，对申报资料的规范性、完整性进行形式审查，并发出受理或不受理通知书。

第八十三条 对符合要求的再注册申请，省、自治区、直辖市（食品）药品监督管理部门受国家食品药品监督管理局的委托，应当在受理申请后的20日内提出审查意见，并报国家食品药品监督管理局审查。

第八十四条 国家食品药品监督管理局应当在收到审查意见后的20日内作出审查决定。20日内未发出不予再注册通知的，省、自治区、直辖市（食品）药品监督管理部门向申请人颁发再注册凭证；不予再注册的，国家食品药品监督管理局应当通知省、自治区、直辖市（食品）药品监督管理部门向申请人发出不予再注册通知，并说明理由。

第八十五条 申请进口保健食品再注册，申请人应当按照规定填写《进口保健食品再注册申请表》，并将申报资料报送国家食品药品监督管理局。

第八十六条 国家食品药品监督管理局应当在收到申报资料后的5日内，对申报资料的规范性、完整性进行形式审查，并发出受理或者不予受理通知书。

第八十七条 对符合要求的再注册申请，国家食品药品监督管理局应当在受理申请后的20日内作出审查决定。符合要求的，予以再注册，向申请人颁发再注册凭证；不符合要求的，应当向申请人发出不予再注册通知，并说明理由。

第八十八条 有下列情形之一的保健食品，不予再注册：

（一）未在规定时限内提出再注册申请的；

（二）按照有关法律、法规，撤销保健食品批准证书的；

（三）原料、辅料、产品存在食用安全问题的；

（四）产品所用的原料或者生产工艺等与现行规定不符的；

（五）其他不符合国家有关规定的情形。

第八十九条 不予再注册的，国家食品药品监督管理局应当发布公告，注销其保健食品批准文号。

第七章 复 审

第九十条 申请人对国家食品药品监督管理局作出的不予注册的决定有异议的，可以在收到不予注册通知之日起10日内向国家食品药品监督管理局提出书面复审申请并说明复审理由。

第九十一条 国家食品药品监督管理局收到复审申请后，应当按照原申请事项的审查时限和要求进行复审，并作出复审决定。撤销不予注册决定的，向申请人颁发相应的保健食品批准证明文件；维持原决定的，不再受理再次的复审申请，但申请人可按照有关法律规定，向国家食品药品监督管理局申请行政复议或者向人民法院提起行政诉讼。

第九十二条 复审的内容仅限于原申请事项及原申报资料。

第八章 法律责任

第九十三条 有下列情形之一的，国家食品药品监督管理局根据利害关系人的请求或者依据职权，可以在核实后依照《行政许可法》第六十九条的规定进行处理：

（一）行政机关工作人员滥用职权、玩忽职守作出准予注册决定的；

（二）超越法定职权作出准予注册决定的；

（三）违反法定程序作出准予注册决定的；

（四）对不具备申请资格或者不符合法定条件的申请人准予注册的；

（五）依法可以撤销保健食品批准证明文件的其他情形。

第九十四条 有下列情形之一的，国家食品药品监督管理局应当注销相应的保健食品批准文号：

（一）保健食品批准证书持有者申请注销的；

（二）确认产品存在安全性问题的；

（三）违反法律法规规定，应当撤销其保健食品批准证书的；

（四）依法应当注销的其他情形。

第九十五条 在保健食品注册过程中，国家食品药品监督管理局和省、自治区、直辖市（食品）药品监督管理部门及其工作人员违反本办法规定，有下列情形之一的，依照《行政许可法》第七十二条、七十三条、七十四条、七十五条的规定处理：

（一）对符合法定条件的保健食品注册申请不予受理的；

（二）不在受理场所公示保健食品注册申报资料项目的；

（三）在保健食品受理、审查过程中，未向申请人履行法定告知义务的；

（四）申请人提交的保健食品申报材料不齐全、不符合法定形式，不一次告知申请人必须补正的全部内容的；

（五）未依法说明不受理或者不批准保健食品注册申请理由的；

（六）对不符合本办法规定条件的保健食品注册申请作出准予注册决定或者超越法定职权作出准予注册决定的；

（七）对符合本办法规定的申请作出不予注册决定或者不在本办法规定期限内作出准予注册决定的；

（八）擅自收费或者不按照法定项目的标准收费的；

（九）索取或者收受他人财物或者谋取其他利益的。

第九十六条 在保健食品注册过程中，国家食品药品监督管理局违反本办法规定给当事人合法权益造成损害的，应当依照国家赔偿法的规定给予赔偿。

第九十七条 申请人隐瞒有关情况或者提供虚假材料或者样品申请保健食品注册的，国家食品药品监督管理局对该项申请不予受理或者不予注册，对申请人给予警告；申请人在一年内不得再次提出该保健食品的注册申请。

第九十八条 申请人以欺骗、贿赂等不正当手段取得保健食品批准证书的，国家食品药品监督管理局应当撤销其保健食品批准证书，并注销该保健食品批准文号，申请人在三年内不得再次提出该保健食品的注册申请。

第九十九条 确定的检验机构，违反本办法第七十五条规定的，国家食品药品监督管理局应当责令限期改正，对违法收取的费用，由国家食品药品监督管理局或者政府有关部门责令退还；情节严重的，收回《保健食品检验资格证书》。

第一百条 确定的检验机构未按照本办法规定进行试验或检验或者在进行试验和检验过程中出现差错事故的，国家食品药品监督管理局应当给予警告，责令限期改正；情节严重的，收回《保健食品检验资格证书》。

第一百零一条 确定的检验机构出具虚假试验或者检验报告的，收回《保健食品检验资格证书》；有违法所得的，没收违法所得；构成犯罪的，依法追究刑事责任。

确定的检验机构出具的试验或者检验结果不实，造成损失的，应当承担相应的法律责任。

第九章　附　　则

第一百零二条 本办法工作期限以工作日计算，不含法定节假日。

第一百零三条 直接接触保健食品的包装材料和容器必须符合国家食用或药用的要

求，符合保障人体健康、安全的标准。

第一百零四条 本办法由国家食品药品监督管理局负责解释。

第一百零五条 本办法自2005年7月1日起施行。

本办法施行前有关保健食品注册的规定，不符合本办法规定的，自本办法施行之日起停止执行。

附件1：产品注册申请申报资料项目

一、国产保健食品产品注册申请申报资料项目

（一）保健食品注册申请表。

（二）申请人身份证、营业执照或者其他机构合法登记证明文件的复印件。

（三）提供申请注册的保健食品的通用名称与已经批准注册的药品名称不重名的检索材料（从国家食品药品监督管理局政府网站数据库中检索）。

（四）申请人对他人已取得的专利不构成侵权的保证书。

（五）提供商标注册证明文件（未注册商标的不需提供）。

（六）产品研发报告（包括研发思路，功能筛选过程，预期效果等）。

（七）产品配方（原料和辅料）及配方依据；原料和辅料的来源及使用的依据。

（八）功效成分/标志性成分、含量及功效成分/标志性成分的检验方法。

（九）生产工艺简图及其详细说明和相关的研究资料。

（十）产品质量标准及其编制说明（包括原料、辅料的质量标准）。

（十一）直接接触产品的包装材料的种类、名称、质量标准及选择依据。

（十二）检验机构出具的试验报告及其相关资料，包括：

1. 试验申请表；

2. 检验单位的检验受理通知书；

3. 安全性毒理学试验报告；

4. 功能学试验报告；

5. 兴奋剂、违禁药物等检测报告（申报缓解体力疲劳、减肥、改善生长发育功能的注册申请）；

6. 功效成分检测报告；

7. 稳定性试验报告；

8. 卫生学试验报告；

9. 其他检验报告（如：原料鉴定报告、菌种毒力试验报告等）。

（十三）产品标签、说明书样稿。

（十四）其他有助于产品评审的资料。

（十五）两个未启封的最小销售包装的样品。

注：

1. 以真菌、益生菌、核酸、酶制剂、氨基酸螯合物等为原料的产品的注册申请，除提供上述资料外，还必须按照有关规定提供相关的申报资料。

2. 以国家限制使用的野生动植物为原料的产品的注册申请，除提供上述资料外，还

必须提供政府有关主管部门出具给原料供应方的允许该原料开发、利用的证明文件以及原料供应方和申请人签订的购销合同。

3. 以补充维生素、矿物质为目的的保健食品的注册申请，不需提供动物功能评价试验报告和/或人体试食试验报告和功能研发报告。

4. 申报的功能不在国家食品药品监督管理局公布的功能项目范围内的，除根据使用原料的情况提供上述资料外，还必须提供以下与新功能相关的资料：（1）功能研发报告：包括功能名称、申请的理由和依据、功能学评价程序和检验方法以及研究过程和相关数据、建立功能学评价程序和检验方法的依据和科学文献资料等。（2）申请人依照该功能学评价程序和检验方法对产品进行功能学评价试验的自检报告。（3）确定的检验机构出具的依照该功能学评价程序和检验方法对产品进行功能学评价的试验报告以及对检验方法进行评价的验证报告。

5. 同一申请人申请同一个产品的不同剂型的注册，如果其中的一个剂型已经按照规定进行了全部试验，并且检验机构已经出具了试验报告，其他剂型的注册可以免作功能学和安全性毒理学试验，但必须提供已经进行过的功能学和安全性毒理学试验的试验报告的复印件。工艺有质的变化，影响产品安全、功能的除外。

二、进口保健食品产品注册申请申报资料项目

申请进口保健食品注册，除根据使用原料和申报功能的情况按照国产保健食品申报资料的要求提供资料外，还必须提供以下资料：

（一）生产国（地区）有关机构出具的该产品生产企业符合当地相应生产质量管理规范的证明文件。

（二）由境外厂商常驻中国代表机构办理注册事务的，应当提供《外国企业常驻中国代表机构登记证》复印件。

境外生产厂商委托境内的代理机构负责办理注册事项的，需提供经过公证的委托书原件以及受委托的代理机构营业执照复印件。

（三）产品在生产国（地区）生产销售一年以上的证明文件，该证明文件应当经生产国（地区）的公证机关公证和驻所在国中国使领馆确认。

（四）生产国（地区）或国际组织的与产品相关的有关标准。

（五）产品在生产国（地区）上市使用的包装、标签、说明书实样。

（六）连续三个批号的样品，其数量为检验所需量三倍。

上述申报资料必须使用中文并附原文，外文的资料可附后作为参考。中文译文应当由境内公证机关进行公证，确保与原文内容一致；申请注册的产品质量标准（中文本），必须符合中国保健食品质量标准的格式。

附件2：变更申请申报资料项目

一、国产保健食品变更申请申报资料项目

（一）保健食品变更申请表或保健食品变更备案表。

（二）变更具体事项的名称、理由及依据。

（三）申请人身份证、营业执照或者其他机构合法登记证明文件的复印件。

（四）保健食品批准证明文件及其附件的复印件。

（五）拟修订的保健食品标签、说明书样稿，并附详细的修订说明。

注：

1. 缩小适宜人群范围，扩大不适宜人群范围、注意事项的变更申请，除提供上述资料外，还必须提供产品生产所在地省级保健食品生产监督管理部门出具的该产品已经生产销售的证明文件。

2. 改变食用量的变更申请（产品规格不变），除提供上述资料外，还必须提供：

（1）产品生产所在地省级保健食品生产监督管理部门出具的该产品已经生产销售的证明文件；

（2）减少食用量的变更申请应当提供确定的检验机构按照拟变更的食用量进行功能学评价试验后出具的试验报告；

（3）增加食用量的变更申请应当提供确定的检验机构按照拟变更的食用量进行毒理学安全性评价试验后出具的试验报告，以及拟变更的食用量与原食用量相比较的功能学评价试验报告。

3. 改变产品规格、保质期以及质量标准的变更申请，除提供上述资料外，还必须提供：

（1）产品生产所在地省级保健食品生产监督管理部门出具的该产品已经生产销售的证明文件；

（2）变更后不影响产品安全与功能的依据以及相关的研究资料、科研文献和/或试验报告。其中，改变质量标准的注册申请还应当提供质量标准研究工作的试验资料及文献资料；

（3）修订后的质量标准；

（4）连续三个批号样品的功效成分或标志性成分、卫生学、稳定性试验的自检报告；

（5）连续三个批号的样品，其数量为检验所需量三倍（改变保质期除外）。

4. 增加保健食品功能项目的变更申请，除提供上述资料外，还必须提供：

（1）产品生产所在地省级保健食品生产监督管理部门出具的该产品已经生产销售的证明文件；

（2）修订的质量标准；

（3）所增加功能项目的功能学试验报告。

5. 改变产品名称的变更申请，除提供上述资料外，还必须提供拟变更后的产品通用名称与已经批准注册的药品名称不重名的检索材料（从国家食品药品监督管理局政府网站数据库中检索）。

6. 申请人自身名称和/或地址改变的备案事项，除提供上述资料外，还必须提供当地工商行政管理部门出具的该申请人名称和/或地址名称变更的证明文件。

二、进口保健食品变更申请申报资料项目

（一）进口保健食品变更申请表或进口保健食品变更备案表。

（二）变更具体事项的名称、理由及依据。

（三）由境外厂商常驻中国代表机构办理变更事务的，应当提供《外国企业常驻中国代表机构登记证》复印件。

境外生产厂商委托境内的代理机构负责办理变更事项的，需提供经过公证的委托书原件以及受委托的代理机构的营业执照复印件。

（四）保健食品批准证明文件及其附件的复印件。

（五）生产国（地区）相关机构出具的该事项已变更的证明文件及相关资料。该证明文件必须经所在国（地区）公证机关及驻所在国中国使领馆确认。

注：

1. 缩小适宜人群范围，扩大不适宜人群范围、注意事项的变更申请，除提供上述资料外，还必须提供变更后的标签、说明书实样。

2. 改变食用量的变更申请（产品规格不变），除提供上述资料外，还必须提供：

（1）减少食用量的变更申请应当提供确定的检验机构按照拟变更的食用量进行功能学评价试验后出具的试验报告；

（2）增加食用量的变更申请应当提供确定的检验机构按照拟变更的食用量进行毒理学安全性评价试验后出具的试验报告，以及拟变更的食用量与原食用量相比较的功能学评价试验报告；

（3）变更后的标签、说明书实样。

3. 改变产品规格、保质期、质量标准的变更申请，除提供上述资料外，还必须提供：

（1）变更后不影响产品安全与功能的依据以及相关的研究资料和科研文献和/或试验报告。其中，改变质量标准的注册申请还应当提供质量研究工作的试验资料及文献资料；

（2）连续三个批号样品的功效成分或标志性成分、卫生学、稳定性试验的自检报告；

（3）检验所需的连续三个批号的样品（改变保质期除外）；

（4）变更后的标签、说明书和质量标准实样。

4. 增加保健食品功能项目的变更申请，除提供上述资料外，还必须提供：

（1）所增加功能项目的功能学试验报告；

（2）变更后的标签、说明书和质量标准实样或样稿。

5. 保健食品生产企业内部在中国境外改变生产场地的变更申请，除提供上述资料外，还必须提供：

（1）新生产场地所在国（地区）管理部门出具的该产品生产条件符合当地相应生产质量管理规范的证明文件；

（2）该产品被允许在新生产场地所在国（地区）自由销售的证明文件；

（3）新生产场地生产的连续 3 个批号样品的功效成分或标志性成分、卫生学、稳定性试验的自检报告；

（4）检验所需的新生产场地生产的连续三个批号的样品；

（5）变更后的标签、说明书实样。

6. 改变产品名称的变更申请，除提供上述资料外，还必须提供拟变更后的产品通用名称与已经批准注册的药品名称不重名的检索材料（从国家食品药品监督管理局政府网站数据库中检索）以及变更后的标签、说明书实样或样稿。

7. 申请人自身名称和/或地址名称改变的备案事项，除提供上述资料外，还必须提供产品生产国（地区）管理机构出具的该产品生产场地未变更的证明文件以及变更后的标签、说明书实样。

8. 改变境内代理机构的备案事项，除提供上述资料外，还必须提供境外保健食品生产厂商委托新的中国代理机构同时取消原代理机构办理注册事务的委托文书、公证文书。

上述申报资料必须使用中文并附原文，外文的资料可附后作为参考。中文译文应当由境内公证机关进行公证，确保与原文内容一致；申请注册的产品质量标准（中文本），必须符合中国保健食品质量标准的格式。

附件 3：技术转让产品注册申请申报资料项目

一、国产保健食品技术转让产品注册申请申报资料项目

（一）保健食品技术转让产品注册申请表。

（二）身份证、营业执照或者其他机构合法登记证明文件的复印件。

（三）经公证机关公证的转让方和受让方双方签订的有效转让合同。

（四）省级保健食品生产监督管理部门出具的受让方的保健食品卫生许可证复印件。

（五）省级保健食品生产监督管理部门出具的受让方符合《保健食品良好生产规范》的证明文件。

（六）保健食品批准证明文件原件（包括保健食品批准证书及其附件和保健食品变更批件）。

（七）受让方生产的连续三个批号的样品，其数量为检验所需量三倍。

二、进口保健食品向境内转让产品注册申请申报资料项目

除按国产保健食品技术转让产品注册申报资料项目提供申报资料外，还必须提供以下资料：

由境外厂商常驻中国代表机构办理注册事务的，应当提供《外国企业常驻中国代表机构登记证》复印件。

境外生产厂商委托境内的代理机构负责办理注册事项的，需提供经过公证的委托书原件以及受委托的代理机构营业执照复印件。

三、进口保健食品在境外转让产品注册申请申报资料项目

（一）保健食品技术转让产品注册申请表。

（二）受让方生产国（地区）允许该产品生产销售的证明文件，该证明文件应当经生产国（地区）的公证机关公证和驻所在国中国使领馆确认。

（三）受让方所在国家（地区）有关机构出具的该产品生产企业符合当地相应生产质量管理规范的证明文件。

（四）转让合同。该合同必须经受让方所在国家（地区）公证机关公证和驻所在地中国使领馆确认。

（五）由境外厂商常驻中国代表机构办理注册事务的，应当提供《外国企业常驻中国代表机构登记证》复印件。

境外生产厂商委托境内的代理机构负责办理注册事项的，需提供经过公证的委托书原件以及受委托的代理机构营业执照复印件。

（六）保健食品批准证明文件原件（包括保健食品批准证书及其附件和保健食品变更批件）。

（七）确定的检验机构出具的受让方生产的连续3个批号样品的功效成分或标志性成分、卫生学、稳定性试验的检验报告；

（八）受让方生产的连续三个批号的样品，其数量为检验所需量三倍。

附件4：再注册申请申报资料项目

一、国产保健食品再注册申请申报资料项目

（一）国产保健食品再注册申请表。

（二）申请人身份证、营业执照或者其他机构合法登记证明文件的复印件。

（三）保健食品批准证明文件复印件（包括保健食品批准证书及其附件和保健食品变更批件）。

（四）产品生产所在地省级保健食品生产监督管理部门出具的允许该产品生产销售的证明文件复印件。

（五）五年内销售情况的总结。

（六）五年内消费者对产品反馈情况的总结。

（七）保健食品最小销售包装、标签和说明书实样。

注：

上述资料不能完整提供的，申请人必须在提出再注册申请时书面说明理由。

二、进口保健食品再注册申请申报资料项目

（一）进口保健食品再注册申请表。

（二）由境外厂商常驻中国代表机构办理再注册事务的，应当提供《外国企业常驻中国代表机构登记证》复印件。

境外生产厂商委托境内的代理机构负责办理再注册事项的，需提供经过公证的委托书原件以及受委托的代理机构营业执照复印件。

（三）保健食品批准证明文件复印件（包括保健食品批准证书及其附件和保健食品变更批件）。

（四）产品生产国（或地区）有关机构出具的该产品生产企业符合当地相应生产企业质量管理规范以及允许该产品生产销售的证明文件，该证明文件必须经所在国家（地区）公证机关公证和驻所在地中国使领馆确认。

（五）五年内在中国进口、销售情况的总结。

（六）五年内中国消费者对产品反馈情况的总结。

（七）保健食品最小销售包装、标签和说明书的实样。

附六：食品广告管理办法

（已经国家工商行政管理局局务会议和卫生部部务会议通过，现予发布，自一九九三年十月一日起施行。）

第一条 为加强对食品广告的管理，保障消费者的合法权益，根据《中华人民共和国食品卫生法（试行)》和《广告管理条例》的有关规定，制定本办法。

第二条 凡利用各种媒介或者形式在中华人民共和国境内发布的食品广告，均属本办法管理范围。

第三条 食品广告内容必须真实、健康、科学、准确，不得以任何形式欺骗和误导消费者。

第四条 食品广告的管理机关是国家工商行政管理局和地方各级工商行政管理机关；食品广告专业技术内容的出证者是地（市）级以上食品卫生监督机构。

第五条 申请发布食品广告，必须持有食品卫生监督机构出具的《食品广告证明》；未有该证明的，不得发布广告。

第六条 申请办理《食品广告证明》，应当提交以下证明材料：

（一）营业执照；

（二）卫生许可证；

（三）食品卫生监督机构或者卫生行政部门认可的检验单位出具的产品检验合格证明；

（四）必须经省级以上卫生行政部门批准的食品还应当附有批准证明。

第七条 经营进口食品的企业发布进口食品广告，应向其所在地的省、自治区、直辖市食品卫生监督机构办理《食品广告证明》；国外食品生产、经营企业及其委托人在我国境内申请发布食品广告，应向其广告代理单位所在地的省、自治区、直辖市食品卫生监督机构办理《食品广告证明》。在办理上述《食品广告证明》时，应当提交以下证明和材料；

（一）所属国家（地区）批准生产的证明文件；

（二）国境口岸卫生监督机构签发的卫生证书；

（三）说明书、包装（附中文译本）。

第八条 食品卫生监督机构在出具《食品广告证明》时，应当查验证明材料，审查广告内容，在十五日内做出决定。符合规定的，出具《食品广告证明》。对不符合本办法规定的，不得出具《食品广告证明》。

必须经省级以上卫生行政部门批准的食品的广告证明，由广告客户所在地省级食品卫生监督机构出具。

其他食品的广告证明由广告客户所在地地（市）级食品卫生监督机构出具。

第九条 《食品广告证明》的有效期为二年。在有效期内改变食品的配方、定型包装或者广告内容，以及期满后继续进行广告宣传的，必须重新办理《食品广告证明》。

第十条 《食品广告证明》不得伪造、涂改、出租、出借、转让、出卖或者擅自复制。

食品广告证明文号必须与广告内容同时发布。

食品广告证明文号的统一格式为：（省、自治区、直辖市简称）卫食宣字（ ）年号。

第十一条 广告客户在所在地以外发布广告时，应当在广告发布前十五日内将《食品广告证明》及有关证明材料复印件，送广告发布地省级以上食品卫生监督机构备案盖章。未经备案盖章的，不得发布。

第十二条 广告经营者承办或者代理食品广告，必须查验《食品广告证明》，按照核定内容设计、制作、代理、发布广告。未取得《食品广告证明》的，广告经营者不得承办或者代理。

第十三条 禁止发布下列食品广告：

（一）食品卫生法禁止生产经营的食品；

（二）宣传疗效的食品；

（三）母乳代用品。

前款（三）项所称母乳代用品，系指市场销售或通过其他途径提供的，部分或全部作为母乳代用品的任何食品，包括婴儿配方食品，市场销售或以其他形式提供的经改制或不经改制适宜于部分或全部代替母乳的其他乳制品、食品和饮料，包括瓶饲辅助食品、饲瓶和奶嘴。

第十四条 食品广告中不得出现医疗术语、易与药品混淆的用语以及无法用客观指标评价的用语。

第十五条 经批准发布的食品广告，发生下列情况之一的，由食品卫生监督机构注销其食品广告证明文号，收缴《食品广告证明》，并由工商行政管理机关以书面形式通知广告经营者停止发布广告：

（一）食品质量下降，不符合卫生标准的；

（二）食品被污染或者造成食物中毒的；

（三）企业被吊销卫生许可证、营业执照的；

（四）其他由卫生行政部门和工商行政管理机关认为不宜继续宣传的。

第十六条 广告客户或者广告经营者违反本办法第三条、第十四条规定的，依据《广告管理条例施行细则》（以下简称《细则》）第十九条规定予以处罚，并由食品卫生监督机构吊销《食品广告证明》。

第十七条 广告客户违反本办法第五条、第九条、第十条第二款规定的，依据《细则》第二十二条规定予以处罚。

第十八条 广告客户违反本办法第六条、第十条第一款规定，或者出证者违反本办法第八条规定，出具非法、虚假广告证明的，依据《细则》第二十六条规定予以处罚。

第十九条 广告经营者违反本办法第十二条规定的，依据《细则》第二十七条规定予以处罚。

第二十条 广告客户或者广告经营者违反本办法第十三条规定的，依据《细则》第二十三条规定予以处罚。

第二十一条 本办法有关广告管理部分由国家工商行政管理局负责解释；有关食品广告专业技术内容部分由卫生部负责解释。

第二十二条 本办法自一九九三年十月一日起施行。

附七：主要食物营养成分表

（为每百克食物所含的成分）

类别	食物名称	蛋白质（克）	脂肪（克）	碳水化合物（克）	热量（千卡）	无机盐类（克）	钙（毫克）	磷（毫克）	铁（毫克）
谷类	大米	7.5	0.5	79	351	0.4	10	100	1.0
	小米	9.7	1.7	77	362	1.4	21	240	4.7
	高粱米	8.2	2.2	78	385	0.4	17	230	5.0
	玉蜀黍	8.5	4.3	73	365	1.7	22	210	1.6
	大麦仁	10.5	2.2	66	326	2.6	43	400	4.1
	面粉	12.0	0.8	70	339	1.5	22	180	7.6
干豆类	黄豆（大豆）	39.2	17.4	25	413	5.0	320	570	5.9
	青豆	37.3	18.3	30	434	5.0	240	530	5.4
	黑豆	49.8	12.1	19	384	4.0	250	450	10.5
	赤小豆	20.7	0.5	58	318	3.3	67	305	5.2
	绿豆	22.1	0.8	59	332	3.3	34	222	9.7
	花豇豆	22.6	2.1	58	341	2.5	100	456	7.9
	豌豆	24.0	1.0	58	339	2.9	57	225	0.8
	蚕豆	28.2	0.8	49	318	2.7	71	340	7.0
鲜豆类	青扁豆荚（鹊豆）	3.0	0.2	6	38	0.7	132	77	0.9
	白扁豆荚（刀子豆）	3.2	0.3	5	36	0.8	81	68	3.4
	四季豆（芸豆）	1.9	0.8	4	31	0.7	66	49	1.6
	豌豆（准豆、小寒豆）	7.2	0.3	12	80	0.9	13	90	0.8
	蚕豆（胡豆、佛豆）	9.0	0.7	11	86	1.2	15	217	1.7
	莱豆角	2.4	0.2	4	27	0.6	53	63	1.0

（续表）

类别	食物名称	蛋白质（克）	脂肪（克）	碳水化合物（克）	热量（千卡）	无机盐类（克）	钙（毫克）	磷（毫克）	铁（毫克）
豆类制品	黄豆芽	11.5	2.0	7	92	1.4	68	102	6.4
	豆腐浆	1.6	0.7	1	17	0.2	–	–	–
	北豆腐	9.2	1.2	6	72	0.9	110	110	3.6
	豆腐乳	14.6	5.7	5	30	7.8	167	200	12.0
	绿豆芽	3.2	0.1	4	30	0.4	23	51	0.9
	豆腐渣	2.6	0.3	7	41	0.7	16	44	4.0
根茎类	小葱（火葱、麦葱）	1.4	0.3	5	28	0.8	63	28	1.0
	大葱（青葱）	1.0	0.3	6	31	0.3	12	46	0.6
	葱头（大蒜）	4.4	0.2	23	111	1.3	5	44	0.4
	芋头（土芝）	2.2	0.1	16	74	0.8	19	51	0.6
	红萝卜	2.0	0.4	5	32	1.4	19	23	1.9
	荸荠（乌芋）	1.5	0.1	21	91	1.5	5	68	0.5
	甘薯（红薯）	2.3	0.2	29	127	0.9	18	20	0.4
	藕	1.0	0.1	6	29	0.7	19	51	0.5
	白萝卜	0.6	–	6	26	0.8	49	34	0.5
	马铃薯（土豆、洋芋）	1.9	0.7	28	126	1.2	11	59	0.9
叶菜类	黄花菜（鲜金针菜）	2.9	0.5	12	64	1.2	73	69	1.4
	黄花（金针菜）	14.1	0.4	60	300	7.0	463	173	16.5
	菠菜	2.0	0.2	2	18	2.0	70	34	2.5
	韭菜	2.4	0.5	4	30	0.9	56	45	1.3
	苋菜	2.5	0.4	5	34	2.3	200	46	4.8
	油菜（胡菜）	2.0	0.1	4	25	1.4	140	52	3.4
	大白菜	1.4	0.3	3	19	0.7	33	42	0.4
	小白菜	1.1	0.1	2	13	0.8	86	27	1.2
	洋白菜（椰菜）	1.3	0.3	4	24	0.8	100	56	1.9
	香菜（芫荽）	2.0	0.3	7	39	1.5	170	49	5.6
	芹菜茎	2.2	0.3	2	20	1.0	160	61	8.5
菌类	蘑菇（鲜）	2.9	0.2	3	25	0.6	8	66	1.3
	口蘑（干）	35.6	1.4	23	247	16.2	100	162	32.0
	香菌（香菇）	13.0	1.8	54	384	4.8	124	415	25.3

（续表）

类别	食物名称	蛋白质（克）	脂肪（克）	碳水化合物（克）	热量（千卡）	无机盐类（克）	钙（毫克）	磷（毫克）	铁（毫克）
海菜类	木耳（黑）	10.6	0.2	65	304	5.8	357	201	185.0
	海带（干，昆布）	8.2	0.1	57	262	12.9	2250	–	150.0
	紫菜	24.5	0.9	31	230	30.3	330	440	32.0
茄瓜果类	南瓜	0.8	–	3	15	0.5	27	22	0.2
	西葫芦	0.6	–	2	10	0.6	17	47	0.2
	瓠子（龙蛋瓜）	0.6	0.1	3	15	0.4	12	17	0.3
	丝瓜（布瓜）	1.5	0.1	5	27	0.5	28	45	0.8
	茄子	2.3	0.1	3	22	0.5	22	31	0.4
	冬瓜	0.4	–	2	10	0.3	19	12	0.3
	西瓜	1.2	–	4	21	0.2	6	10	0.2
	甜瓜	0.3	0.1	4	18	0.4	27	12	0.4
	菜瓜（地黄瓜）	0.9	–	2	12	0.3	24	11	0.2
	黄瓜	0.8	0.2	2	13	0.5	25	37	0.4
	西红柿（番茄）	0.6	0.3	2	13	0.4	8	32	0.4
水果类	柿	0.7	0.1	11	48	2.9	10	19	0.2
	枣	1.2	0.2	24	103	0.4	41	23	0.5
	苹果	0.2	0.6	15	60	0.2	11	9	0.3
	香蕉	1.2	0.6	20	90	0.7	10	35	0.8
	梨	0.1	0.1	12	49	0.3	5	6	0.2
	杏	0.9	–	10	44	0.6	26	24	0.8
	李	0.5	0.2	9	40	–	17	20	0.5
	桃	0.8	0.1	7	32	0.5	8	20	1.0
	樱桃	1.2	0.3	8	40	0.6	6	31	5.9
	葡萄	0.2	–	10	41	0.2	4	15	0.6
干果及硬果类	花生仁（炒熟）	26.5	44.8	20	589	3.1	71	399	2.0
	栗子（生及熟）	4.8	1.5	44	209	1.1	15	91	1.7
	杏仁（炒熟）	25.7	51	9	597	2.5	141	202	3.9
	菱角（生）	3.6	0.5	24	115	1.7	9	49	0.7
	红枣（干）	3.3	0.5	73	309	1.4	61	55	1.6

（续表）

类别	食物名称	蛋白质（克）	脂肪（克）	碳水化合物（克）	热量（千卡）	无机盐类（克）	钙（毫克）	磷（毫克）	铁（毫克）
走兽类	牛肉	20.1	10.2	–	172	1.1	7	170	0.9
	牛肝	18.9	2.6	9	135	0.9	13	400	9
	羊肉	11.1	28.8	0.5	306	0.9	11	129	2
	羊肝	18.5	7.2	4	155	1.4	9	414	6.6
	猪肉	16.9	29.2	1.1	335	0.9	11	170	0.4
	猪肝	20.1	4.0	2.9	128	1.8	11	270	25
乳类	牛奶（鲜）	3.1	3.5	4.6	62	0.7	120	90	0.1
	牛奶粉	25.6	26.7	35.6	48.5	–	900	–	0.8
	羊奶（鲜）	3.8	4.1	4.6	71	0.9	140	–	0.7
飞禽	鸡肉	23.3	1.2	–	104	1.1	11	190	1.5
	鸭肉	16.5	7.5	0.1	134	0.9	11	145	4.1
蛋类	鸡蛋（全）	14.8	11.6	–	164	1.1	55	210	2.7
	鸭蛋（全）	13	14.7	0.5	186	1.8	71	210	3.2
	咸鸭蛋（全）	11.3	13.2	3.3	178	6	102	214	3.6
爬虫	田鸡（青蛙）	11.9	0.3	0.2	51	0.6	22	159	1.3
	甲鱼	16.5	1	1.5	81	0.9	107	135	1.4
蛤类	河螃蟹	1.4	5.9	7.4	139	1.8	129	145	13.0
	明虾	20.6	0.7	0.2	90	1.5	35	150	0.1
	青虾	16.4	1.3	0.1	78	1.2	99	205	0.3
	虾米（河产及海产）	46.8	2	–	205	25.2	882	–	–
	田螺	10.7	1.2	3.8	69	3.3	357	191	19.8
	蛤蜊	10.8	1.6	4.8	77	3	37	82	14.2
鱼类	鲫鱼	13	1.1	0.1	62	0.8	54	20.3	2.5
	鲤鱼	18.1	1.6	0.2	88	1.1	28	17.6	1.3
	鳝鱼	17.9	0.5	–	76	0.6	27	4.6	4.6
	带鱼	15.9	3.4	1.5	100	1.1	48	53	2.3
	黄花鱼（石首鱼）	17.2	0.7	0.3	76	0.9	31	204	1.8
油脂及其他	猪油（炼）	–	99	–	891	–	–	–	–
	芝麻油	–	100	–	900	–	–	–	–
	花生油	–	100	–	900	–	–	–	–
	芝麻酱	20.0	52.9	15	616	5.2	870	530	58
	豆油	–	100	–	900	–	–	–	–

附八：临床常用检验正常参考值

（一）血液检验

1. 血常规检验

白细胞（WBC，LEU）计数：

[正常参考值]

成人：（4.0～10.0）$\times 10^9$/L；

新生儿：（15.0～20.0）$\times 10^9$/L；

儿童：（5.0～12.0）$\times 10^9$/L。

白细胞分类计数（DC）：

中性粒细胞：

[正常参考值]

成人：0.50～0.75（50%～75%），绝对数为（1.8～6.4）$\times 10^9$/L；

幼儿：0.35～0.50（35%～50%）；

新生儿：0.70～0.90（70%～90%）。

嗜酸性粒细胞（E，EOS）：

[正常参考值]

百分率：0.005～0.05（0.5%～5%）；

绝对数：（50～300）$\times 10^6$/L。

嗜碱性粒细胞（B，BASO）：

[正常参考值]

百分率：0～0.01（0～1%），

绝对数：（0～0.1）$\times 10^9$/L

淋巴细胞（L，LYM）：

[正常参考值]

成人：0.20～0.40（20%～40%），绝对数：（0.8～4.0）$\times 10^9$/L；

儿童：0.40～0.60（40%～60%）。

单核细胞（M，MONO）：

[正常参考值]

成人：0.02～0.05（2%～5%），绝对数：（0.12～0.8）$\times 10^9$/L；

儿童：0.03～0.08（3%～8%），绝对数：（0.12～0.8）$\times 10^9$/L。

红细胞（RBC）计数：

［正常参考值］

男：（4.0～5.5）$\times 10^{12}$/L；

女：（3.5～5.0）$\times 10^{12}$/L；

儿童：（3.5～4.7）$\times 10^{12}$/L；

新生儿：（6.0～7.0）$\times 10^{12}$/L。

血红蛋白（Hb）测定：

［正常参考值］

男：（120～160）g/L；

女：（110～150）g/L；

新生儿：（170～200）g/L。

红细胞压积（HCT）测定：

［正常参考值］

男：0.40～0.54 L/L；

女：0.37～0.48 L/L；

儿童：0.35～0.49 L/L；

新生儿：0.50～0.60 L/L。

平均红细胞体积（MCV）测定：

［正常参考值］

成人：80～94 fl；

儿童：75～96 fl；

新生儿：92～113 fl。

［正常参考值］

成人：28～32 pg；

儿童：27～32 pg；

新生儿：35～42 pg。

平均红细胞血红蛋白浓度（MCHC）测定：

［正常参考值］

成人：320～360 g/L；

儿童：325～365 g/L；

新生儿：350～420 g/L。

红细胞体积分布宽度（RDW）测定：

［正常参考值］RDW 是由血细胞分析仪测量获得的，不同的分析仪，RDW 值可有差异。一般在 11.5%～14.8%。

血小板计数（PLT，BPC）：

［正常参考值］（100～300）$\times 10^{9}$/L

平均血小板体积（MPV）测定：

［正常参考值］不同仪器的参考值有一定差别，一般为 6.6～13.0fl。

血小板压积（PCT）测定：

[正常参考值]

男：0.108% ~0.272%；

女0.114% ~0.282%。

血小板分布宽度（PDW）测定：

[正常参考值] 不同的细胞分析仪，其参考值有一定的差别。一般为15.5% ~18.0%。

2. 贫血及溶血检验

网织红细胞计数（RC）：

[正常参考值]

成人：0.008 ~0.020或（25 ~75）$\times 10^9$/L；

3个月内的婴儿：0.02 ~0.06或（144 ~336）$\times 10^9$/L。

红细胞渗透脆性试验（EOFT）：

[正常参考值]

开始溶血：75.2 ~82.1 mmol/L NaCl溶液；

完全溶血：47.9 ~54.7 mmol/L NaCl溶液。

自身溶血及纠正试验（ACT）：

[正常参考值] 正常人红细胞经孵育48小时后溶血率 <3.5%，加葡萄糖的溶血率 <3.5%，或加ATP纠正物的溶血率 <3.5%。

红细胞葡萄糖-6-磷酸脱氢酶（G-6-PD）活性：

[正常参考值]

比色法：2.8 ~7.3 U/g Hb；

荧光斑点法：有强荧光点。

高铁血红蛋白还原试验（MHb-RT）：

[正常参考值] 还原率≥75%。

红细胞丙酮酸激酶（PK）活性：

[正常参考值] 荧光斑点法：阴性；酶活性：15.0 ±1.99 U/g Hb。

酸溶血试验（AHT）：

[正常参考值] 阴性。

蔗糖溶血试验（SHT）：

[正常参考值] 定性：阴性；定量：溶血率 <5%。

抗人球蛋白试验（AGT）：

[正常参考值] 直接和间接试验均阴性。

冷热溶血试验（CHT）：

[正常参考值] 阴性。

冷凝集素试验（CAT）：

[正常参考值] 效价低于1:32（4℃）。

抗碱血红蛋白（HbF）测定：

[正常参考值]

成人：0.01 ~0.031；

新生儿：0.60～0.70，2～4周后逐渐下降，1岁左右接近成人水平。
血红蛋白A2（HbA2）：
［正常参考值］1.2%～1.35%。
血清铁（SI）：
［正常参考值］
男性：11.6～31.3 μmol/L；
女性：9.0～30.4 μmol/L。
总铁结合力（TIBC）：
［正常参考值］
男性：50～75 μmol/L；
女性：54～77 μmol/L。
血清铁蛋白（SF）：
［正常参考值］
新生儿：25～200 μg/L；
6个月～15岁：7～140 μg/L；
成年男性：15～200 μg/L；
成年女性：12～150 μg/L。
转铁蛋白饱和度（TS）：
［正常参考值］20%～55%。
血清转铁蛋白（Tf）：
［正常参考值］28.6～51.9 μmol/L（免疫比浊法）。
血浆游离血红蛋白（FHb）：
［正常参考值］10～50mg/L。
血清结合珠蛋白（Hp）：
［正常参考值］
火箭电泳法：1.0～2.7 g/L；
放射免疫扩散法：0.8～2.7 g/L；
血红蛋白结合法：0.3～2.0 g/L。

（二）生化检验

丙氨酸氨基转移酶（ALT）：
［正常参考值］血清（浆）0～30 U/L。
天冬氨酸氨基转移酶（AST）：
［正常参考值］血清（浆）：0～38 U/L。
碱性磷酸酶（ALP）：
［正常参考值］血清（浆）：30～123 U/L。
乳酸脱氢酶（LDH）：
［正常参考值］血清（浆）：125～290 U/L。
r－谷氨酸转肽酶（r－GT）：

［正常参考值］血清（浆）：4～38 U/L。
淀粉酶（Ams）：
［正常参考值］血清（浆）：80～180U/L。尿液：100～1200 U/L。
胆碱酯酶（ChE）：
［正常参考值］血清（浆）：30～80 单位。
肌酸激酶（CK）：
［正常参考值］血清（浆）：25～192 U/L。
肌酸激酶同工酶（CK-MB）：
［正常参考值］血清（浆）：0～23 U/L。
总胆红素（TBIL）：
［正常参考值］血清（浆）：1.7～18 μmol/L。
直接胆红素（DBIL）：
［正常参考值］血清（浆）：0～6 μmol/L。
间接胆红素（IBIL）：
［正常参考值］血清（浆）：1.71～13.68 μmol/L。
总蛋白（TP）：
［正常参考值］血清（浆）：60～85 g/L。
白蛋白（ALB）：
［正常参考值］血清（浆）：35～55 g/L。
球蛋白（GLO）：
［正常参考值］血清（浆）：20～40 g/L。
白蛋白/球蛋白（A/G）：
［正常参考值］血清（浆）：1.0～2.5∶1。
纤维蛋白原（Fb）：
［正常参考值］血清（浆）：2.22～4.22 g/L。
葡萄糖（GLU）：
［正常参考值］血清（浆）：3.9～5.6 mmol/L。
乳酸（Lac）：
［正常参考值］血清（浆）：0.5～2.0 mmol/L。
尿素氮（BUN）：
［正常参考值］血清（浆）：3.9～7.14 mmol/L。
肌酐（Cr）：
［正常参考值］血清（浆）：44～133 μmol/L。
尿酸（UA）：
［正常参考值］血清（浆）：90～417 μmol/L。
总胆固醇（TCH）：
［正常参考值］血清（浆）：3.6～6.5 mmol/L。
甘油三脂（TG）：
［正常参考值］血清（浆）：0.43～1.65 mmol/L。

载脂蛋白 A1（ApoA1）：
[正常参考值] 血清（浆）：1.00～1.55 g/L。
载脂蛋白 B（ApoB）：
[正常参考值] 血清（浆）：0.5～1.05 g/L。
载脂蛋白 A1/载脂蛋白 B 比值（ApoA1/ApoB）：
[正常参考值] 血清（浆）：1.0～2.0:1。
钾（K）：
[正常参考值] 血清（浆）：3.5～5.3 mmol/L。
钠（Na）：
[正常参考值] 血清（浆）：136～146 mmol/L。
氯化物（Cl）：
[正常参考值] 血清（浆）：96～106 mmol/L。
钙（Ca）：
[正常参考值] 血清（浆）：总钙：2.2～2.7 mmol/L。游离钙：1.13～1.32 mmol/L。
无机磷（P）：
[正常参考值] 血清（浆）：0.85～1.5 mmol/L。
镁（Mg）：
[正常参考值] 血清（浆）：0.65～1.1 mmol/L。
血液酸碱度（PH）：
[正常参考值] 动脉血：7.35～7.45
二氧化碳分压（PCO_2）：
[正常参考值] 动脉血：35.0～45.0 mmHg。
氧分压（PO_2）：
[正常参考值] 动脉血：75.0～100.0 mmHg。
二氧化碳总量（$CtCO_2$）：
[正常参考值] 动脉血：23.0～27.0 mmol/L。
二氧化碳结合力（CO_2CP）：
[正常参考值] 动脉血：22.0～32.0 mmol/L。
标准碳酸氢根（HCO_3 - Std 或 SB）：
[正常参考值] 动脉血：21.3～24.8 mmol/L。
实际碳酸氢根（HCO_3 - act 或 AB）：
[正常参考值] 动脉血：21.4～27.3 mmol/L。
缓冲碱（BB）：
[正常参考值] 动脉血：45～55 mmol/L。
碱剩余（BE）：
[正常参考值] 动脉血：0±3。
氧饱和度（O_2SAT）：
[正常参考值] 动脉血：91.9%～99.0%。
阴离子隙（AnGap）：

［正常参考值］动脉血：8 ~ 16 mmol/L。

尿蛋白定量：

［正常参考值］24 小时尿液：0.024 ~ 0.133 g/24 小时尿。

脑脊液蛋白：

［正常参考值］150 ~ 450mg/L。

脑脊液氯化物：

［正常参考值］120 ~ 132 mmol/L。

脑脊液葡萄糖：

［正常参考值］1.5 ~ 4.5 mmol/L。